KB248268

예민한 뇌,
이제 괜찮습니다

예민한 뇌,
이제 괜찮습니다

김한나 지음

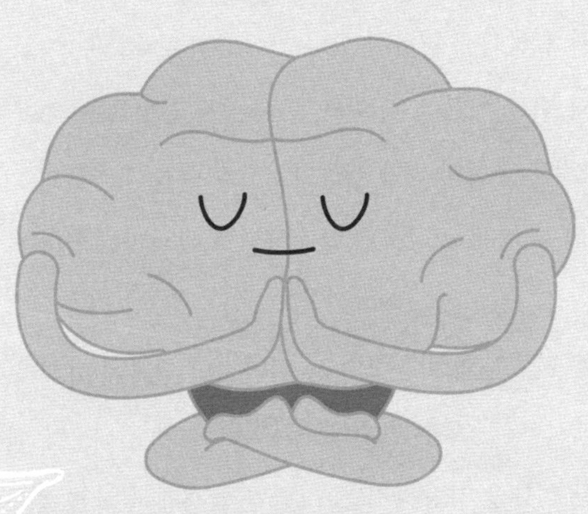

좋은땅

프롤로그

이 책은 남들과 똑같이 평범한 일상을 살아가는데도 혼자만 전쟁터에 있는 것처럼 세상을 견디기 힘들어 하는 당신에게 건네는 전문적인 위로이자 과학적인 설명서다. 당신은 아마도 살아오면서 주변 사람들로부터 "너는 성격이 너무 예민하다", "마음을 좀 둥글게 편하게 가져라"라는 충고를 수없이 들었을 것이다. 그런 말을 들을 때마다 당신은 자신의 의지력이 약하다거나 성격에 결함이 있다고 자책했을지도 모른다. 그러나 단언컨대 당신의 힘든 마음은 단순한 성격 문제나 노력 부족의 탓이 아니다. 오히려 그것은 당신의 뇌가 생물학적으로 다른 사람들의 뇌보다 세상의 자극에 훨씬 더 빠르고 강하게 반응하도록 설계되어 있다는 명백한 증거일 수 있다.

당신의 뇌를 자동차에 비유하자면, 일반적인 세단이 아니라 트랙을 질주하기 위해 만들어진 고성능 스포츠카의 엔진과 같다. 이 엔진은 매우 빠르고 강력한 성능을 자랑하지만, 그만큼 섬세해서 작은 충격이나 불순물에도 쉽게 과열되고 오작동을 일으키기 쉽다. 고성능 엔진은 일반 엔진보다 훨씬 더 많은 연료를 소모하고, 더 자주 정비를 받아야 하며, 도로의 요철 하나에도 차체가 크게 흔들리는 특성을 가진다.

당신의 뇌가 바로 그렇다.

예를 들어, 남들은 듣지 못하는 시계 초침 소리 하나가 뇌를 긁는 것 같아 잠들기 어려운 불면증, 아무런 이유 없이 갑작스럽게 찾아오는 심장 박동과 호흡 곤란으로 인한 공황장애, 머릿속에서 생각이 멈추지 않고 폭주하는 주의력결핍과잉행동장애(ADHD), 혹은 병원에서는 이상이 없다고 하는데 원인을 알 수 없는 만성 두통이나 소화 불량, 어지럼증 같은 신체화 증상들로 고통받고 있지 않은가? 이 모든 증상들은 겉으로는 정신과, 신경과, 내과를 오가며 각기 다른 병명으로 불리지만, 근본적으로 파고들면 뇌가 외부 자극과 내부 스트레스에 대해 과도하게 반응하여 처리 용량을 초과해 버린 상태, 즉 뇌의 과부하라는 공통된 뿌리에서 싹튼 가지일 뿐이다.

뇌는 우리 몸의 중앙 관제 센터로서 끊임없이 외부 정보를 받아 해석하며 몸의 모든 기능을 조절하는 사령탑이다. 예민한 뇌를 가진 사람은 이 사령탑의 위험 감지 센서가 남들보다 훨씬 민감하게 설정되어 있다. 이를 뇌의 보안 시스템에 비유해 보자. 일반적인 뇌의 보안 시스템은 효율적으로 작동한다. 직장 상사의 가벼운 지적이나 시험 기간의 학업 스트레스처럼 누구나 겪는 일상적인 어려움은 주의 필요 등급의 낮은 경보로 인식한다. 이때 뇌는 적절한 수준의 긴장감만 유지하며 문제를 해결할 에너지를 배분한다.

그러나 예민한 뇌를 가진 사람의 보안 시스템은 전혀 다르게 작동한다. 이들의 뇌는 이러한 일상적인 자극은 물론, 사소한 것들까지 최고 등급의 비상경보를 울린다. 직장 상사의 가벼운 지적은 단순한 피드백이 아니라 직장 생활의 파국이나 해고와 같은 생존의 위협으로 해석되어 침입 경보를 울린다. 이로 인해 공황 발작 직전의 극심한 불안 상태가 유발된다. 시험 기간의 학업 스트레스는 단순한 도전이 아니라 인생 전체의 실패라는 거대한 화재 경보로 증폭되어, 뇌가 쉴 수 없게 만들고 잠을 이루지 못하는 불면증과 만성 두통을 만든다. 심지어 옆자리 동료의 습관적인 다리 떨림 소리나 주방에서 나는 냉장고 돌아가는 소리처럼 무시해도 될 미세한 감각 자극조차 긴급 침입 신호로 변환하여 틱이나 과도한 짜증 같은 통제 불능의 반응을 만들어 낸다. 뇌가 24시간 내내 사이렌을 울리고 있는 셈이다.

이 과도한 경보 시스템이 불안, 공황, 틱, 그리고 두통이나 어지럼증 같은 여러 신체화 증상들을 만들어 내는 근본 원인이다. 뇌가 실제 위험 수준보다 10배나 증폭된 경보를 계속해서 울리고 있기 때문에, 몸과 마음은 24시간 내내 만성적인 전투 준비 태세에서 벗어날 수 없다. 전쟁터에 나간 병사가 잠시도 총을 내려놓지 못하고 긴장하고 있는 것과 같다. 이렇게 과도하게 작동하는 뇌의 경보 시스템은 결국 우리 몸의 비상 대응 체제인 자율신경계를 지치게 만든다. 교감신경이 폭주하고 부교감신경이 마비되는 자율신경실조증은 마치 브레이크 없이 질주하는 자동차와 같아서, 몸이 쉴 때도 쉬지 못하고 계속 달리게 하며 결국 온몸의 기능을 망가뜨린다. 특히 현대 사회가 제공하는 끊임없는 디지털 소음과 정보 과부하는 이런 예민한 뇌의 과부하를 더욱 악화시키는 가혹한 환경이다.

이 책은 예민한 뇌가 어떻게 다양한 증상과 자율신경실조를 유발하는지 그 공통의 신경과학적 메커니즘을 밝혀낼 것이다. 감정 조절을 담당

예민한 뇌, 이제 괜찮습니다

하는 편도체의 과잉 반응과 실행 기능을 담당하는 전두엽 사이의 연결성 문제를 중심으로 이 모든 현상을 깊이 있게 이해하게 될 것이다. 또한, 이 모든 것이 태어날 때부터 정해진 운명적 결함이 아니라, 뇌의 가소성 원리에 따라 얼마든지 다시 건강하게 훈련하고 회복할 수 있음을 희망적으로 제시할 것이다. 마지막 장에서는 실제로 예민한 뇌의 문제를 극복하고 평온한 일상을 되찾은 사람들의 구체적인 회복 사례와 변화 과정을 소개할 것이다. 당신이 느끼는 예민함은 당신의 잘못이 아닌, 뇌가 세상을 처리하는 방식의 차이임을 깨닫고, 이 책과 함께 당신의 뇌를 섬세하고 균형 잡히게 다시 다듬고 다스리는 여정을 시작해 보기를 바란다. 작은 이해와 실천이 당신 삶의 큰 변화를 가져올 것이다.

"나만 이런가?"라고 느끼는 당신에게

당신이 겪는 이 모든 어려움을 주변 사람들에게 털어놓을 때, 아마도 제대로 이해받지 못한다는 느낌에 좌절했던 경험이 있을 것이다. 많은 사람들이 당신의 증상을 개인의 나약함이나 유난스러운 성격 탓으로 치부해 버리기 때문이다. 시끄러운 식당에서 대화에 집중하지 못하고 귀를 막고 싶어 할 때, 사람들은 그것을 그저 즐거운 소음으로 받아들이며 당신을 까다로운 사람 취급한다. 복잡한 지하철에서 숨이 막히고 심장이 터질 듯한 불안감을 호소할 때, 그저 용기를 내라거나 마음을 강하게 먹으라는 무책임한 조언을 던지기도 한다. 이런 반응들은 당신의 고통을 공감받지 못하게 만들고, 세상에 나 혼자만 이상한 사람인 것 같은 깊은 고립감을 심어 준다. 스스로에게 '나만 왜 이렇게 유별난 걸까?', '왜 남들처럼 평범하게 사는 게 이토록 힘들까?'라는 질문을 던지며 자존감을 깎아내렸을지도 모른다.

하지만 분명히 말하건대, 당신은 혼자가 아니다. 지금 이 순간에도 당신과 똑같은 고통을 느끼며 남몰래 힘겨워하는 사람들이 너무나 많다. 그들은 단지 당신의 뇌가 다른 사람들과 다르게 작동한다는 신경학적 사실을 몰랐거나, 이를 설명할 적절한 언어를 찾지 못했을 뿐이다. 당신의 뇌는 일반적인 뇌보다 훨씬 많은 정보를 처리하고, 그 처리를 위해 막대한 에너지를 쓰도록 태어났다. 비유하자면, 남들이 흑백 TV로 세상을 볼 때 당신은 8K 초고화질로 세상을 보고 있는 것이다. 이 고성능 감지기는 세상의 미세한 아름다움과 떨림까지 모두 포착해 내지만, 그만큼 정보량이 많아 쉽게 과열되고 고장 나기도 쉬운 것이다.

여기서 가장 중요한 점은, 당신의 예민함이 치료해야 할 병이나 잘못된 것이 아니라 인간 신경학적 다양성의 한 모습이라는 사실이다. 과거에는 불안이나 공황, 틱 같은 눈에 띄는 증상이 나타나야만 비정상으로 규정하고 치료의 대상으로 삼았다. 하지만 우리는 뇌의 예민도를 흑과 백이 아닌 연속된 스펙트럼으로 바라보아야 한다. 어떤 사람은 태어날 때부터 둔감한 신경계를 가지고 있어 세상을 느슨하고 편안하게 받아들이는 반면, 어떤 사람은 극도로 예민한 신경계를 가지고 있어 매 순간을 강렬하고 생생하게 경험한다. 당신은 그 스펙트럼의 한쪽 끝에 서 있는 것뿐이다.

문제는 이 예민도가 감당할 수 있는 수준을 넘어 지나치게 높아져서 일

　　　　　　　　　　　　　예민한 뇌, 이제 괜찮습니다

상생활을 파괴할 때 생긴다. 이 책은 당신이라는 예민한 뇌를 가진 이웃을 찾아내어, 그들이 겪는 틱, ADHD, 불안, 공황, 자율신경실조 같은 다양한 증상들이 서로 다른 병이 아니라 모두 하나의 신경학적 집에 함께 살고 있는 하나의 뿌리임을 보여 줄 것이다. 따라서 더 이상 자신을 비난하거나 숨을 필요가 없다. 당신의 뇌가 예민하게 반응하는 데에는 분명한 과학적 이유가 있으며, 원인을 명확히 이해하면 반드시 해결책도 찾을 수 있다.

이 책은 단순히 당신의 증상에 병명을 붙이고 약을 권하는 것이 아니라, 뇌가 과잉 반응하는 메커니즘을 근본적으로 이해하게 돕는 데 초점을 맞춘다. 뇌의 작동 원리를 알게 되면 나만 이런 게 아니었구나 하고 안도하게 될 것이며, 내 뇌를 이해하고 조절할 수 있다는 자신감도 갖게 될 것이다. 이제 그 치유와 회복의 여정을 함께 시작해 보자.

목차

제3장: 예민한 뇌가 만들어 내는 병

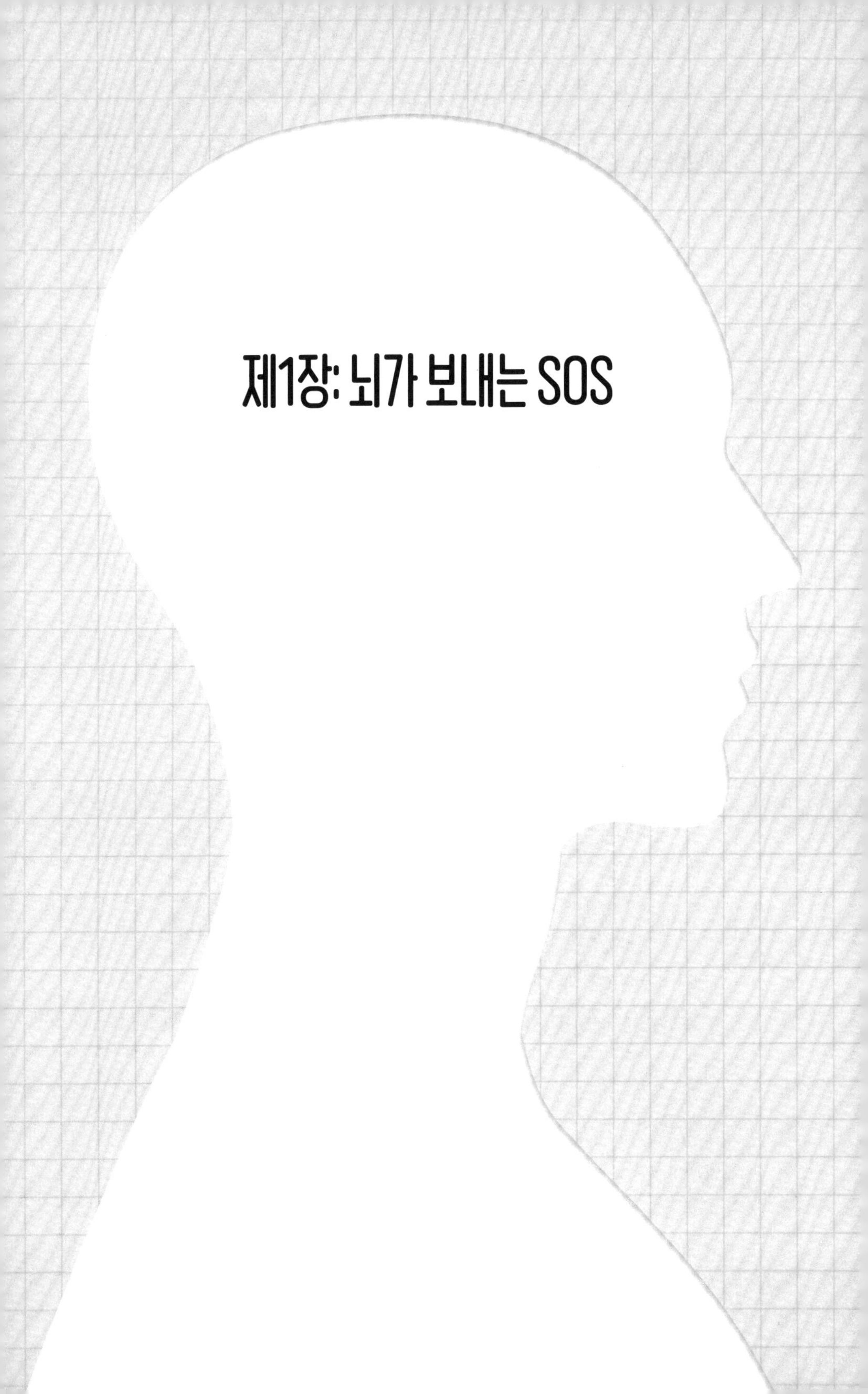
제1장: 뇌가 보내는 SOS

당신의 뇌가 예민하다는 것은 외부 자극을 받아들이는 감각의 역치가 일반인보다 현저히 낮다는 뜻이다. 역치란 자극에 반응하기 위해 필요한 최소한의 강도를 말한다. 보통 사람의 뇌에는 들어오는 수많은 감각 정보 중 불필요한 것을 걸러 내는 훌륭한 필터가 존재한다. 하지만 예민한 뇌는 그 필터의 구멍이 너무 크거나 아예 작동하지 않아, 세상의 모든 자극을 중요 정보 혹은 위험 신호로 인식하고 과잉 처리한다.

예민한 뇌는 소리, 빛, 촉각 등 오감으로 입력되는 정보에 대해 뇌의 볼륨 조절 스위치가 항상 최고치에 고정된 상태와 같다. 예를 들어, 시계 초침 소리, 냉장고 모터가 돌아가는 소리, 윗집의 발소리 같은 일상적인 배경음이 일반인에게는 들리지도 않는 소음이지만, 예민한 뇌에게는 귀 바로 옆에서 확성기를 댄 것처럼 견디기 어려운 소음으로 증폭되어 들어온다. 형광등의 미세한 깜빡임이나 스마트폰 화면의 스크롤 움직임 같은 시각적 자극은 뇌세포를 과도하게 흥분시켜 극심한 피로와 편두통, 때로는 눈이 빠질 듯한 통증까지 일으킨다. 촉각 또한 마찬가지다. 옷에 붙은 라벨이 피부에 닿는 느낌, 양말의 봉제선, 니트의 까슬거림은 하루 종일 신경을 곤두세우게 만드는 고문 도구처럼 작용한다.

구체적으로 예민한 사람이 겪는 감각 민감성은 다음과 같은 특징을 보인다. 첫째, 청각적 과민성이다. 갑작스러운 큰 소리뿐만 아니라, 지속적이고 반복적인 작은 소음에도 쉽게 놀라고 신경질적인 반응을 보인다. 시끄러운 카페나 식당에 있으면 급격하게 에너지가 방전되는 것을 느낀다. 둘째, 시각적 과민성이다. 강렬한 햇빛, 화려한 네온사인, 복잡한 패턴의 벽지 등을 보면 어지러움을 느끼거나 집중력이 흩어진다. 셋째, 촉각적 과민성이다. 특정 질감의 옷을 입지 못하거나, 누군가가 가볍게 스치기만 해도 소스라치게 놀라는 방어적 반응을 보인다. 넷째, 후각과 미각의 예민함이다. 남들은 맡지 못하는 미세한 냄새를 감지하여 비위가 상하거나, 음식의 맛이나 식감에 까다로워 식사 시간에 스트레스를 받는다.

이러한 감각 민감성은 뇌가 정보를 처리하는 과정인 감각 게이팅 기능이 약하기 때문에 발생한다. 여기서 말하는 감각 게이팅 기능이란 뇌가 외부 자극 중에서 필요한 정보만을 선별적으론 처리하도록 하는 필터링 메커니즘을 말한다. 예민한 뇌를 가진 사람은 이 메커니즘이 제대로 작동하지 않는다.

또한, 정상적인 뇌는 반복되는 자극에 대해서는 반응을 줄이는 습관화 과정을 거치지만, 예민한 뇌는 매번 처음 겪는 자극처럼 신선하고 강렬하게 반응한다. 망각은 신의 축복이라 하지 않았는가. 반복되는 자극에 대하여 우리 몸의 감각은 점차적으로 적응하며 무뎌져야 하는데, 예민한 뇌는 매번 유사하게 나타나는 자극을 매번 새롭고 신선한 자극으로 받아들이는 것이다. 이로 인해 뇌는 쉴 새 없이 쏟아지는 감각 정보를 처리하느라 막대한 에너지를 소모하게 되고, 이는 결국 만성적인 피로와 정신적 탈진으로 이어진다. 이것은 단순한 기분 탓이나 유난스러운 성격 때문이 아니라, 뇌가 정보를 받아들이는 하드웨어적 특성에서 비롯된 현상임을 이해해야 한다. 예민한 뇌는 마치 먼지 하나까지 감지하는 초정밀 센서와 같아서, 세상의 미세한 변화를 놓치지 않지만 그만큼 쉽게 과부하가 걸리는 운명을 타고난 것이다.

예민한 뇌는 하루 종일 생각이 멈추지 않는다

인지적 과부하는 예민한 뇌가 보내는 또 다른 강력한 신호다. 이 상태는 단순히 생각이 많거나 머릿속이 복잡한 수준을 넘어선다. 마치 브레이크가 고장 난 자동차처럼, 멈추고 싶어도 멈출 수 없는 생각의 폭주가 일어난다. 뇌는 현재 벌어지고 있는 상황뿐만 아니라, 이미 지나간 과거의 부정적인 기억과 실수, 그리고 아직 오지 않은 미래의 잠재적 위험까지 끊임없이 불러와 시뮬레이션을 돌리고 또 돌린다.

흔히 생각이 꼬리에 꼬리를 문다고 표현하는 이 증상은 뇌과학적으로 반추라고 설명된다. 반추는 소가 여물을 되새김질하듯, 부정적인 생각이나 감정을 반복적으로 곱씹는 행위다. 침대에 누워 잠을 청하려는데 낮에 직장 동료와 나누었던 대화가 토씨 하나까지 떠오르며 내가 왜 그런 말을 했을까 후회하거나, 내일 있을 회의에서 실수하면 어쩌지라는 걱정이 눈덩이처럼 불어나는 경험이 바로 그것이다. 이는 뇌가 휴식 상태에서도 완전히 이완되지 못하고 지속적으로 과도하게 활성화된 결과다.

뇌영상 연구에 따르면, 이러한 인지적 과부하는 뇌의 디폴트 모드 네트워크(DMN)의 과도한 활성화와 관련이 있다. DMN은 우리가 아무것도 하지 않고 멍하니 있을 때 작동하는 뇌 회로인데, 주로 자아 성찰, 기억

 예민한 뇌, 이제 괜찮습니다

회상, 미래 계획 등을 담당한다. 쉽게 이야기하면, 멍 때리는 시간에 우리 뇌가 발동시키는 시스템 같은 것이다. 현대사회인들에게 이 DMN이라는 것이 중요시된 지는 얼마 안 되었다. 현대사회인들은 쉬는 동안에도 휴대폰을 보거나, 유튜브를 보거나 친구랑 카톡을 한다. 일부러 불멍이나 물멍을 찾아서 하지 않으면 안 되는 지경에 이른 것이다.

더구나 예민한 뇌는 이 DMN이 24시간 풀가동되면서 불필요한 생각들을 끊임없이 만들어 낸다. 마치 컴퓨터에 인터넷 브라우저 창을 수백 개 띄워 놓은 것과 같다. 사용하지 않는 창들이 백그라운드에서 계속 돌아가며 메모리를 잡아먹기 때문에, 정작 필요한 작업을 하려고 하면 컴퓨터가 느려지고 버벅거리게 된다. 이로 인해 예민한 뇌를 가진 사람들은 항상 머리가 묵직하고 맑지 않은 브레인 포그 상태를 겪으며, 집중력이 떨어지고 건망증이 심해지는 인지 기능 저하를 경험하게 된다. 결국 인지적 과부하는 뇌가 쉼 없이 정보를 처리하고 경계 태세를 유지하느라 에너지를 다 써 버린 상태이며, 이는 만성 피로뿐 아니라 불안과 우울을 유발하는 악순환의 고리가 된다.

예민한 뇌는 롤러코스터 같은 감정상태를 가진다

감정의 롤러코스터는 예민한 뇌가 보내는 가장 격렬한 신호다. 이는 감정을 조절하는 뇌의 중추인 편도체와 이를 제어하는 이성의 뇌인 전두엽 사이의 균형이 깨지면서 발생한다. 편도체는 본래 생존을 위해 위협이나 위험을 감지하고 즉각적으로 반응하도록 설계된 기관이다. 그런데 예민한 뇌에서는 이 편도체가 지나치게 민감하게 설정되어 있어, 사소한 자극에도 핵폭탄급 경보를 울린다.

그 결과, 타인의 미세한 표정 변화, 말투의 고저, 사소한 몸짓 같은 사회적 신호를 자신에 대한 공격이나 비난으로 해석하게 된다. 상대방이 피곤해서 짓는 무표정을 보고 '나에게 화가 났나?', '내가 뭘 잘못했나?'라고 과대 해석하며 깊은 상처를 받거나, 별 뜻 없는 말 한마디에 모욕감을 느껴 분노를 폭발시키는 일이 빈번하다. 이러한 감정의 파도는 예고 없이 찾아와 기분을 천국과 지옥으로 오르내리게 만든다.

이런 현상은 의지력이 부족하거나 성격이 파탄 나서가 아니다. 뇌의 시스템 문제다. 일반적인 뇌는 감정이 격해지면 전두엽이 개입하여 편도체를 진정시키고 상황을 객관적으로 판단하게 돕는다. 이를 하향식 조절이라고 한다. 하지만 예민한 뇌는 전두엽의 브레이크 기능이 약하거나, 편도체의 엑셀 기능이 너무 강력해서 이 조절 과정이 실패한다. 편도체가 전두엽을 납치하는 감정의 하이재킹 현상이 일어나는 것이다.

이러한 감정의 기복은 때로는 주의력 결핍으로, 때로는 깊은 우울감으로 그 가면을 바꿔 쓰기도 한다. 어떤 날은 감정이 너무 고양되어 충동적으로 행동하고 말을 쏟아 내다가, 어떤 날은 바닥없는 우울감에 빠져 손가락 하나 까딱하기 싫은 무기력증에 시달린다. 또한 도파민이나 세로토닌 같은 감정 조절 신경전달물질의 불균형은 이러한 기복을 더욱 심화시킨다.

중요한 것은 이러한 감정의 널뛰기가 단순한 성격 탓이 아니라, 신경 회로의 기능적 불균형에서 비롯된 생물학적 현상임을 이해하는 것이다. 뇌의 브레이크가 고장 났다는 사실을 인지해야 비로소 자신을 비난하는 것을 멈추고, 브레이크를 수리할 방법을 찾을 수 있다.

예민한 뇌는 몸으로 나타나는 신체화 증상으로 나타나기도 한다

신체화 증상은 예민한 뇌가 감당할 수 없는 스트레스와 과부하를 견디다 못해 신체라는 스크린에 고통을 투사하는 현상이다. 뇌와 몸은 별개가 아니라 신경, 호르몬, 면역계를 통해 하나로 연결되어 있다. 계속된 긴장과 스트레스는 자율신경계의 균형을 무너뜨리고, 이는 곧바로 신체 각 부위의 기능 이상과 통증으로 이어진다. 뇌가 보내는 구조 신호를 마음으로 알아차리지 못할 때, 뇌는 몸을 아프게 함으로써 강제로 휴식을 취하게 만든다.

가장 대표적인 것이 장-뇌 축의 문제다. 뇌가 스트레스를 받으면 미주 신경을 통해 장으로 신호가 전달된다. 교감신경이 항진되면 장으로 가는 혈류량이 줄어들고 소화 기능이 멈춘다. 이로 인해 만성 소화불량, 속 쓰림, 위산 역류가 발생하며, 장이 과민해져 복통과 설사, 변비를 반복하는 과민성 대장 증후군이 나타난다. 머리가 아픈데 배가 아프고, 배가 아프면 머리가 아픈 것은 뇌와 장이 한집안 식구이기 때문이다.

근육과 혈관도 뇌의 지배를 받는다. 예민한 뇌는 몸을 항상 긴장 상태로 유지시키기 때문에 근육이 수축되고 뭉친다. 이는 만성적인 뒷목 당김, 어깨 결림, 그리고 긴장성 두통을 유발한다. 혈관의 수축과 확장이 불안정해지면 뇌로 가는 혈류가 불안정해져 편두통이나 어지럼증이 발생한다. 또한 청각 신경의 과민성은 이명이라는 잡음을 만들어 내기도 한다.

따라서 이러한 신체화 증상의 치료는 단순히 소화제를 먹거나 진통제를 먹는 것으로는 근본적인 해결이 되지 않는다. 위장이 아파도 뇌를 치료해야 하고, 머리가 아파도 뇌를 쉬게 해야 한다. 신체적 증상이 아무리 뚜렷하다 해도 그 뿌리는 과열된 뇌에 있음을 기억해야 한다. 뇌 기능 조절과 스트레스 관리가 병행되어야만 지긋지긋한 만성 통증과 기능 장애에서 벗어날 수 있다.

결론

이 모든 내용을 종합해 보면, 예민한 뇌의 핵심은 입력되는 자극의 의미를 끊임없이, 그리고 과도하게 해석한다는 데 있다. 예민한 뇌는 단순히 감각을 받아들이는 수동적인 수신기가 아니다. 들어온 정보에 대해 '이 자극이 위험한가?', '나에게 어떤 의미가 있나?', '내가 어떻게 반응해야 하나?'를 1초도 쉬지 않고 묻고 판단하는 능동적인 해석기다. 뇌의 감각 통합 부위와 판단 부위가 과하게 연결되어 있어, 별것 아닌 자극에도 거대한 의미를 부여한다.

결국 예민한 뇌는 늘 깨어 있고, 늘 분석하며, 늘 대비한다. 신경과학적으로 보면 자극에 대한 뇌의 전기적 반응이 일반인보다 훨씬 크고 깊으며

　　　　　　　　　　　예민한 뇌, 이제 괜찮습니다

지속 시간이 길다. 교감신경이라는 가속 페달은 눌어붙어 있고, 부교감신경이라는 브레이크는 녹슬어 있는 상태다. 이러한 상태에서 벗어나기 위해서는 의식적으로 자극을 배경 속에 놔두는 연습, 즉 둔감해지는 훈련이 필요하다. 신경을 이완시키고 뇌와 근육의 연결 고리를 재조정하는 노력이 선행되어야 한다. 이것이 바로 당신의 예민한 뇌가 과부하의 늪에서 빠져나와 건강한 균형을 회복하는 첫걸음이 될 것이다.

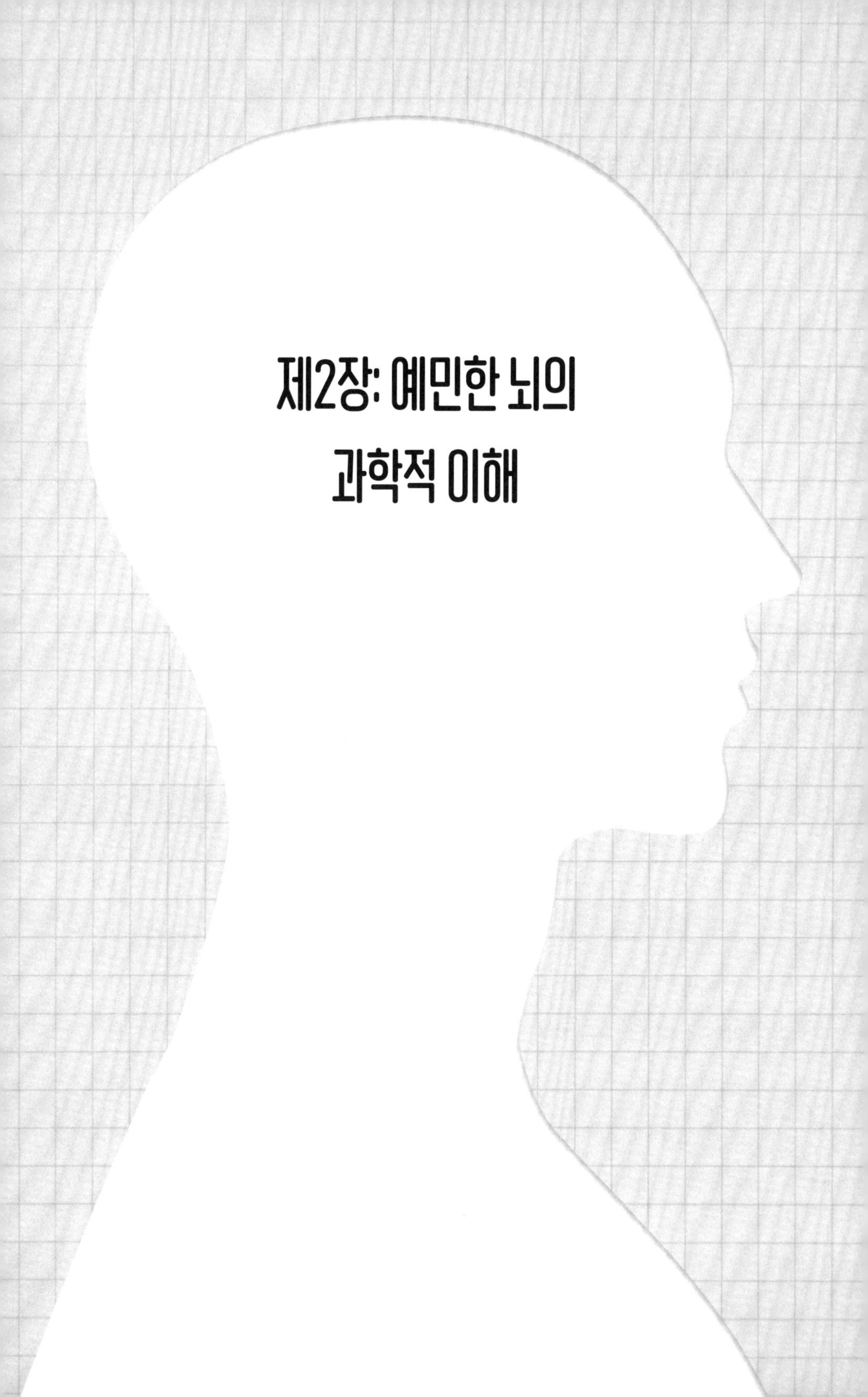
제2장: 예민한 뇌의
과학적 이해

제1절: 뇌 신경회로의 예민성 기전

뇌의 예민도는 개인이 외부 세계로부터 들어오는 감각 자극을 얼마나 쉽게 처리하고 반응하는지를 의미한다. 이는 신경계가 자극을 얼마나 민감하게 감지하고 해석하는지를 결정짓는 기본 특성이다. 예민도가 높다는 것은 감각 정보가 뇌에 도달했을 때, 일반적인 뇌보다 훨씬 적은 자극량으로도 반응을 일으킨다는 뜻이다.

뇌는 외부의 모든 정보를 무작정 받아들이지 않는다. 효율적인 생존을 위해 끊임없이 정보를 걸러 내고, 중요한 것과 그렇지 않은 것을 구분한다. 이 과정은 마치 신경계의 '문지기' 역할과 같다. 중요한 정보만 뇌의 중심 처리 기관으로 전달하고, 불필요한 배경 정보는 걸러 낸다. 예민도가 낮은 뇌는 문지기의 기준이 매우 엄격해서, 작은 소리나 희미한 빛 같은 미세한 자극은 대부분 중요한 정보가 아니라고 판단해 걸러 낸다. 반면 예민도가 높은 뇌는 문지기 기준이 매우 느슨하거나 아예 필터 기능이 약해져, 사소한 자극까지도 모두 중요한 정보 또는 잠재적 위협으로 인식해 뇌의 처리 장치로 통과시킨다. 예민한 뇌는 고장 난 노이즈 캔슬링 헤드폰과 같다. 실제 필요한 대화 소리뿐 아니라 주변의 모든 잡음, 예컨대 교통 소리나 키보드 소리까지도 똑같이 크게 증폭해 들어오기 때문에, 뇌는 정보의 홍수 속에서 극심한 피로를 겪게 된다.

감각 정보는 시상(Thalamus)을 통해 뇌 여러 영역으로 전달된다. 그러나 예민한 뇌에서는 이 전달 과정이 다르게 작동한다. 신경 세포들이 쉽게 흥분 상태에 도달하며, 같은 양의 신경전달물질이 나오더라도 더 빠르고 오래 반응한다. 또한, 감각 정보를 억제하는 신경 세포의 기능이 저하되어, 활성화된 감각 신호들이 멈추지 않고 반복해서 돌며 뇌를 과부하 상태로 만든다.

감정을 다루는 편도체(Amygdala)는 특히 민감하다. 작은 소리나 갑작스러운 움직임도 위험 신호로 잘못 해석해서 즉각적으로 불안이나 공포 반응을 일으킨다. 이는 마치 '경보기가 과도하게 민감하게 작동하는' 것과 같다. 실제로 불이 난 것이 아니어도 작은 연기나 증기만으로도 최대치의 경보를 울리게 되는 셈이다.

결론적으로, 뇌의 예민도란 단순히 성격적인 성질이 아니라, 감각 자극을 걸러 내고 조절하는 신경계의 하드웨어적 차이에서 비롯된 것이다. 이것이 바로 우리가 느끼는 감각 과민성과, 이를 바탕으로 한 다양한 심리적, 신체적 증상의 근본 원인이다.

제2절: 유전, 환경, 스트레스

예민한 뇌의 발달은 단순히 하나의 요인으로 설명되지 않는다. 이는 선천적인 유전적 취약성, 성장 과정의 환경적 요인, 그리고 후천적인 만성 스트레스라는 세 가지 강력한 요소가 복합적으로 작용하여 설계되는 복잡한 과정이다. 마치 정교한 시계를 만들 때 부품(유전), 조립 환경(환경), 그리고 작동 조건(스트레스)이 모두 영향을 미치는 것과 같다.

선천적 기반: 유전적 취약성

예민한 뇌는 물려받은 유전자 코드에 그 기본 바탕을 둔다. 특정 유전자는 뇌의 신경 회로를 다른 사람들보다 더 민감하게 만들 수 있다. 일부 사람들은 선천적으로 세로토닌이나 도파민 같은 신경전달물질을 처리하는 수용체의 민감도가 높다. 이는 같은 양의 신경전달물질이 분비되어도 뇌가 더 강하게 반응함을 의미한다. 예를 들어, 세로토닌 수송체 유전자 (5-HTTLPR)의 특정 변이형을 가진 사람은 스트레스 상황에서 불안이나 우울증을 경험할 위험이 더 높은 것으로 연구되었다. 이들은 같은 스트레스를 받아도 뇌가 더 격렬하게 반응하도록 프로그램된 부품을 가지고 태어난 것과 같다.

공포와 불안을 담당하는 편도체(Amygdala)의 크기나 초기 연결성이 유전적으로 더 민감하게 설계될 수 있다. 이는 태어날 때부터 위험 감지 센서의 역치가 낮게 설정되어 있다는 뜻이다. 뇌는 아직 스트레스를 경험하지 않았더라도 이미 만성적인 경계 태세에 들어갈 준비가 되어 있는 상태인 것이다. 이러한 유전적 요인은 예민한 뇌의 잠재적인 위험을 결정한다. 하지만 유전자가 곧 운명은 아니다. 유전자는 '총을 가진 것'에 비유할 수 있지만, 방아쇠를 당기는 것은 환경과 스트레스 요인이다.

성장 과정의 설계: 환경적 요인

유전적으로 예민한 뇌는 외부 환경에 의해 그 예민도가 증폭되거나 완화된다. 특히 초기 아동기 환경은 뇌의 회로가 최종적으로 어떻게 재구성될지를 결정하는 중요한 조립 환경이 된다. 안전하고 예측 가능한 애착 환경에서 성장한 아이는 스트레스 조절 시스템이 안정적으로 발달한다. 하지만 부모의 정서적 방임, 예측 불가능한 가정 환경, 또는 학대와 같은 초기 역경은 예민한 뇌의 취약성을 극단적으로 증폭시킨다. 뇌는 불안정한 환경에 적응하기 위해 편도체의 활동을 강화하고 HPA 축(시상하부-뇌하수체-부신 축)을 만성적으로 활성화시키는 쪽으로 재배열시켜 버린다. HPA 축은 스트레스에 대한 반응과 소화, 면역계, 감정과 기분, 성, 에너지 저장 및 소모를 포함한 다양한 신체과정을 조절하는 굉장히 중요한 구성 요소이다. 예민한 뇌는 환경의 변화에 따라 이 HPA 축을 붕괴직전 수준까지 궁지에 몰아넣는다.

자율신경계를 조절하는 중요한 신경인 미주신경(Vagus Nerve)은 사회적 상호작용과 이완을 통해 훈련된다. 안정된 환경에서 아이는 스트레스 후 빠르게 진정하는 훈련을 반복하지만, 만성적인 위협 환경에 놓인 아이는 미주신경의 탄력성을 기르지 못하고, 교감신경의 우위를 해소하지 못하는 실조 상태에 빠지게 된다. 이는 마치 비행기가 비상 착륙 훈련만 받고 평온한 순항 기술을 배우지 못한 것과 같다. 환경적 요인은 유전적 취약성이라는 총의 안전장치를 해제하여 뇌를 언제든 발사될 수 있는 만성적인 경계 태세로 몰아넣는다.

지속적인 작동 조건: 만성 스트레스

유전과 환경이 뇌의 기본 설계를 마쳤다면, 일상생활에서 겪는 만성 스트레스는 예민한 뇌를 고장 내는 작동 조건이다. 예민한 뇌는 스트레스에 더욱 취약하여 악순환에 빠지기 쉽다. 반복적이고 지속적인 스트레스는 HPA 축을 혹사시켜 스트레스 호르몬인 코르티솔을 과도하게 분비하게 한다. 코르티솔은 단기적으로 생존에 도움이 되지만, 만성적으로 높은 농도를 유지하면 해마(Hippocampus)를 손상시켜 기억력과 학습 능력을 저하시키고 우울증을 유발한다. 뇌의 과열된 엔진이 지속적으로 작동되

　　　　　　　　　　　　　　　　　예민한 뇌, 이제 괜찮습니다

어 결국 시스템이 붕괴하는 것과 같다.

또한 만성 스트레스는 뇌의 면역 세포인 미세아교세포를 활성화시켜 신경 염증 반응을 일으킨다. 이 염증은 신경 세포 사이의 시냅스 연결을 손상시키고 정보 처리 속도를 느리게 만든다. 브레인 포그나 만성 두통 같은 증상은 이 신경 염증의 직접적인 결과일 수 있다. 예민한 뇌는 작은 스트레스에도 크게 반응하고, 이 과도한 반응이 다시 신체적 증상(두근거림, 통증)을 만들어 낸다. 뇌는 이 신체 증상을 다시 스트레스로 인식하여 불안을 증폭시킨다. 이처럼 스트레스가 스트레스를 낳는 자가 강화 고리가 만들어지면서 뇌는 탈진 상태에 이르게 된다.

결론

결론적으로 예민한 뇌는 취약한 부품(유전)을 가지고 불안정한 환경(환경)에서 조립된 후, 가혹한 조건(스트레스)에서 작동되어 결국 과부하와 고장 상태에 이른다. 예민한 뇌를 회복시키기 위해서는 이 세 가지 요인을 모두 고려하여 유전적 취약성을 인지하고, 환경적 자극을 통제하며, 스트레스를 해소할 수 있는 능동적인 훈련을 병행해야 한다.

제3절: 뇌 가소성

뇌 가소성(Neuroplasticity)의 개념은 예민한 뇌의 작동 원리를 이해하는 데 있어 매우 중요하다. 뇌 가소성이란 뇌가 경험, 학습, 환경의 변화에 따라 스스로 신경 회로를 재구성하고 새로운 연결을 만들거나 기존 연결을 약화시키는 능력을 말한다. 이 능력은 회복의 희망이 되기도 하지만, 만성적인 스트레스에 노출될 경우 예민한 뇌의 병적 변화를 심화시키는 원인이 되기도 한다.

뇌 가소성: 양날의 검

뇌 가소성은 마치 땅에 길을 만드는 것과 같다. 자주 다니는 길은 단단하게 포장되어 고속도로가 되지만, 사용하지 않는 길은 자연스럽게 사라진다. 뇌 가소성이 긍정적으로 작용하면, 새로운 이완 기법이나 명상을 반복함으로써 부교감신경계를 활성화하는 회로를 강화할 수 있다. 예를 들어, 반복적인 횡격막 호흡 훈련은 불안과 관련된 편도체-전두엽 간의 연결을 건강하게 재설정하게 만들어 준다. 이는 뇌에 '안전하다'는 신호를 보내는 새로운 고속도로를 만드는 것과 같다. 하지만 뇌 가소성은 부정적인 방향으로도 작용한다. 예민한 뇌가 만성적인 스트레스와 불안에 지속적으로 노출되면, 뇌는 그 부정적인 경험을 처리하는 회로를 더욱 강하고 빠르게 만든다. 예를 들어, 공황 발작을 겪은 후 유사한 상황에 대한 두려움(예측 불안)이 반복되면, 편도체와 공포 기억 회로의 연결이 비정상적으로 강화되어 사소한 자극에도 공황을 유발하는 경로가 고착화된다. 이는 뇌가 '위험하다'는 신호를 보내는 고속도로를 계속 확장하고 아스팔트를 덧바르는 것과 같다.

만성 스트레스가 뇌 구조에 미치는 영향

만성적인 스트레스는 예민한 뇌의 취약성을 이용하여 뇌의 물리적인 구조와 기능을 변화시킨다. 만성 스트레스 호르몬인 코르티솔이 장기간 고농도로 유지되면, 기억과 감정 조절에 중요한 역할을 하는 해마(Hippocampus)의 신경 세포 생성(신경 발생)을 억제하고 기존 세포를 손상시킨다. 단순히 기능에 영향을 미치는 것을 넘어서서, 기존 세포를 손상시키고 신선한 세포의 생성을 막는 기질적인 변화를 초래해 버리는 것이다. 해마는 스트레스 반응을 조절하는 피드백 루프의 일부인데, 해마가 위축되면 스트레스 조절 기능 자체가 약화되어 우울증과 불안을 심화시킨다. 반대로, 스트레스와 공포를 담당하는 편도체는 만성 스트레스에 의해 크기가 비대해지거나 활동성이 증가한다. 즉, 해마는 위축되고 쪼그

라들어서 스트레스 조절기능이 점점 떨어져 가고, 편도체는 더욱 더 비대해져서 불안과 공황을 심화시킨다. 그러나 이는 뇌가 끊임없이 위협에 대비하는 마치 '근육'을 키운 것과 같다, 결국 사소한 자극에도 과민하게 반응하는 예민한 뇌의 특성이 구조적으로 영구화되는 결과를 낳는다.

만성 스트레스가 뇌 기능에 미치는 영향

만성 스트레스는 뇌의 기능적 연결성에 오류를 일으켜 정보 처리의 효율성을 떨어뜨린다. 만성 스트레스는 전두엽 피질(PFC)과 변연계(Limbic System), 특히 편도체 사이의 억제성 연결을 약화시킨다. 전두엽이 편도체의 과잉 반응을 통제하는 브레이크 시스템이 제 기능을 못하게 되는 것이다. 이 연결 약화는 충동성, 불안 조절 실패, 감정 폭발과 같은 증상으로 나타나며, 이는 ADHD나 불안장애 증상 악화의 핵심적인 신경 기반이 된다. 또한 만성 스트레스는 뇌에 만성적인 염증 상태를 유발하여 브레인 포그를 심화시킨다. 염증은 신경 회로 사이의 원활한 소통을 방해하여 마치 통신 회선에 노이즈가 낀 것처럼 정보 처리 속도와 정확성을 떨어뜨려 인지 기능 저하를 초래한다.

결론적으로, 뇌 가소성은 예민한 뇌에게 회복의 기회를 제공하지만, 만성 스트레스에 의해 부정적으로 작용할 경우 불안과 과민성을 구조적으로 고착화시킨다. 예민한 뇌의 치유는 이 부정적 가소성을 멈추고 긍정적인 방향으로 뇌 회로를 재설계하는 데 달려 있다.

예민한 뇌, 이제 괜찮습니다

제4절: 뇌파를 통해 본 예민한 뇌의 특징

뇌의 언어, 뇌파

우리가 누군가와 대화를 할 때 언어를 사용하듯이 뇌세포들은 전기 신호라는 그들만의 언어로 끊임없이 소통한다. 이 전기적 흐름이 두피로 전달되어 측정되는 것을 뇌파라고 한다. 뇌파는 뇌가 현재 어떤 상태에 있는지, 얼마나 효율적으로 작동하고 있는지를 보여 주는 가장 객관적인 생체 지표이다. 마치 심장의 상태를 알기 위해 심전도를 찍듯, 예민한 뇌가 겪는 보이지 않는 고통의 실체를 확인하기 위해서는 뇌파라는 지도를 살펴보아야 한다. 일반적인 뇌가 상황에 따라 적절한 뇌파를 유연하게 사용하며 마치 잘 지휘된 오케스트라처럼 조화로운 연주를 한다면, 예민한 뇌는 특정 악기 소리가 너무 크거나 박자가 맞지 않는 불협화음을 내는 경우가 많다. 뇌파는 진동수에 따라 델타파, 세타파, 알파파, 베타파, 감마파 등으로 나뉜다. 깊은 잠을 잘 때 나오는 느린 파동부터 고도의 집중이나 극도의 긴장 상태에서 나오는 빠른 파동까지, 뇌는 필요에 따라 기어를 변속하듯 뇌파의 종류를 바꾼다.

하지만 예민한 뇌를 가진 사람들은 이 기어 변속 장치가 고장 나 있거나, 특정 기어에 고정되어 엔진이 과열되는 특징적인 패턴을 보인다. 이러한 뇌파의 불균형은 우리가 앞서 다루었던 불안, 불면, 주의력 결핍, 그리고 자율신경실조증이 단순한 심리적 문제가 아니라 뇌의 전기 생리학적 오작동임을 명확하게 보여 주는 증거가 된다.

과도한 베타파, 꺼지지 않는 비상 경보

예민한 뇌를 가진 사람들의 뇌파 검사(QEEG)에서 가장 흔하게 관찰되는 특징은 고주파수 대역인 하이 베타파의 과도한 활성화이다. 베타파는 본래 우리가 눈을 뜨고 활동할 때, 무언가에 집중하거나 문제를 해결할 때 나오는 뇌파이다. 적절한 베타파는 명료한 의식과 실행 능력을 돕는다. 그러나 예민한 뇌에서는 이 베타파가 필요 이상으로 빠르고 강력하게, 그리고 쉼 없이 발생한다. 이를 비유하자면 자동차가 고속도로를 달릴 때 필요한 고속 기어가, 신호 대기 중이거나 주차장에서도 계속 작동하며 엔진이 굉음을 내는 상황과 같다. 이러한 과도한 베타파는 뇌가 항상 긴장하고 경계하고 있음을 의미한다.

편도체가 과민하여 사소한 자극도 위협으로 간주하는 예민한 뇌는, 외부의 공격에 대비하기 위해 뇌 전체를 각성 상태로 유지하려 든다. 이 상태가 뇌파상으로는 붉은색으로 표시되는 하이 베타파의 증가로 나타난다. 환자들은 아무 일도 하지 않고 소파에 누워 있어도 머릿속이 복잡하고, 근육이 긴장되며, 마음이 불안하다고 호소한다. 뇌파가 쉴 새 없이 빠

예민한 뇌, 이제 괜찮습니다

르게 진동하고 있기 때문에 주관적으로는 쉬고 있다고 생각하지만, 뇌는 사실 전력 질주를 하고 있는 셈이다. 이러한 상태가 지속되면 뇌는 막대한 에너지를 소모하게 되고, 결국 번아웃이나 만성 피로로 이어진다. 또한 하이 베타파의 증가는 교감신경계의 활성도와 직결되어 있어, 심장 박동을 빠르게 하고 소화를 억제하며 자율신경실조증을 유발하는 신경학적 방아쇠가 된다.

알파파의 실종, 휴식을 잊은 브레이크 고장

과도한 베타파가 엑셀이 눌어붙은 상태라면, 알파파의 부족은 브레이크가 고장 난 상태를 의미한다. 알파파는 우리가 눈을 감고 편안하게 이완할 때, 혹은 멍하니 있을 때 뒷머리 부분에서 풍부하게 나타나는 뇌파이다. 알파파는 뇌의 휴식상태, 즉 시동은 켜져 있지만 주행하지 않는 대기 상태와 같다. 이 뇌파는 뇌에게 휴식을 주고, 스트레스를 해소하며, 활동 모드에서 수면 모드로 넘어가는 다리 역할을 한다. 건강한 뇌는 업무를 마치고 집에 돌아오면 자연스럽게 베타파가 줄어들고 알파파가 증가하며 이완 상태로 전환된다. 이것이 바로 자율신경계의 회복 탄력성이다.

그러나 예민한 뇌를 가진 사람들의 뇌파 지도에서는 이 알파파가 현저히 부족하거나, 눈을 감아도 제대로 나타나지 않는 현상인 알파 블로킹이 자주 관찰된다. 이는 뇌가 이완하는 방법을 잊어버렸거나, 이완하는 것 자체를 불안하게 여겨 거부하는 것과 같다. 알파파가 부족하면 외부 자극에 대한 완충 작용이 사라진다. 알파파는 불필요한 감각 정보를 걸러 내는 필터 역할을 하기도 하는데, 이 필터가 사라지면 소음, 빛, 촉각 등의 자극이 여과 없이 대뇌피질로 쏟아져 들어오게 된다. 이것이 예민한 사람들이 시끄러운 곳이나 복잡한 환경에서 쉽게 기진맥진해지는 이유이다. 또한 알파파의 결핍은 세로토닌 분비 저하와도 관련이 있어 정서적 불안정과 우울감을 심화시킨다. 뇌파 훈련을 통해 알파파를 인위적으로 강화시키면 근육이 이완되고 마음이 평온해지는 것을 경험할 수 있는데, 이는 예민한 뇌 치유의 핵심적인 과정이기도 하다.

세타파와 델타파의 역설, 멍한 뇌와 수면의 질

느린 뇌파인 세타파와 델타파의 분포 또한 예민한 뇌의 특징을 잘 보여 준다. 세타파는 졸음이 올 때나 깊은 명상, 혹은 창의적인 아이디어가 떠오를 때 나타나는 뇌파이다. 하지만 각성해서 집중해야 할 낮 시간에 전두엽에서 세타파가 과도하게 나오면 문제가 된다. 이는 뇌가 깨어 있으나 멍한 상태, 즉 브레인 포그나 주의력 결핍(ADHD) 상태를 반영한다. 특히 ADHD 성향이 있는 예민한 뇌에서는 전두엽의 기능 저하를 나타내는 세타파가 두드러지게 나타난다. 뇌가 각성 수준을 유지하지 못하고 자꾸 졸음 상태로 빠지려 하니, 이를 깨우기 위해 몸을 산만하게 움직이거나(과잉 행동), 더 강한 자극을 찾아다니는 보상 행동을 하게 되는 것이다.

반면 가장 느린 뇌파인 델타파는 꿈도 꾸지 않는 깊은 수면 상태에서

예민한 뇌, 이제 괜찮습니다

나와야 한다. 이 시간에는 뇌의 노폐물이 청소되고 세포가 재생된다. 그러나 예민한 뇌는 수면 중에도 각성 뇌파인 베타파가 침투하여 델타파가 충분히 나오지 못하는 경우가 많다. 잠을 잤는데도 잔 것 같지 않고 몸이 무거운 이유는 뇌가 델타파라는 깊은 휴식의 바다에 잠기지 못하고 얕은 수면의 표면에서 찰랑거렸기 때문이다. 반대로 깨어 있는 낮 시간에 델타파가 비정상적으로 높게 나온다면 이는 뇌의 특정 부위가 기능적으로 셧다운 되었거나 심각한 인지 기능 저하가 있음을 시사할 수도 있다. 이처럼 예민한 뇌는 빨라야 할 때 느리고, 느려야 할 때 빠른 뇌파의 역설적인 패턴을 보이며 효율성을 잃어버린 상태이다.

뇌의 비대칭성, 불안과 우울의 기울어진 운동장

뇌파를 통해 확인할 수 있는 또 다른 중요한 특징은 좌뇌와 우뇌의 균형, 즉 비대칭성이다. 일반적으로 좌측 전두엽은 긍정적인 감정, 접근 동기, 즐거움과 관련이 있고, 우측 전두엽은 부정적인 감정, 회피 동기, 공포 및 위협 감지와 관련이 있다. 건강한 뇌는 좌우 전두엽의 활동성이 균형을 이루거나 좌측이 약간 우세한 경향을 보인다.

하지만 예민한 뇌, 특히 우울이나 불안 성향이 강한 뇌에서는 우측 전두엽의 활동성이 좌측에 비해 과도하게 높은 비대칭 패턴이 자주 발견된다. 이는 뇌가 세상을 바라보는 창문 자체가 부정적인 쪽으로 기울어져 있음을 의미한다. 우측 전두엽이 과활성화된 사람은 같은 사건을 겪어도 위험하고 부정적인 측면을 먼저 포착하고, 새로운 도전보다는 회피를 선택하며, 타인의 표정을 위협적으로 해석할 가능성이 높다.

이러한 뇌파의 비대칭성은 유전적인 기질일 수도 있고, 만성적인 스트레스로 인해 후천적으로 형성된 것일 수도 있다. 중요한 것은 이러한 전기적 불균형이 감정 조절을 어렵게 만들고, 이유 없는 슬픔이나 막연한 불안감을 지속시킨다는 점이다. 뇌파 훈련을 통해 상대적으로 저하된 좌측 전두엽을 깨우거나 과항진된 우측 전두엽을 진정시켜 균형을 맞추면, 약물 없이도 정서적 안정감을 되찾는 데 큰 도움이 된다.

뇌파를 알면 치유의 길이 보인다

지금까지 살펴본 것처럼 예민한 뇌는 단순히 성격이 까칠한 것이 아니라, 뇌의 전기적 신호 체계가 과열되거나 불균형해진 생물학적 실체이다. 과도한 베타파는 자율신경실조를 부르고, 알파파의 결핍은 휴식을 앗아가며, 뇌파의 비대칭은 세상을 부정적으로 보게 만든다. 하지만 다행스러운 점은 뇌파가 고정불변의 것이 아니라는 사실이다. 뇌는 가소성을 가지고 있어 훈련을 통해 변할 수 있다.

자신의 뇌파 상태를 객관적으로 확인하는 것은 치유의 첫걸음이다. 내가 겪는 고통이 내 탓이 아니라 뇌파의 오작동 때문임을 아는 것만으로도 심리적 부담이 줄어든다. 그리고 약물 치료뿐만 아니라 뉴로피드백(뇌파 훈련), 명상, 호흡과 같은 비약물적 훈련들이 어떻게 뇌파를 안정시키고

　　　　　　　　　예민한 뇌, 이제 괜찮습니다

예민함을 줄여 주는지 그 과학적 근거를 이해할 수 있게 된다. 뇌파를 안정시키는 것은 곧 뇌의 과부하를 끄고 자율신경계의 균형을 되찾아, 예민한 뇌가 가진 섬세함을 고통이 아닌 재능으로 발휘하게 하는 열쇠가 된다.

제5절: 예민한 뇌와 사회적 환경

　예민한 뇌가 겪는 고통은 개인의 신경생물학적 특성에서 비롯되지만, 그 증상을 증폭시키고 만성화하는 것은 현대의 사회적 환경이다. 예민한 뇌가 가진 신경생물학적 특성, 즉 낮은 감각 역치와 높은 반응성은 인류의 진화 과정에서 생존에 유리한 형질이었다. 미세한 소리를 듣고, 작은 변화를 감지하며, 타인의 감정을 기민하게 읽어 내는 능력은 위험으로부터 집단을 보호하는 파수꾼의 역할이었다. 그러나 문제는 이 고대의 파수꾼이 현대라는 전혀 다른 전장에 놓이게 되었다는 점이다. 사회적 환경은 예민한 뇌에 끊임없이 과부하를 가하는 만성적인 스트레스 요인으로 작용한다. 예민한 뇌와 현대 사회적 환경의 상호작용은 마치 먼지가 가득 쌓인 채석장에서 초정밀 고해상도 카메라를 사용하는 것과 같다. 카메라의 렌즈는 너무나 투명하고 센서는 지나치게 민감하여, 공기 중에 떠다니는 미세한 먼지 하나하나를 모두 정보로 받아들인다. 보통의 카메라라면 무시했을 노이즈들이 고해상도 카메라에는 시스템을 마비시키는 치명적인 데이터 폭주가 된다. 따라서 예민한 뇌가 겪는 오작동과 고장은 기계 자체의 결함이라기보다는, 그 기계가 감당하기엔 지나치게 가혹하고 부적절한 환경에서 비롯된 필연적인 결과라고 보아야 한다. 사회적 환경은 이제 단순

　　　　　　　　　　　　　예민한 뇌, 이제 괜찮습니다

한 배경이 아니라, 예민한 뇌를 끊임없이 타격하는 만성적인 스트레스 유발자이자, 증상을 증폭시키고 만성화하는 거대한 앰프가 되었다.

디지털 홍수

우리는 인류 역사상 그 어느 때보다 많은 정보에 노출되어 있다. 현대 사회는 예민한 뇌의 감각 필터를 무력화시키는 환경이다. 사회적 환경은 뇌가 처리해야 할 정보의 양과 속도를 감당할 수 없을 정도로 증폭시킨다. 현대의 스마트폰 알림, 24시간 쏟아지는 뉴스, 끊임없이 깜빡이는 배너 광고등은 예민한 뇌의 편도체를 지속적으로 자극한다. 이 디지털 자극은 뇌가 이완해야 할 순간에도 경계 태세를 풀지 못하게 만든다. 이는 뇌가 휴식 시간 없이 만성적인 투쟁-도피 모드에 머물게 하여 자율신경실조증을 심화시킨다.

디지털 기기에서 울리는 알림음은 뇌에게 즉각적인 주의를 요구한다. 예민한 뇌에게 이 알림은 단순한 소리가 아니라 뇌의 긴급 회선을 점유하는 침입자다. 뇌는 하던 일을 멈추고 이 자극을 처리하기 위해 에너지를 전환해야 한다. 이러한 전환이 하루에도 수백 번씩 반복될 때, 뇌는 심각한 인지적 비용을 치르게 된다. 쉴 새 없이 쏟아지는 정보는 뇌가 이완하고 멍하니 있을 수 있는 틈을 허락하지 않는다. 뇌가 휴식 모드인 디폴트 모드 네트워크로 진입하려 할 때마다 디지털 자극이 뇌를 흔들어 깨워 다시 작업 모드로 돌려놓는 것이다. 이로 인해 뇌는 휴식 시간 없이 만성적인 투쟁-도피 모드에 머물게 된다. 자율신경계는 항상 긴장 상태인 교감 신경 우위 상태로 고정되고, 이는 결국 불면, 소화 불량, 만성 피로와 같은 자율신경실조증을 심화시킨다. 이는 마치 24시간 내내 켜져 있는 편의점처럼, 뇌의 불이 꺼지지 않아 과열되어 버리는 현상이다.

소셜 미디어와 비교의 감옥

디지털 환경이 제공하는 연결성은 예민한 뇌에게 또 다른 형태의 심리적 압박을 가한다. 바로 소셜 미디어를 통한 무한한 사회적 비교이다. 예민한 뇌는 본능적으로 사회적 신호에 민감하다. 타인의 표정, 평판, 그리고 무리 내에서의 자신의 위치를 끊임없이 모니터링하는 것은 생존을 위한 본능이었다. 그러나 소셜 미디어는 이 본능을 자존감을 갉아먹는 독으로 변질시킨다. 화면 속에는 타인의 가장 빛나는 순간, 성공, 행복만이 편집되어 전시된다. 예민한 뇌는 이러한 편집된 현실을 자신의 날것 그대로의 현실과 비교한다.

타인의 화려한 삶은 예민한 뇌에게 단순한 정보가 아니라, 나는 뒤처지고 있다는 생존의 위협 신호로 해석된다. 뇌의 사회적 뇌 영역은 타인의 평가와 시선에 민감하게 반응하는데, 소셜 미디어의 좋아요 숫자나 조회수는 자신의 가치를 수치화하여 보여 주는 잔인한 성적표가 된다. 이러한 사회적 비교는 뇌의 보상 회로를 왜곡시킨다. 타인의 인정에 대한 갈구는 커지지만, 현실에서는 충족되지 않는 박탈감이 뇌를 지배한다. 이는 자존

                                             예민한 뇌, 이제 괜찮습니다

감 저하뿐만 아니라 만성적인 사회적 불안을 유발한다. 내가 보지 못하는 곳에서 나만 소외될지 모른다는 포모 증후군 역시 예민한 뇌의 소속감 욕구와 불안이 결합된 병리적 현상이다. 결국 연결되기 위해 만들어진 도구가 오히려 예민한 뇌를 타인의 시선이라는 감옥에 가두고, 끊임없는 열등감과 불안이라는 형벌을 내리는 셈이다.

정서적 단절과 군중 속의 고독

역설적이게도 우리는 초연결 사회에 살고 있지만, 예민한 뇌가 진정으로 필요로 하는 깊고 안전한 정서적 유대는 점점 옅어지고 있다. 예민한 뇌는 불안정한 애착 환경에서 자랐을 때 그 취약성이 심화되는데, 현대 사회의 파편화된 인간관계와 정서적 단절은 이러한 취약성을 회복할 기회조차 박탈한다. 예민한 뇌를 가진 사람은 타인의 감정을 자신의 것처럼 느끼는 거울 뉴런 시스템이 매우 발달해 있다. 이는 높은 공감 능력이라는 재능이 되기도 하지만, 동시에 타인의 부정적인 감정이나 스트레스까지 여과 없이 흡수해 버리는 스펀지 같은 특성이 되기도 한다.

예민한 뇌를 가진 사람은 타인의 감정 상태를 흡수하는 능력이 뛰어나다. 이는 높은 공감 능력으로 이어지지만, 동시에 타인의 부정적인 감정까지 자신의 것으로 처리하려다 정서적 탈진(Emotional Burnout)을 경험한다. 이는 마치 스펀지가 물을 너무 많이 흡수해 무너지는 것과 같다. 이 탈진은 사회적 회피를 유발하여 결국 고립을 심화시킨다. 현대 사회의 밀집된 환경, 예를 들어 칸막이 없는 오픈 오피스나 꽉 막힌 지하철 같은 공간은 예민한 뇌에게는 정서적 지뢰밭과 같다. 주변 사람들의 짜증, 피로, 분노가 물리적 거리를 넘어 예민한 뇌로 전이된다.

사회적 뇌는 타인과의 상호작용을 통해 정보를 얻지만, 그 과정에서 막대한 에너지를 소모한다. 더 큰 문제는 이러한 탈진을 위로받고 해소할 안전한 공동체가 사라졌다는 점이다. 경쟁 위주의 사회 분위기는 자신의 취약성을 드러내는 것을 약점으로 간주한다. 따라서 예민한 사람들은 타인과 함께 있으면서도 자신의 힘듦을 숨기고 가면을 쓴 채 살아간다. 이는 군중 속의 고독을 심화시키고, 뇌의 스트레스 조절 시스템을 불안정하게 만든다. 진정한 교류 없는 껍데기뿐인 상호작용은 뇌의 옥시토신 분비를 저하시키고 스트레스 호르몬인 코르티솔 분비를 증가시켜 우울과 불안의 늪으로 뇌를 밀어 넣는다.

불확실성의 시대

예민한 뇌가 가장 견디기 힘들어 하는 것은 고통 그 자체보다 언제 고통이 닥칠지 모른다는 불확실성이다. 뇌는 기본적으로 예측 기계이다. 과거의 데이터를 바탕으로 미래를 예측하고 대비함으로써 생존 확률을 높인다. 그러나 현대 사회는 변화의 속도가 너무 빨라 뇌의 예측 능력을 무력화시킨다. 고용의 불안정, 급변하는 경제 상황, 기후 위기 등 거시적인

　　　　　　　　　　　　　예민한 뇌, 이제 괜찮습니다

불확실성부터, 당장 내일의 업무가 어떻게 바뀔지 모르는 미시적인 불안 정성까지, 현대인은 한 치 앞을 알 수 없는 안갯속을 걷고 있다.

예민한 뇌는 이러한 불확실성을 생명에 대한 직접적인 위협으로 간주한다. 안전하지 않다는 신호가 편도체에서 지속적으로 송출되면, 뇌는 이 불확실성을 통제하기 위해 과도한 인지적 노력을 기울인다. 발생 가능한 모든 최악의 시나리오를 상상하고 대비책을 세우려는 시도가 바로 반추이다. 꼬리에 꼬리를 무는 걱정은 뇌가 미래를 통제하려는 처절한 몸부림이다. 하지만 아무리 생각해도 불확실성은 제거되지 않으며, 오히려 전두엽의 처리 용량만 한계치에 도달하게 만든다. 조엘스와 바람의 연구에서 지적했듯이, 만성적인 스트레스 상황에서의 이러한 인지적 과부하는 전두엽과 해마의 기능을 약화시키고 편도체를 더욱 비대하게 만든다. 결국 통제할 수 없는 것을 통제하려다 뇌의 에너지가 고갈되고, 이는 인지 기능 저하와 만성 두통, 그리고 깊은 무력감으로 이어진다.

시간 빈곤

현대 사회를 살아가는 예민한 뇌가 겪는 또 다른 환경적 스트레스는 만성적인 시간 압박이다. 우리는 늘 시간에 쫓기는 시간 빈곤의 시대를 살고 있다. 더 빨리, 더 많이 성과를 내야 한다는 사회적 압박은 예민한 뇌의 교감신경계를 최대치로 가속한다. 마감 시간, 약속 시간, 이동 시간 등 분 단위로 쪼개진 일상은 뇌에게 끊임없이 "서둘러라, 늦으면 위험하다"

는 신호를 보낸다.

예민한 뇌는 시간에 쫓길 때 가장 쉽게 패닉에 빠진다. 정보를 차분히 처리하고 순차적으로 대응할 여유가 사라지면, 뇌는 정보 처리의 우선순위를 정하지 못하고 허둥지둥하게 된다. 이는 ADHD와 유사한 산만함이나 실수를 유발하고, 이는 다시 시간을 지체시키는 악순환을 낳는다. 항상 시간에 맞춰 완벽하게 행동해야 한다는 강박은 뇌뿐만 아니라 신체 근육을 긴장시키고 내장 기관의 움직임을 멈추게 한다. 긴장형 두통이나 위장 장애와 같은 신체화 증상은 쫓기는 뇌가 몸으로 보내는 SOS 신호이다. 뇌가 시간이라는 자원 부족 상태를 만성적인 기근으로 인식하고 비상사태를 선포한 결과인 것이다.

결론적으로 현대의 사회적 환경은 예민한 뇌의 내부 회로를 끊임없이 자극하고, 과열시키며, 고갈시키는 거대한 소모의 장이다. 디지털 자극, 사회적 비교, 정서적 고립, 불확실성, 시간 압박 등은 예민한 뇌가 감당하기 버거운 파도와 같다. 따라서 예민한 뇌를 치유하는 과정은 단순히 개인의 내면을 수양하고 뇌를 훈련하는 것만으로는 완성될 수 없다. 뇌가 처한 환경을 바꾸는 외부 환경의 재설계가 필수적으로 동반되어야 한다.

이는 거창한 사회 개혁을 의미하는 것이 아니다. 개인의 삶의 영역에서 뇌를 보호할 수 있는 사회적 방파제를 쌓는 것이다. 쏟아지는 정보의 수도꼭지를 잠그는 디지털 디톡스, 비교를 유발하는 관계망에서 한 걸음 물러서는 용기, 불필요한 소음과 자극을 차단하는 물리적 환경 조성, 그리고 무엇보다 자신의 예민함을 이해하고 받아 주는 안전한 정서적 관계를

　　　　　　　　　　　　　예민한 뇌, 이제 괜찮습니다

회복하는 것이 필요하다. 또한 완벽한 통제 대신 불확실성을 허용하는 유연함을 기르고, 시간에 쫓기지 않도록 삶의 속도를 의도적으로 늦추는 생활 양식의 변화가 필요하다. 예민한 뇌가 사회적 환경과 맺는 관계를 재설정할 때, 비로소 뇌는 만성적인 과부하에서 벗어나 본연의 섬세하고 뛰어난 기능을 회복할 수 있을 것이다.

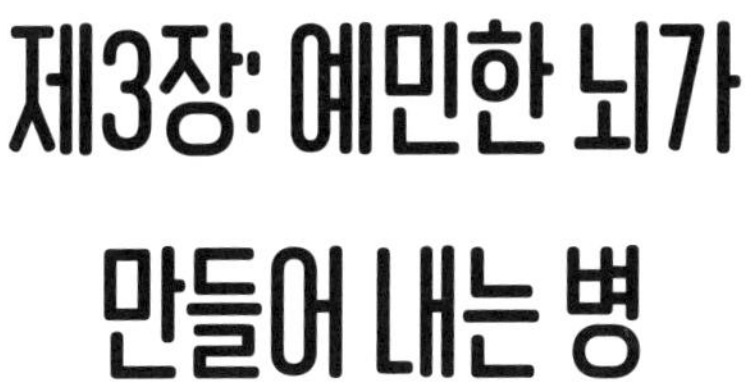

제3장: 예민한 뇌가 만들어 내는 병

제1절: 예민한 뇌의 민낯

뇌의 예민도란 개인이 외부 세계로부터 들어오는 감각 자극을 처리하고 반응하는 신경계의 역치가 얼마나 낮은지를 나타내는 근본적인 특성이다. 이것은 단순히 외부 소음에 얼마나 잘 놀라는지의 문제를 넘어, 뇌가 세상을 인지하고 해석하는 방식의 구조적인 차이를 의미한다.

예민도가 높은 뇌는 마치 최대 출력으로 고정된 오디오 증폭기를 내장하고 있는 것과 같다. 일반적인 뇌가 입력되는 소리(자극)를 적절한 크기로 조절하여 듣는다면 예민한 뇌는 작은 소리도 최대 출력으로 증폭시켜 듣는다. 예를 들어 보통 사람에게는 무시해도 될 만한 자동차 경적 소리나 사무실의 타이핑 소리가 예민한 뇌에게는 경고음이나 신경을 긁는 고음으로 변환되어 들어온다. 이 증폭된 자극은 뇌가 감당해야 할 정보의 양을 기하급수적으로 늘리고 빠른 속도로 인지적 에너지를 고갈시킨다. 이러한 증폭은 시각이나 촉각에서도 마찬가지이다. 특정 재질의 옷이 피부에 닿는 감각이 거슬리거나 햇빛이 눈을 찌르는 듯한 고통을 느끼는 것도 모두 감각 정보의 입력이 과도하게 증폭되었기 때문이다.

뇌는 효율성을 위해 들어오는 정보를 필터링하여 중요하지 않은 것은 걸러 내고 생존에 필요한 정보에만 집중한다. 이것을 신경계의 문지기 역할이라고 비유할 수 있다. 예민도가 낮은 뇌는 문지기의 기준이 명확하고 엄격하여 하루 종일 들어오는 수천 가지의 사소한 정보(배경 소음, 옷의 촉감, 주변 냄새)를 능숙하게 걸러 낸다. 뇌는 중요한 '손님'인 목표와 관련된 정보에만 집중하고 '잡상인' 같은 배경 소음을 차단한다.

예민도가 높은 뇌는 문지기가 경계심이 지나치게 강하거나 필터 자체가 얇다. 사소한 모든 자극을 잠재적 위협으로 오인하고 뇌의 중앙 처리 장치로 모두 통과시킨다. 뇌는 중요한 정보와 사소한 잡음을 구분하지 못하고 모든 것을 처리하려다 과부하 상태에 빠진다.

감각 처리의 차이는 감정 처리 센터의 민감도 차이로 이어진다. 뇌의 깊숙한 곳에 위치한 편도체는 위험을 감지하고 두려움과 불안 같은 감정을 만들어 내는 핵심 구조물이다. 또한 예민한 뇌는 편도체가 일반적인 뇌보다 훨씬 적은 자극에도 쉽게 활성화된다. 예를 들어 상사의 무표정한 얼굴이나 동료의 사소한 말투 같은 사회적 단서도 편도체는 위협 신호로 해석한다.

이러한 과민 반응은 심장 박동 수를 높이고 호흡을 빠르게 하는 즉각적인 투쟁-도피 반응을 유발한다. 편도체가 일종의 민감한 화재 경보기처럼 작동하여 실제로 불이 난 것이 아님에도 작은 연기나 증기에도 최대치의 경보를 울리는 것과 같다. 이 경보가 바로 불안 공황 틱과 같은 다양한 증상의 신경학적 출발점이 된다. 결론적으로 뇌의 예민도란 감각 정보가 입력될 때 신경계의 필터와 증폭기, 그리고 위협 감지 시스템에서 발생하는 구조적인 차이이며 이는 우리 몸 전체를 지치게 만드는 만성적인 과부하의 근본 원인이다.

일반적인 자극에도 압도당하는 이유

■ 톨게이트 정체 현상

예민한 뇌를 가진 사람이 일상적인 자극에도 쉽게 압도당하는 근본적인 이유는 신경계의 정보 처리 용량이 한계에 도달했기 때문이라 한다. 이는 마치 고속도로의 톨게이트 시스템에 비유할 수 있다. 일반적인 뇌의 감각 톨게이트는 대부분의 차량(자극)을 빠르게 처리하며 불필요한 교통량(배경 소음, 반복적인 생각)은 효율적으로 걸러 낸다. 톨게이트의 차선이 여러 개라 교통량이 많아도 원활하게 소화된다. 예민한 뇌의 경우 뇌의 필터 기능이 약해 사소한 자극까지 모두 중요한 정보로 인식해 중앙 처리 장치로 보낸다. 마치 톨게이트의 모든 차선이 수동 결제 차선으로 바뀌고 차량 한 대 한 대를 느리고 세밀하게 검사하는 것과 같다. 그 결과 동시에 많은 차량(자극)이 몰리면 정보 처리가 지연되고 대규모 정체 현상이 발생한다. 이것이 바로 일반적인 소음이나 대화 속에서도 갑자기 머

   예민한 뇌, 이제 괜찮습니다

리가 멍해지거나 생각이 멈추는 듯한 느낌을 받는 이유다. 뇌는 이미 감당할 수 있는 최대 부하를 넘어섰기에 추가적인 자극에 대해서는 처리 능력을 상실하게 된다.

■ 위험 감지 회로의 과활성화

예민한 뇌가 압도당하는 두 번째 이유는 위험 감지 회로가 과도하게 활성화되어 있기 때문이라 할 수 있다. 뇌는 생존을 위해 모든 새로운 자극이나 강한 자극을 일단 위험 신호로 처리할지 아닐지 빠르게 판단한다. 이 판단을 내리는 중추가 앞서 언급한 편도체인데 예민한 뇌의 편도체는 늘 오경보를 울리는 경향이 있다. 예를 들어 낯선 사람이 갑자기 근처를 지나가는 것 같은 사소한 상황도 편도체는 잠재적 위협으로 인식한다. 편도체가 활성화되면 뇌는 즉시 온몸에 비상 시스템을 가동한다. 심장이 빨리 뛰고 근육이 긴장하며 소화 기능이 멈추는 투쟁-도피 반응이 일어난다. 이 상태에서는 평범한 자극조차도 이미 긴장된 몸과 마음에 추가적인 위협으로 느껴지기 때문에 압도당하는 느낌을 받게 된다.

■ 자원 고갈과 회복 시간 부족

일반적인 자극에 압도당하는 현상은 또한 에너지 관리 실패의 결과이기도 하다. 예민한 뇌는 모든 정보를 세밀하게 처리하느라 일반적인 뇌보다 훨씬 많은 신경 에너지를 소모한다. 마치 고성능 스포츠카가 일반 경차보다 연료를 빠르게 소모하는 것과 같다. 게다가 예민한 뇌는 과부하 상태에서 정상 상태로 돌아오는 회복 시간도 오래 걸린다. 한번 압도당하면 신경계가 진정되기까지 몇 시간 혹은 하루 이상이 소요되기도 한다. 이러한 만성적인 에너지 소모와 회복 시간 부족은 뇌의 탄력성을 떨어뜨리고 작은 자극에도 쉽게 붕괴되는 결과를 낳는다. 이처럼 일반적인 자극에 압도당하는 것은 의지의 문제가 아니라 뇌의 하드웨어가 겪는 기능적 과부하 때문이라 한다.

예민한 뇌를 가진 사람들의 삶의 모습과 고충

예민한 뇌를 가진 사람들의 삶은 마치 높은 해상도로 세상을 보는 카메라와 같다고 한다. 모든 디테일을 포착할 수 있지만, 정보량이 많아질수록 렌즈가 쉽게 과열되는 고충을 겪게 된다. 이들의 삶의 모습과 어려움은 감각, 사회적, 인지적 영역에서 다양하게 나타난다.

■ 감각적 고통과 회피

가장 먼저 겪는 고충은 일상 환경이 고문처럼 느껴진다는 감각적 압도이다. 일반인에게는 배경 소음에 불과한 지하철의 마찰음, 사무실의 전화벨 소리, 카페 음악 소리가 예민한 사람에게는 정신을 산란하게 만드는 공격으로 다가온다. 그래서 이어폰이나 귀마개 없이는 공공

예민한 뇌, 이제 괜찮습니다

장소에 머물기가 어렵고, 늘 조용하고 통제된 환경을 찾아다니는 모습을 보인다. 이런 행동은 사회생활이나 일상 활동에 제약으로 이어진다. 또한 네온사인이나 강한 조명, 여러 색상이 뒤섞인 공간은 뇌에 엄청난 피로를 준다. 예민한 사람들은 쇼핑몰이나 대형 마트 같은 자극이 넘치는 장소를 극도로 피하거나, 방문 후에 심각한 탈진을 겪는다. 마지막으로 옷의 까슬거리는 재질, 향수의 강한 냄새, 특정 음식의 복잡한 식감까지도 불쾌하게 작용해 삶의 선택지가 줄어드는 고충을 겪는다.

■ 사회적 상호작용의 탈진

예민한 뇌는 타인의 감정이나 미묘한 비언어적 신호까지도 과하게 흡수하고 처리하기 때문에 사회생활에서 쉽게 에너지가 소진된다.

· 감정의 과부하: 동료의 찌푸린 표정, 상사의 낮은 목소리로부터 자신이 뭔가 잘못했다는 과도한 책임감이나 불안을 느끼기 쉽다. 대화 내용 외에 숨겨진 의도, 분위기까지 파악하려 애쓰는 과정에서 엄청난 에너지를 소비한다.

· 관계 회피: 감정적 소진을 자주 겪으면서 잦은 모임이나 많은 사람이 모이는 행사를 피하는 경향이 생긴다. 진정한 교류보다는 감정 노동을 느끼기 쉬워 결국 스스로 고립을 선택하는 경우도 많다.

■ 만성적인 긴장과 불안

예민한 뇌는 세상을 늘 잠재적 위험 지역으로 인식한다. 그래서 끊임없는 만성적 불안과 신체적 긴장을 느낀다. 뇌의 경보 시스템이 자주 오작동해, 일을 철저하게 예측 및 통제하려 든다. 계획에 변동이 생기거나 불확실한 상황에 놓이면 극심한 불안에 빠지며, 모든 가능성에 대비하다가 사고의 순환, 즉 반추로 이어져 뇌가 쉬지 못하게 된다. 결국 만성적인 불안과 신체적 긴장을 만들고, 이는 결국 자신의 몸을 불신하는 건강염려증으로 이어지는 핵심이다. 잠자리에 들었을 때도 낮 동안 처리하지 못한 정보와 걱정이 더욱 증폭되어 불면증이 잘 생긴다. 수면 부족은 다음 날 예민도를 높여 사소한 자극에도 감정이 쉽게 폭발한다. 이처럼 예민한 뇌를 가진 사람들은 평생 세상과 자신의 거리를 조절해야 하는 만성적인 싸움을 이어 가게 되며, 이는 불안장애, 자율신경실조증과 같은 다양한 신경정신적 증상으로 이어질 수 있다.

제2절: 예민한 뇌가 만들어 내는 병

ADHD(주의력결핍 과잉행동장애)

주의력결핍 과잉행동장애, 흔히 ADHD라고 불리는 이 질환은 오랫동안 아동기에 나타나는 산만함이나 충동성, 그리고 잠시도 가만히 있지 못하는 과잉행동을 특징으로 하는 행동 장애의 일종으로 인식되어 왔다. 하지만 예민한 뇌의 관점에서 ADHD를 다시 바라볼 때, 우리는 이 질환을 단순히 아이들의 버릇없는 행동이나 성인의 의지 박약으로 치부해서는 안 된다는 결론에 이르게 된다. ADHD는 뇌의 가장 고차원적인 기능인 실행 기능을 담당하는 신경 회로가 감각적, 정서적 과부하를 견디지 못하고 조절 능력을 상실한 결과, 즉 뇌의 기능적 붕괴 상태로 이해해야 한다. 예민한 뇌는 태생적으로 외부 자극을 증폭시켜 받아들이는 신경학적 특성을 가지고 있다. 끊임없이 쏟아지는 시각, 청각, 촉각 정보와 강렬한 정서적 자극은 뇌의 한정된 에너지를 급속도로 고갈시키며, 이로 인해 핵심적인 주의력과 억제 기능이 마비되어 ADHD 증상과 유사한 양상을 보이거나, 기존에 가지고 있던 ADHD의 유전적 취약성을 더욱 심각하게 악화시키는 경향을 보인다. 따라서 우리는 ADHD를 단순히 집중하지 않는 게으른 상태가 아니라, 뇌가 너무 많은 것을 처리하려다 탈진하여 집중할 수 없는 생물학적 비상사태로 재정의해야 한다.

■ ADHD 발생의 신경학적 핵심

ADHD 발생의 신경학적 핵심은 뇌의 가장 앞쪽에 위치한 전두엽 피질, 그중에서도 인간의 이성과 조절 능력을 담당하는 전전두엽의 기능 저하 또는 발달 지연에 있다. 전두엽은 인간을 인간답게 만드는 뇌의 최고 사령탑으로서 복잡한 계획을 수립하고, 순간적인 충동을 통제하며, 불필요한 자극을 억제하고, 목표를 향해 주의를 집중하는 고등 인지 기능을 담당한다. 기업으로 치면 회사의 모든 자원을 관리하고 중요한 의사 결정을 내리는 최고 경영자(CEO)와 같은 역할을 수행하는 곳이다. 예민한 뇌는 쉴 새 없이 과도한 정보를 중앙 처리 장치인 전두엽으로 밀어 넣는다. 눈앞에 보이는 사물들의 색깔과 모양, 귀로 들리는 잡다한 소음, 피부에 닿는 옷의 감촉 등 오감을 통해 들어오는 정보뿐만 아니라, 과거의 후회나 미래에 대한 불안과 같은 내부 정보까지, 처리해야 할 데이터의 양이 폭발적이다. 이 모든 정보를 거르고 우선순위를 정해 불필요한 정보를 억제해야 할 막중한 책임이 전두엽에게 있다. 하지만 과부하가 지속되면 전두엽은 에너지가 고갈되어 제 기능을 수행하지 못하는 번아웃 상태에 빠지게 된다. 이는 마치 마비된 도시의 교통 통제 시스템과 같다. 신호등이 고장 나고 교통경찰이 사라진 교차로에서 수많은 차량들이 뒤엉켜 경적을 울리듯, 뇌 속에서는 중요한 정보와 사소한 정보 간의 우선순위 설정

    예민한 뇌, 이제 괜찮습니다

이 불가능해진다. 그 결과 당장 눈앞에 보이는 자극에 반응하는 충동적인 행동이나, 하나의 생각에 머물지 못하고 쉽게 산만해지는 부주의 증상이 나타나는 것이다.

또한 ADHD는 뇌의 신경전달물질인 도파민 체계의 기능 이상과 깊게 관련된다. 도파민은 뇌에게 흥미와 동기를 부여하고, 지루한 과제에도 주의력을 지속시키며, 행동에 대한 보상을 제공하는 핵심적인 연료이다. 예민한 뇌는 외부 자극에는 과민하게 반응하지만, 정작 내부의 도파민 조절 기능은 불안정하여 적절한 각성 수준을 유지하는 데 어려움을 겪는다. 도파민 수용체의 민감도가 낮거나 도파민 분비량이 불규칙할 경우, 뇌는 만성적인 지루함과 불만족 상태, 즉 보상 결핍 증후군에 빠지게 된다. 이로 인해 뇌는 끊임없이 부족한 도파민을 채우기 위해 새로운 자극, 더 강렬한 자극을 찾아 헤매게 되는데 이것이 바로 과잉행동이나 충동성으로 표출된다. 수업 시간에 가만히 앉아 있지 못하고 손발을 꼼지락거리거나, 위험한 행동을 서슴지 않고, 스마트폰 게임에 과도하게 몰입하는 것은 단순히 장난기가 많아서가 아니라, 뇌가 스스로 각성 수준을 높여 생존하려는 처절한 자가 치료적 노력의 일환일 수 있다.

■ 예민한 뇌가 ADHD 증상을 유발하는 구체적인 경로

예민한 뇌가 ADHD 증상을 유발하는 구체적인 경로를 살펴보면, 그 중심에는 주의력 필터 기능의 상실이라는 심각한 문제가 자리 잡고 있다. 예민한 뇌가 ADHD 유사 증상을 보이는 것은 만성적인 외부 자극 과부하가 전두엽 기능을 일시적 또는 지속적으로 압도하기 때문이다. 예민한 뇌는 주변의 모든 소리와 움직임을 걸러 내지 못한다. 이는 마치 수십 대의 텔레비전이 동시에 켜져 있고, 각기 다른 채널에서 뉴스와 드라마, 음악 방송이 흘러나오는 방 안에서 난해한 철학 책을 읽으려는 것과 같다. 뇌가 어느 자극에 집중해야 할지 결정하지 못해 극심한 혼란에 빠지고, 결과적으로 어떤 것에도 집중하지 못하는 부주의 증상이 나타난다. 이는 주의력이라는 에너지 자체가 부족하다기보다는, 주의력을 어디에 쓸지 결정하고 불필요한 것을 쳐내는 주의력 필터 기능이 상실된 것에 가깝다. 즉, 뇌가 정보를 받아들이는 능력은 뛰어나지만, 선택하고 거부하는 능력이 마비되었다는 의미이다. 이는 마치 고도로 민감한 마이크를 가졌지만 잡음을 제거하는 노이즈 캔슬링 기능이 고장 난 녹음기와 같아서, 정작 녹음해야 할 목소리는 주변의 잡음에 묻혀 들리지 않게 되는 것이다.

정상적인 뇌는 환경에서 들어오는 수많은 감각 자극 중에서 현재 나에게 중요한 정보인 신호와 무시해도 될 배경 정보인 소음을 구분하는 과정을 무의식적으로 수행한다. 이것을 뇌의 선택적 주의 집중 능력, 즉 필터 기능이라고 부른다. 예를 들어, 당신이 시끄러운 카페에서 친구와 대화할 때, 당신의 뇌는 주변의 시끄러운 음악 소리, 커피 머신이 돌아가는 소리, 옆 테이블 사람들의 대화 소리를 소음으로 분류하고 차단한다. 오직 친구의 목소리만 신호로 인식하고 볼륨을 높여 집중한다. 이를 심리학에서는 칵테일 파티 효과라고도 한다. 덕분에 우리는 시끄러운 곳에서도 대화를 나눌 수 있고, 업무에 집중할 수 있다. 뇌의 망상활성계와 시상이 이러한 문지기 역할을 충실히 수행하기 때문이다.

 예민한 뇌, 이제 괜찮습니다

반면 예민한 뇌의 경우, 이 필터 기능이 선천적으로 약하거나 과부하로 인해 작동을 멈춘 상태다. 예민한 뇌는 주변의 모든 감각 자극을 신호로 인식하고 동등하게 처리하려고 시도한다. 예를 들어, 책을 읽는 순간에도 벽에 걸린 시계의 째깍거리는 초침 소리, 창밖을 지나가는 자동차 엔진 소리, 입고 있는 옷의 라벨이 목덜미를 스치는 까끌까끌한 촉감, 책상 위에 쌓인 먼지의 위치, 심지어 내 배 속에서 나는 소화되는 소리까지 모든 자극이 뇌의 중앙 처리 장치인 전두엽으로 한꺼번에 쏟아져 들어온다. 뇌는 이 정보들 사이에 경중을 따지지 못하고, 모든 정보에 일일이 반응하려 든다. 이는 보안 검색대에서 모든 승객을 테러리스트로 의심하여 한 명 한 명 정밀 검사를 하는 것과 같아서, 결국 공항의 기능이 마비되는 것과 같은 이치다.

뇌는 이렇게 동시에 쏟아지는 수백 개의 신호 중에서 무엇이 가장 중요한지 결정하지 못하고 극심한 혼란 상태에 빠진다. 이는 마치 교통 통제 시스템이 마비되어 모든 차선에 진입하려는 수많은 차량이 뒤엉켜 경적을 울려 대는 상황과 같다. 뇌는 한 자극에 잠시 집중하려다가도, 곧바로 치고 들어오는 다른 자극에 주의를 빼앗겨 금방 산만하게 분산된다. 책을 읽다가 냉장고 소리에 신경이 쓰이고, 그러다 갑자기 어제 있었던 일이 떠올라 멍해지는 식이다. 따라서 이는 본래 주의력을 생성하는 능력 자체가 부족한 것이 아니라, 주의력을 하나의 대상에 고정시키는 억제 및 필터 능력이 외부 자극의 과부하에 압도되어 마비된 상태라고 보는 것이 더 정확한 설명이다. 이러한 뇌는 항상 정보의 홍수 속에 빠져 허우적거리고 있기 때문에, 정작 필요한 정보처리에 사용할 인지적 여유 공간이 남아 있지 않게 된다.

■ ADHD는 부정적 피드백에 강렬한 분노를 느낀다

　ADHD 성향을 가진 예민한 뇌의 또 다른 특징은 부정적 피드백에 대해 일반적인 뇌보다 훨씬 강렬한 분노, 불안, 좌절을 느낀다는 점이다. 이를 임상적으로는 거부 민감성(RSD, Rejection Sensitive Dysphoria)이라고도 부른다. 이런 강렬한 감정 반응은 전두엽의 감정 조절 시스템을 순식간에 무력화하고 충동적인 행동으로 이어지기 쉽다. 일반적인 뇌는 상사의 지적이나 시험 점수의 하락을 해결해야 할 문제나 개선해야 할 피드백으로 객관화하여 인식한다. 그러나 예민한 뇌는 이 부정적 피드백을 자신의 존재 가치에 대한 치명적인 위협이나 인격에 대한 모독, 혹은 개인적인 공격으로 해석한다. 뇌의 위협 감지 센터인 편도체는 즉시 강력한 위험 경보를 울리고, 이는 강렬한 분노, 깊은 수치심, 견딜 수 없는 좌절감으로 증폭된다. 감정의 강도가 일반적인 수준을 넘어 쓰나미처럼 몰아치기 때문에, 뇌는 이 감정적 홍수를 처리할 시간이나 능력을 상실한다. 이처럼 작은 자극이 강력한 감정적 폭발로 이어지는 것이 뇌의 정서 처리량 초과를 의미한다.

　감정의 쓰나미가 몰려올 때, 이를 억제하고 합리적으로 대처해야 할 뇌의 최고 사령탑은 전두엽 피질이다. 하지만 예민한 뇌에서 이 전두엽의 기능은 두 가지 이유로 마비된다. 첫째, 예민한 뇌는 이미 앞서 언급한 주의력 필터 기능 상실과 만성적인 긴장을 유지하느라 전두엽의 인지 자원을 대부분 소모한 상태이다. 일상적인 자극을 처리하는 데 에너지를 다 써 버려 비상 상황에 대처할 예비 전력이 남아 있지 않다. 둘째, 전두엽

　　　　　　　　　　　　　　　예민한 뇌, 이제 괜찮습니다

은 에너지가 고갈되면 복잡한 감정 조절과 억제 기능을 수행할 수 없게 된다. 이는 마치 컴퓨터가 수많은 프로그램을 백그라운드에서 돌리다가 CPU가 과열되어 멈춘 상태에서, 고사양의 보안 프로그램을 실행하라는 명령을 내리는 것과 같다. 시스템이 이미 다운된 상태이므로 명령은 수행될 수 없고 오류 메시지만 뜰 뿐이다. 이를 감정적 하이재킹(Emotional Hijacking)이라고 부르기도 하는데, 이성적인 뇌가 감정적인 뇌에게 통제권을 완전히 빼앗긴 상태를 말한다. 이때 사람은 이성적인 사고가 불가능해지고 오로지 감정에 휩싸여 극단적인 말과 행동을 하게 된다.

■ 집중력 부족과 산만함이 생기는 이유

ADHD의 주 증상인 집중력 부족과 산만함 역시 예민한 뇌가 겪는 과도한 정보 입력과 이를 관리해야 할 필터 기능의 실패가 결합되어 발생하는 현상이다. 뇌가 동시에 너무 많은 자극을 처리하려고 시도하다가 결국 아무것도 제대로 처리하지 못하고 혼란에 빠지는 것이다. 뇌가 너무 많은 정보를 한 번에 받게 되면, 주의를 어디에 두어야 할지 결정하지 못하고 주의력이 끊임없이 여러 자극 사이를 오간다. 이는 한 가지 대상에 지속적으로 집중하지 못하고 쉽게 산만해지는 ADHD의 핵심 증상으로 나타난다. 마치 10개의 TV를 동시에 켜 놓고 그 모든 내용을 동시에 이해하려고 시도하는 것과 같다.

ADHD를 가진 예민한 뇌는 특정 과제에 집중할 때 도파민 분비가 충분하지 않거나, 도파민을 처리하는 효율이 떨어진다. 이로 인해 지루하고 흥미 없는 과제, 예를 들어 반복적인 업무나 단순 암기, 정리 정돈 같은 일에는 주의력을 유지하기가 극도로 어렵다. 일반인들은 재미가 없어도 필요에 의해 인내심을 발휘하여 집중할 수 있지만, 도파민이 부족한 뇌는 생물학적으로 그것이 불가능에 가깝다. 뇌는 도파민이라는 보상을 받기 위해 계속해서 더 자극적이고 새로운 정보를 찾으려 한다. 수업 시간에 딴짓을 하거나, 업무 중에 스마트폰을 수시로 확인하거나, 다리를 떨고 손톱을 물어뜯는 행동은 뇌가 스스로 도파민을 만들어 내어 각성 상태를 유지하기 위한 처절한 몸부림이다. 이처럼 뇌가 충분한 보상을 받지 못하면, 주의력을 유지하라는 전두엽의 명령에도 불구하고 집중 대상에서 쉽게 벗어나 더 흥미로운 자극으로 이동한다. 이는 지속적 주의력이 필요한 학업이나 업무 수행에서 큰 어려움을 유발하며, 주변 사람들로부터 게으름이나 의지 박약으로 오해받기 쉽다.

예민한 뇌의 감각 과부하는 뇌의 최고 사령탑인 전두엽을 조기에 지치게 만들어 집중력 유지 기능을 마비시킨다. 산만함을 유발하는 모든 자극을 의식적으로 억제하려고 끊임없이 노력해야 한다. 창밖의 소음을 무시하고, 옷의 불편함을 참고, 잡생각을 떨쳐 내려는 이 억제 과정 자체가 엄청난 인지적 에너지를 소모한다. 뇌의 제한된 인지 자원이 불필요한 자극을 걸러 내는 데 모두 소진되면, 정작 중요한 과제에 집중하고 정보를 처리하는 데 사용할 에너지가 남아 있지 않게 된다. 결과적으로 뇌는 쉽게 피로해지고, 중요한 결정을 내리거나 정보를 조직화하는 실행 기능이 붕괴하여 산만함과 집중력 부족이 심화된다. 마치 컴퓨터의 CPU가 수많은 백그라운드 작업을 처리하느라 정작 중요한 메인 프로그램을 실행할 여력이 없는 것과 같다.

　　　　　　　　　　　　　　　예민한 뇌, 이제 괜찮습니다

■ ADHD에서 순간적 분노 폭발이 일어나는 이유

ADHD를 겪는 예민한 뇌에서 순간적인 분노 폭발이 주요 증상으로 나타나는 것은 ADHD의 핵심인 조절 기능의 실패와 예민한 뇌의 감정 과부하가 결합된 결과이다. 이는 감정적 자극에 대한 억제력이 약해진 상태에서 뇌가 에너지를 감당하지 못하고 과열되어 터져 나오는 현상이다. ADHD의 신경학적 핵심은 뇌의 전두엽 피질의 기능 저하인데, 전두엽은 실행 기능의 사령탑으로서 감정적 반응을 합리적으로 평가하고 부적절한 행동이나 감정의 표출을 억제하는 브레이크 역할을 한다. ADHD는 이 브레이크 시스템이 선천적으로 약하거나 마모되어 있다. 분노와 같은 강렬한 감정이 발생했을 때, 일반적인 뇌는 전두엽을 통해 이를 일시적으로 억제하고 상황을 재평가하지만, ADHD 뇌는 이 통제 과정이 느리거나 아예 실패한다. 이로 인해 감정적 에너지가 여과 없이 곧바로 행동으로 표출된다. 소리를 지르거나 물건을 던지는 등의 행동은, 운전 중 갑자기 엑셀을 밟아 속도를 내야 할 때 브레이크가 제대로 작동하지 않아 속도를 줄일 수 없는 상황과 같다.

ADHD와 함께 예민한 뇌의 특성이 결합되면 분노의 강도는 더욱 폭발적으로 증폭된다. 예민한 뇌는 작은 스트레스나 부정적인 피드백, 타인의 사소한 비판, 자신의 사소한 실수 등을 편도체가 극심한 위협으로 해석하고 과민하게 반응한다. 일반적인 사람에게는 불쾌한 수준의 자극이 예민한 뇌에게는 즉각적인 분노와 좌절감을 유발하는 고강도 자극이 된다. 예민한 뇌는 모든 감각과 인지 정보를 증폭하여 처리하느라 이미 만성적인 피로와 에너지 고갈 상태에 놓여 있다. 뇌의 자원이 부족하면 전두엽의 조절 기능은 더욱 약화된다. 마치 배터리가 방전된 상태에서 고성능 프로그램을 돌리면 시스템이 다운되거나 오류를 일으키는 것처럼, 지친 뇌는 작은 자극에도 쉽게 통제력을 상실하고 분노 폭발이라는 시스템 오류를 일으킨다. 결론적으로 ADHD에서 나타나는 순간적인 분노 폭발은 예민한 뇌의 과도한 감정적 입력과 ADHD의 핵심인 전두엽의 억제 기능 실패가 결합하여 발생하는 현상이다. 뇌의 감정적 압력이 누적되다가 조절 시스템의 마비로 인해 여과 없이 분출되는 것이다. 이는 단순히 성격이 나쁘거나 참을성이 없어서가 아니라, 뇌의 브레이크가 작동하지 않아 발생하는 신경학적 현상임을 이해해야 한다.

■ 예민한 뇌를 가진 ADHD 환자들은 불안장애를 흔히 동반한다

또한 예민한 뇌를 가진 ADHD 환자들은 불안장애를 흔히 동반한다. 주의력과 조절 기능의 불안정으로 인해 일상생활이나 학업, 업무에서 실수와 실패가 잦다. 약속을 잊거나, 물건을 잃어버리고, 충동적인 말실수를 하는 등의 경험이 반복된다. 이러한 반복적인 실패 경험은 예민한 뇌의 편도체를 자극해 만성 불안을 유발한다. 환자들은 실패하지 않으려 더 많은 에너지를 쓰며 긴장하는데, 이는 전두엽의 피로를 가중시키는 악순환이다. 끊임없이 긴장하고 경계하는 상태는 뇌를 더욱 예민하게 만들고, ADHD 증상을 악화시킨다.

예민한 뇌, 이제 괜찮습니다

■ 결론

　결론적으로 예민한 뇌에서 나타나는 ADHD 증상은 단순한 발달 문제뿐 아니라, 만성적인 과잉 자극이 전두엽과 도파민 시스템을 압도해 일어나는 기능적 붕괴의 결과이다. 따라서 ADHD를 치료하고 관리하기 위해서는 약물 치료뿐만 아니라, 뇌의 과부하를 줄이고 전두엽의 기능을 회복시키는 통합적인 접근이 필요하다. 환경적 자극을 줄이고, 스트레스를 관리하며, 뇌의 휴식을 돕는 생활 습관의 개선이 필수적이다.

틱 장애

　예민한 뇌가 만들어 내는 증상 중 하나인 틱(Tic)은 빠르고 갑작스러우며 반복적이고 비리듬적인 움직임이나 소리를 특징으로 한다. 흔히 아이들이 눈을 깜빡이거나 코를 킁킁거리는 것을 단순한 버릇이나 습관으로 치부하기 쉽지만, 틱은 단순한 습관이 아니라 뇌의 특정 회로가 과도한 흥분 상태를 제대로 조절하지 못해 발생하는 명백한 신경학적 현상이다. 예민한 뇌의 맥락에서 틱은 뇌의 누적된 긴장을 순간적으로 해소하려는 일종의 보상 작용이자, 과열된 신경계가 내보내는 압력 조절 밸브의 작동 결과로 이해할 수 있다. 틱은 본인의 의지와 무관하게 혹은 참기 힘든 충동에 의해 발생하며, 이는 뇌가 스스로의 균형을 맞추기 위해 보내는 절박한 신호이기도 하다. 따라서 틱을 이해하기 위해서는 겉으로 드러나는 증상 이면에 숨겨진 뇌의 복잡한 메커니즘과 예민한 뇌가 겪는 만성적인 과부하 상태를 깊이 있게 들여다보아야 한다.

■ 틱 발생의 신경학적 메커니즘

틱 발생의 신경학적 메커니즘을 이해하기 위해서는 우리 뇌 속에 존재하는 정교한 운동 조절 시스템을 살펴보아야 한다. 틱 장애는 주로 대뇌 피질-선조체-시상-피질(CSTC, Cortico-Striatal-Thalamic-Cortical) 회로의 기능 이상과 관련이 깊다고 신경과학적 연구들은 설명한다. 이 회로는 우리가 생각하고 계획한 것을 실제 행동으로 옮기거나, 불필요한 행동을 억제하고 습관을 형성하는 데 관여하는 핵심적인 뇌의 경로다. 우리가 컵을 들어 물을 마시거나 길을 걸을 때, 이 회로는 수많은 근육의 움직임을 조율하고 불필요한 동작이 나오지 않도록 통제한다. 이 회로의 중심에 있는 선조체(Striatum, 기저핵의 일부)는 뇌의 자동 실행 버튼과 같다. 대뇌 피질에서 내려오는 수많은 운동 명령 중에서 지금 당장 필요한 움직임은 통과시키고(Go 신호), 불필요한 움직임은 차단하는(No-Go 신호) 문지기 역할을 수행한다. 즉, 어떤 움직임을 시작할지 혹은 억제할지를 결정하는 중요한 역할을 한다.

그러나 예민한 뇌에서는 이 선조체의 기능에 문제가 발생한다. 선조체는 도파민 등 흥분성 신경전달물질에 매우 민감하게 반응하는 영역인데, 예민한 뇌를 가진 사람들은 이 도파민 시스템이 과도하게 활성화되어 있거나 도파민 수용체의 민감도가 비정상적으로 높다. 이는 마치 선조체라는 문지기가 너무 예민해져서, 차단해야 할 불필요한 운동 신호까지 모두 통과시켜 버리는 것과 같다. 선조체의 기능 이상은 자동차의 브레이크 시스템 고장에 비유할 수 있다. 운전자가 차를 멈추거나 서서히 움직이려 해도 브레이크가 제대로 작동하지 않아 차가 급발진하거나 덜컹거리는 것처럼, 뇌가 원하지 않는데도 원치 않는 움직임(틱)이 갑작스럽게 튀어나오는 것이다. 정상적인 뇌라면 필터링되었을 미세한 전기적 신호들이 억제되지 않고 근육으로 전달되어 눈을 깜빡이게 하거나 어깨를 들썩이게 만들고, 성대로 전달되어 의미 없는 소리를 내게 만든다.

■ 예민한 뇌가 틱을 유발하는 과정

예민한 뇌와 틱의 연결성은 만성적인 과부하와 조절 실패의 악순환으로 설명할 수 있다. 예민한 뇌의 특성상 감각적, 인지적 자극에 대한 역치가 낮아 뇌는 일상생활에서 이미 높은 수준의 스트레스와 흥분 상태에 놓여 있다. 일반적인 뇌가 무시할 수 있는 소음, 빛, 촉각 자극 들을 예민한 뇌는 모두 중요한 정보로 받아들이고 처리하려 든다. 이는 뇌의 정보 처리 용량을 초과하게 만들고, 뇌를 만성적인 긴장 상태에 빠뜨린다. 예민한 뇌는 주변 환경의 모든 정보를 끊임없이 처리하고 위협 신호에 대비하느라 쉴 새 없이 에너지를 소모한다. 이러한 누적된 신경학적 긴장이 특정 순간 임계점을 넘으면, 뇌는 이 긴장을 즉각적으로 해소하기 위한 탈출구를 찾는다. 틱은 바로 이 긴장을 짧은 시간 동안 폭발적으로 방출해 일시적인 이완을 얻으려는 보상 회로의 결과로 나타난다. 마치 꽉 찬 풍선에서 바람을 빼내듯, 뇌는 틱이라는 동작을 통해 과도한 에너지를 밖으로 배출하는 것이다.

이러한 메커니즘은 전조 충동이라는 독특한 감각 현상을 통해 더욱 명확히 드러난다. 많은 틱 환자들은 틱이 발생하기 직전에 목이나 눈, 팔다리 등에 불편하거나 긴장된 느낌인 전조 충동(Premonitory Urge)을 느낀다. 이는 단순한 간지러움이 아니라, 몸의 특정 부위에 쌓여 가는 신경학적 압력이다. 환자들은 눈을 깜빡이기 전에 눈 주변이 타는 듯하거나 모래가 들어간 듯한 불편함을 느끼고, 어깨를 으쓱하기 전에 어깨 근육이 꽉 뭉친 듯한 불쾌한 긴장감을 느낀다. 혹은 목구멍 깊은 곳에서 무언가 걸린 듯한 답답함을 느끼기도 한다. 이 충동은 뇌가 이 긴장을 즉시 풀어야 한다고 명령하는 강렬하고 불쾌한 신경학적 요구이다. 마치 재채기가 나오기 직전 코가 간질거리는 느낌과 유사하지만, 그보다 훨씬 더 지속적이고 강박적이다.

전조 충동이라는 고통스러운 감각이 발생하면, 뇌는 이를 멈추기 위한 행동, 즉 틱을 유발한다. 이 과정에서 보상 회로가 작동하여 틱 행동을 강력하게 강화시킨다. 틱 행동을 수행하는 순간, 누적되었던 신경학적 긴장이 짧은 시간 동안 폭발적으로 해소되면서 환자는 일시적인 편안함을 느낀다. 이 고통으로부터의 해방 자체가 뇌에게는 매우 강력한 보상으로 작용한다. 뇌는 이 보상 경험을 통해 불편한 긴장(고통)이 오면 틱(행동)을 해서 안도(보상)를 얻는다는 경로를 학습한다. 이것은 조작적 조건화의 원리에 따른 강화 학습이다. 이 경로는 불안을 해소하기 위해 마약에 의존하는 중독 회로와 유사하게, 내적 고통을 회피하기 위한 비정상적인 신경 회

　　　　　　　　　　　　　　예민한 뇌, 이제 괜찮습니다

로를 강력하게 고착시킨다. 틱을 하면 시원해진다는 기억이 뇌에 각인될수록, 전조 충동이 올 때 틱을 참기는 더욱 어려워진다. 이 때문에 틱은 단순한 불수의적 움직임이 아니라, 불편함을 해소하려는 강박적인 행동의 성격을 띠게 되는 것이다. 실제로 많은 성인 틱 환자들은 틱을 자신이 의도적으로 하는 것인지, 저절로 나오는 것인지 구분하기 어렵다고 호소하는데, 이는 틱이 전조 충동에 대한 반응으로서의 성격이 강하기 때문이다.

■ 틱은 심리적 상태에 매우 민감하게 반응한다

틱은 심리적 상태에 매우 민감하게 반응하는 특징을 가진다. 예민한 뇌가 외부 스트레스나 불안을 인지하면 틱 증상이 더욱 심하게 나타나는 경향이 있다. 중요한 시험, 사람들 앞에서의 발표, 낯선 장소, 그리고 아이들의 경우 새 학기가 시작되는 시기 등 불안을 유발하는 상황에 놓이면 예민한 뇌는 신경계 전체의 흥분 수준이 급격히 올라간다. 이는 뇌의 감정 중추인 편도체의 과활성화로 인한 것이다. 편도체는 위협을 감지하면 투쟁 도피 반응을 일으키는데, 이때 뇌 속에는 도파민과 노르에피네프린 같은 흥분성 신경전달물질이 쏟아져 나온다. 이 높아진 흥분 수준은 이미 불안정한 상태인 CSTC 회로를 더욱 자극하여 틱의 빈도와 강도를 높인다. 평소에는 억제할 수 있었던 미세한 신호들조차 뇌가 과도하게 흥분하면 억제벽을 뚫고 나와 버리는 것이다.

스트레스 상황에서 틱이 심해지는 두 번째 핵심 이유는 뇌의 전두엽 기능이 일시적으로 마비되기 때문이다. 전두엽, 그중에서도 전전두엽은 뇌의 최고 사령탑으로서 충동을 조절하고, 상황에 맞지 않는 행동을 억제하는 브레이크 역할을 한다. 그러나 예민한 뇌는 스트레스 상황에서 전두엽의 기능이 급격히 저하되는 특징을 보인다. 편도체가 과활성화되면 전두엽으로 가는 혈류량이 줄어들고, 이성적인 판단과 조절 능력이 약화된다. 전두엽의 조절 능력이 약해지면, 선조체에서 발생한 미세한 움직임 명령을 효과적으로 막을 수 없게 된다. 이는 마치 운전 중 긴급 상황이 발생하여 운전자가 당황하는 순간 브레이크 페달이 먹통이 되는 것과 같다. 통제력이 상실되면서 틱이 더욱 뚜렷하고 강력하게 나타난다. 아이들이 학교에서 선생님에게 혼나거나 부모님에게 꾸중을 들을 때 틱이 갑자기 심해지는 것은 바로 이러한 뇌과학적 원리 때문이다. 아이가 반항하려는 것이 아니라, 뇌의 브레이크가 고장 나서 틱이 쏟아져 나오는 것이다.

■ 너무 좋아서 흥분해도 틱은 악화된다

또한 피로와 흥분도 틱을 악화시키는 주요 요인이다. 예민한 뇌는 에너지를 효율적으로 사용하지 못하고 쉽게 고갈된다. 저녁 시간이 되거나 잠들기 전, 혹은 격렬한 운동이나 게임을 한 후에 틱이 심해지는 경우가 많다. 이는 뇌가 지쳐서 억제 기능을 수행할 에너지가 바닥났기 때문이다. 특히 TV 시청이나 스마트폰 게임과 같은 시각적 자극은 뇌를 흥분시키는 동시에 전두엽의 활동을 저하시키는 최악의 조합이다. 화려한 화면과 빠른 전개는 도파민 분비를 촉진하여 선조체를 자극하지만, 수동적으로 화면을 바라보는 동안 전두엽의 조절 기능은 꺼지게 된다. 이로 인해 아이

예민한 뇌, 이제 괜찮습니다

들은 게임을 하는 동안이나 하고 난 직후에 틱 증상을 폭발적으로 쏟아
내곤 한다.

■ 결론

결론적으로 틱은 예민한 뇌가 세상의 자극을 과하게 받아들이고 처리
하면서 발생한 만성적인 신경 긴장을 뇌가 스스로 조절하려다 나타나는
신경계의 비자발적 해소 움직임으로 보아야 한다. 틱은 병이라기보다는
뇌가 과부하 상태를 견디기 위해 만들어 낸 일종의 생존 전략일 수 있다.
따라서 틱을 치료한다는 것은 단순히 눈 깜빡임이나 소리를 멈추게 하는
것을 넘어선다. 예민한 뇌가 느끼는 과도한 감각 입력을 줄여 주고, 뇌의
흥분도를 낮추며, 고장 난 브레이크인 전두엽과 선조체의 기능을 회복시
키는 과정이 필요하다. 예민한 뇌의 과부하 문제를 해결하지 않고서는 틱
은 언제든 다시 재발할 수 있으며, 근본적으로 다스리기 어려운 증상이
다. 틱 증상 그 자체보다 틱을 유발하는 뇌의 환경을 이해하고 개선하는
것이 무엇보다 중요하다.

본태성 진전증

예민한 뇌에서 발생하는 진전증, 즉 흔히 우리가 수전증이나 두전증이
라고 부르는 떨림 증상은 단순히 나이가 들어서 생기는 노화 현상이나 근
육의 문제가 아니다. 이것은 뇌의 가장 깊은 곳에 위치한 운동 조절 시스

템이 과도한 긴장 에너지에 압도되어 미세한 제어 능력을 상실했을 때 드러나는, 일종의 신경학적 지진 현상이라고 정의할 수 있다. 진료실을 찾는 많은 환자들이 가장 억울해하는 부분은 자신의 의지와는 전혀 상관없이 몸이 제멋대로 움직인다는 점이다. 나는 가만히 있고 싶은데 손이 덜덜 떨리고, 고개가 저절로 좌우로 흔들리는 경험은 당사자에게 엄청난 수치심과 공포를 안겨 준다. 겉으로 보기에는 그저 손이나 머리가 떨리는 것이 전부인 것처럼 보이지만, 그 이면에는 예민한 뇌가 가진 신경계의 만성적인 흥분 상태와 처리 용량 초과라는 거대한 문제가 빙산의 일각처럼 자리 잡고 있다. 따라서 진전증은 운동 시스템의 단순한 기계적 결함이 아니라, 예민한 뇌의 과부하가 신체의 가장 말단인 손끝과 머리로 넘쳐흐르는 현상, 즉 뇌가 비명을 지르고 있는 신호라고 이해해야 한다.

■ 진전증 발생의 신경학적 기전

진전증이 발생하는 신경학적 기전을 제대로 이해하기 위해서는 우리 뇌 속에 존재하는 정교하고도 복잡한 운동 지휘 본부를 들여다보아야 한다. 우리가 컵을 들어 물을 마시는 아주 단순해 보이는 동작 하나를 수행하기 위해서도 뇌는 수십억 개의 신경 세포를 동원하여 치밀한 계산을 수행한다. 이 과정의 핵심에는 소뇌(Cerebellum), 시상(Thalamus), 그리고 기저핵(Basal Ganglia)이라는 세 가지의 중요한 뇌 부위가 연결된 운동 회로가 존재한다. 이 세 부분은 서로 끊임없이 신호를 주고받으며 움직임을 미세하게 조율하는 정교한 밸런스 시스템을 담당한다. 소뇌는 마치 오

예민한 뇌, 이제 괜찮습니다

케스트라의 지휘자처럼 전체적인 박자와 리듬, 그리고 동작의 오차를 실시간으로 교정하는 역할을 한다. 시상은 뇌의 여러 부위에서 오는 신호를 모아 대뇌피질로 전달하는 전령 역할을 하며, 기저핵은 불필요한 움직임을 억제하고 동작을 부드럽게 만드는 조율사 역할을 수행한다.

신경학적으로 떨림은 신경 세포 집단이 비정상적으로 동기화된 진동을 만들어 낼 때 발생한다. 정상적인 뇌의 상태라면 각 신경 세포들이 서로 다른 타이밍에 발화하여 부드러운 전기적 흐름을 만들어 내야 한다. 이는 오케스트라의 단원들이 지휘자의 지시에 따라 각자 정확한 타이밍에 소리를 내어 아름다운 선율을 만드는 것과 같다. 그러나 예민한 뇌에서는 이 질서가 무너진다. 마치 오케스트라의 모든 악기가 지휘자의 통제를 벗어나 일제히 쾅 하고 소리를 내는 것처럼, 신경 세포들이 동시에 과도하게 흥분하여 발화하게 된다. 이렇게 되면 부드러운 움직임 대신 통제 불능의 강력한 진동, 즉 떨림이 만들어지는 것이다.

예민한 뇌를 가진 사람들은 만성적인 스트레스와 불안으로 인해 신경 세포들의 기본 흥분성이 매우 높아져 있다. 뇌가 항상 긴장 상태를 유지하고 있기 때문에, 신경계의 전반적인 전기적 활성도가 정상 범위를 넘어서는 것이다. 이는 마치 오케스트라 단원들이 모두 흥분하여 연주 속도가 빨라지고 소리가 커진 상태와 유사하다. 이렇게 높아진 흥분성 에너지가 정상적인 운동 조절 회로로 유입되면, 회로 내부에서 불필요한 진동이 증폭되는 현상이 발생한다. 이를 공학적인 용어로 피드백 잡음이라고 설명할 수 있다. 노래방에서 마이크를 스피커 가까이에 대면 소리 신호가 무한히 순환하며 증폭되어 귀를 찢는 듯한 삐 소리가 난다. 이것이 바로 하울링 현상인데, 예민한 뇌의 운동 회로 내부에서도 이와 똑같은 현상이 일어난다. 예민한 뇌가 보내는 과도한 감각 및 감정 신호가 운동 회로 내에서 맴돌며 증폭되어, 결국 손이나 머리의 떨림이라는 통제 불능의 잡음으로 나타나는 것이다.

특히 소뇌와 시상의 연결성 문제는 진전증의 핵심이다. 소뇌는 우리가 움직일 때 의도한 목표와 실제 움직임 사이의 오차를 줄이는 역할을 한다. 그런데 예민한 뇌가 겪는 불안과 과도한 각성은 시상과 소뇌 사이의 신호 전달 체계에 심각한 교란을 일으킨다. 시상은 감각 정보를 필터링해서 대뇌로 보내야 하는데, 예민한 뇌에서는 필터 기능이 약해져 과도한 정보가 쏟아져 들어오고, 이로 인해 시상 내의 특정 신경세포들이 제멋대로 진동하기 시작한다. 이를 시상 진동자라고 부르는데, 이 진동이 운동 피질로 전달되면 우리는 떨림을 경험하게 된다. 흔히 유전적 요인이 강하다고 알려진 본태성 진전증의 경우에도, 단순히 유전자의 문제만으로 설명되지 않는다. 스트레스에 취약한 뇌 구조 내에서 이 부위의 신경이 비정상적으로 과활성화되는 것이 증상 발현의 방아쇠가 된다. 결국 떨림은 근육이 약해서 생기는 것이 아니다. 그것은 예민한 뇌의 만성적인 긴장이 뇌의 정교한 밸런스 시스템을 과부하시켜, 미세한 움직임을 통제하는 능력을 일시적으로 상실하게 만드는 뇌의 비명인 것이다.

■ 예민한 뇌는 어떤 경로로 진전증을 유발할까?

그렇다면 예민한 뇌는 구체적으로 어떤 경로를 통해 진전증을 유발하

 예민한 뇌, 이제 괜찮습니다

는 것일까? 이는 보이지 않는 심리적 긴장 에너지가 눈에 보이는 신체적인 떨림으로 직접 전환되는 과정이다. 마음의 불안이 몸의 진동으로 바뀌는 이 과정은 마법이 아니라, 매우 구체적인 신경생리학적 경로를 따른다. 이 과정은 교감신경계의 과도한 활성화와 신체 감각의 오해석이라는 두 가지 경로를 통해 발생하며, 결국 떨림을 만성화시키는 악순환 고리를 만든다.

첫 번째 경로는 교감신경계의 폭주로 인한 엔진 과열과 공회전 현상이다. 예민한 뇌는 작은 자극에도 투쟁 도피 반응을 유발하는 교감신경계가 매우 쉽게, 그리고 강력하게 활성화된다. 이는 원시 시대에 맹수를 만났을 때 도망치거나 싸우기 위해 근육에 힘을 모으던 생존 본능에서 비롯된 것이다. 현대 사회에서는 맹수가 없지만, 예민한 뇌는 직장 상사의 잔소리나 발표를 앞둔 긴장감을 맹수와 똑같은 위협으로 인식한다. 이 심리적 긴장이 신체적 준비 상태로 즉각 변환되는 것이다.

교감신경계가 활성화되면 뇌는 몸을 비상 상황에 대비시킨다. 이 시스템은 아드레날린과 노르에피네프린 같은 신경전달물질의 분비를 폭발적으로 증가시켜 근육의 긴장도를 높이고 심장 박동 수를 올린다. 이때 우리 몸의 근육에는 근방추라는 미세한 센서가 있는데, 이 센서는 근육의 길이와 긴장도를 감지하여 뇌로 보고하는 역할을 한다. 교감신경의 흥분은 이 근방추 센서를 극도로 예민하게 만든다. 센서가 예민해지면 근육은 아주 작은 신호에도 과도하게 반응하여 수축과 이완을 반복하게 되고, 이것이 우리 눈에 보이는 떨림으로 나타난다. 평소 긴장 상태에 있을 때 목이나 어깨 근육이 돌처럼 굳는 것처럼, 진전증은 이러한 지속적인 근육 긴장이 손끝과 머리라는 말단 부위에서 리듬을 타고 떨림의 빈도와 강도를 높이는 직접적인 요인이 된다.

이를 자동차에 비유하자면, 주차된 상태, 즉 기어는 중립에 놓여 있는데 엑셀러레이터를 끝까지 밟아 엔진을 고속으로 공회전시키는 것과 같다. 차는 앞으로 나가지 않지만, 엔진은 굉음을 내며 과열되고, 그 강력한 진동이 차체 전체를 덜덜 떨게 만든다. 에너지는 사용되지 못하고 낭비되며, 불필요한 힘 손실이 발생한다. 이 진동이 신경계를 통해 떨림의 형태로 나타나는 것이다. 예민한 뇌는 스스로 이 공회전 상태를 멈추는 브레이크, 즉 부교감신경의 기능이 약해져 있거나 고장 난 상태이므로, 떨림은 일시적인 현상으로 끝나지 않고 만성화되기 쉽다.

■ 진전증이 쉽게 만성화되는 이유

진전증이 만성화되는 핵심 기전은 예민한 뇌의 감각 처리 과민성과 관련된다. 신체 감각의 오해석과 만성화, 즉 불안의 증폭기 작용이다. 진전증이 쉽게 사라지지 않고 끈질기게 환자를 괴롭히는 이유는 예민한 뇌의 감각 처리 과민성, 특히 내부 감각의 왜곡과 관련된다. 내부 감각이란 심장 박동, 위장의 움직임, 근육의 떨림 등 몸 안에서 일어나는 감각을 뇌가 느끼는 것을 말한다. 예민한 뇌는 외부의 소리나 빛뿐만 아니라, 자신의 몸이 보내는 미세한 신호에도 과도하게 민감하게 반응한다.

떨림이 처음 나타났을 때를 생각해 보자. 일반적인 뇌를 가진 사람이라면 커피를 많이 마셨거나 잠을 못 자서 손이 떨릴 때 아 내가 좀 피곤

예민한 뇌, 이제 괜찮습니다

하구나 하고 대수롭지 않게 넘긴다. 하지만 예민한 뇌는 이 불수의적인 움직임을 사소한 반응이 아닌 심각한 질병이나 통제 상실의 신호로 해석한다. 내 신경계가 망가지고 있는 건 아닐까, 이러다 중풍이 와서 쓰러지는 건 아닐까, 남들이 나를 이상하게 보면 어떡하지 하는 파국적인 시나리오를 순식간에 써 내려간다. 뇌는 떨림이라는 감각 정보를 있는 그대로 받아들이지 않고, 거기에 재앙이라는 꼬리표를 붙여 극대화하여 인식하는 것이다.

이러한 과한 해석은 환자의 불안 수준을 순식간에 최고조로 끌어올린다. 그리고 이 증폭된 불안은 뇌의 편도체를 다시 강력하게 자극하여 교감신경을 더욱 폭발적으로 활성화한다. 교감신경의 재자극은 아드레날린 분비를 다시 늘려 근육을 더 긴장시키고, 결국 떨림의 강도를 더욱 악화시킨다. 이로 인해 떨림 발생, 뇌의 위험 신호 인식, 불안 폭발, 교감신경 과활성, 떨림 악화라는 벗어날 수 없는 악순환의 피드백 고리가 형성된다. 뇌는 스스로 긴장을 풀어야 할 순간에도 이 악순환의 감옥에 갇혀 만성적인 과부하 상태를 벗어나지 못하며, 떨림은 점차 뇌의 고정된 습관처럼 고착화된다. 나중에는 불안하지 않은 상황에서도 조건반사적으로 떨림이 나타나게 되는 것이다.

■ 상황 의존적 악화

예민한 뇌를 가진 진전증 환자의 가장 큰 고통은 떨림이 항상 일정한 것이 아니라, 특정 상황에서 폭발적으로 심해진다는 점이다. 이를 상황

의존적 악화라고 한다. 특히 수행 불안(Performance Anxiety) 상황이 대표적이다. 혼자 방에 있을 때는 멀쩡하다가도, 은행 창구에서 서류에 이름을 쓰거나, 식당에서 물을 따르거나, 회의 시간에 발표를 해야 하는 상황이 되면 예민한 뇌는 이를 일반적인 스트레스 이상의 극심한 압박으로 받아들인다. 이는 예민한 뇌가 사회적 뇌로서의 기능이 매우 발달해 있어, 타인의 시선과 평가를 생존과 직결된 가장 중요한 정보로 처리하기 때문이다.

남들이 내 떨리는 손을 보고 나를 나약하거나 모자란 사람으로 생각하면 어쩌지라는 생각은 예민한 뇌에게 맹수 앞에 발가벗겨진 채 서 있는 것과 같은 공포를 준다. 이 압박감은 편도체를 강타하고 교감신경을 폭발시켜 팔과 손의 근육을 딱딱하게 굳게 만든다. 근육이 굳으면 유연성이 떨어지고 미세한 조절이 불가능해져 결과적으로 떨림이 눈에 띄게 증가한다. 컵을 드는 손이 덜덜 떨려 물을 쏟고, 글씨는 지렁이처럼 삐뚤빼뚤해진다.

■ 결론

결론적으로 예민한 뇌의 진전증은 단순한 수전증이 아니다. 그것은 뇌의 운동 조절 시스템이 만성적인 흥분과 과각성 같은 신경계 과부하를 더 이상 견디지 못하고, '나 좀 제발 쉬게 해 줘'라고 외치며 미세 움직임 통제력을 놓아 버린 처절한 신체적 신호이다. 이는 불안이나 공황장애와 마찬가지로, 뇌의 긴장 관리 시스템이 붕괴되었음을 알리는 가장 중요하고

예민한 뇌, 이제 괜찮습니다

시각적인 증거이다. 따라서 진전증을 치료하기 위해서는 단순히 손을 멈추게 하는 약물에 의존할 것이 아니라, 뇌의 과부하를 낮추고 자율신경계의 균형을 회복시키는 근본적인 접근이 반드시 필요하다.

야뇨증/야경증

야뇨증은 수면 중에 무의식적으로 소변을 보는 현상으로 흔히 아동기에 나타나는 발달 과정의 일시적인 문제로 여겨지지만 성인에게까지 지속되거나 성인이 되어 새롭게 발병하기도 한다. 이를 예민한 뇌의 관점에서 재해석하면 야뇨증은 단순한 배뇨 습관의 문제가 아니라 수면 중 각성 능력의 저하와 자율신경계 조절 실패가 복합적으로 얽힌 신경학적 오류라고 볼 수 있다. 뇌는 잠든 상태에서도 신체의 모든 장기를 모니터링하고 통제해야 하는데, 예민한 뇌는 낮 동안의 과부하로 인해 밤이 되면 방광이 보내는 긴급한 포만 신호를 제대로 인지하지 못하고 무시해 버리는 현상이 발생한다. 신경계의 흥분성이 선천적으로 높고 스트레스에 취약한 예민한 뇌를 가진 사람들은 외부 자극에 민감하게 반응하는 만큼 내부 장기의 신호를 처리하는 과정에서도 쉽게 교란을 겪게 되며, 이는 야뇨증이라는 형태로 나타나게 된다. 즉, 야뇨증은 비뇨기계의 단독 질환이라기보다는 뇌와 방광 사이의 소통 단절이자 신경계의 기능적 미성숙 혹은 과부하의 결과물로 이해해야 한다.

■ 야뇨증 발생의 신경학적 기전

　야뇨증 발생의 신경학적 기전은 크게 세 가지 주요 원인이 톱니바퀴처럼 맞물려 복합적으로 작용한다. 첫째는 항이뇨호르몬의 분비 이상이다. 우리 몸은 밤이 되면 뇌하수체에서 바소프레신이라고 불리는 항이뇨호르몬을 분비하여 신장이 소변을 만드는 양을 줄이고 수분을 재흡수하도록 명령한다. 덕분에 우리는 8시간 넘게 잠을 자면서도 화장실에 가지 않고 버틸 수 있다. 그러나 만성적인 스트레스와 불안에 시달리는 예민한 뇌는 호르몬 분비의 일주기 리듬이 흔들리기 쉽다. 특히 스트레스를 받을 때 분비되는 코르티솔 호르몬의 농도가 높아지면 항이뇨호르몬의 정상적인 분비를 방해하거나 그 작용을 억제하는 간접적인 영향을 미친다. 그 결과 밤이 되어도 소변 생산량이 줄어들지 않고 낮과 비슷한 수준으로 유지되거나 오히려 늘어나게 되는데, 이는 방광이 저장할 수 있는 용량을 초과하게 만들어 수면 중 배뇨를 유발한다. 마치 밤에는 수도꼭지를 잠가야 하는데 고장 난 밸브 때문에 물이 계속 흘러넘치는 상황과 같다.

　둘째는 방광 포만 신호의 인지 실패, 즉 각성 장애다. 정상적인 뇌는 방광에 소변이 가득 차면 척수를 통해 전달되는 팽창 신호를 감지하고 수면 중이라도 즉시 각성 시스템을 가동해 잠에서 깨어나게 하거나, 깰 수 없다면 반사적으로 괄약근을 조여 소변이 새지 않도록 억제하는 명령을 내린다. 하지만 예민한 뇌는 이 경보 시스템이 제대로 작동하지 않는다. 낮 동안 과도한 각성 상태를 유지하느라 에너지를 소진한 뇌는 밤이 되면 보상적으로 지나치게 깊은 잠에 빠져들거나, 반대로 뇌파가 불안정하여 수

　　　　　　　　　　예민한 뇌, 이제 괜찮습니다

면의 단계가 원활하게 전환되지 못하는 상태에 놓인다. 이로 인해 방광이 보내는 강력한 신호를 단순한 꿈의 일부로 착각하거나 아예 노이즈로 취급하여 무시해 버린다. 이는 야간 경비원이 틈입자의 침입을 알리는 경보음이 울리는데도 피로에 지쳐 듣지 못하고 깊은 잠에 빠져 있는 상황에 비유할 수 있다. 뇌가 깨어날 타이밍을 놓치는 순간, 척수 수준에서의 배뇨 반사가 뇌의 통제를 벗어나 자동으로 일어나게 되고 결과적으로 이불을 적시게 된다.

예민한 뇌와 방광 조절의 연결 고리는 자율신경계의 불균형에서 찾을 수 있다. 예민한 뇌의 높은 교감신경계 활성화는 방광 조절 메커니즘을 직접적으로 그리고 지속적으로 교란한다. 방광의 배뇨 및 저장 기능은 전적으로 자율신경계의 정교한 조율에 의해 이루어진다. 소변을 저장할 때는 방광 근육을 이완시키고 괄약근을 수축시키는 교감신경이 작용하고, 소변을 배출할 때는 방광 근육을 수축시키고 괄약근을 이완시키는 부교감신경이 작용해야 한다. 이 두 신경계가 시소처럼 균형을 이루어야 하는데, 예민한 뇌는 낮 동안 끊임없는 긴장과 불안으로 인해 교감신경이 과도하게 우위에 서 있다. 이렇게 과열된 교감신경은 밤이 되어도 쉽게 가라앉지 않고, 방광 근육을 과도하게 긴장시키거나 반대로 피로 누적으로 인해 기능 부전 상태에 빠지게 만든다. 자율신경계의 조절 능력이 피로해지면 방광의 용적 자체가 줄어들거나, 적은 양의 소변에도 방광이 과민하게 반응하여 수축하는 불안정 방광 증상이 나타나기 쉽다. 밤에도 이 불균형이 지속되면 방광은 소변을 충분히 담아 두지 못하고 뇌의 허락 없이 수축해 버리게 된다.

또한 예민한 뇌는 불안으로 인해 수면 구조 자체가 불안정하고 얕은 수면이나 자주 깨는 불면증을 겪는 경우가 많다. 역설적으로 들릴 수 있지만, 예민한 뇌의 불안과 수면 불안정은 야뇨증을 더욱 악화시키는 요인이된다. 깊은 잠을 못 자서 야뇨증이 생기는 것이 아니라, 수면의 질이 떨어져 뇌의 회복이 더뎌지고 신경계의 통제력이 약해지기 때문이다. 불안과 긴장은 수면 중에도 뇌의 경계 태세를 유지하게 만들어 아주 경미한 방광의 자극 신호에도 뇌가 부적절하게 반응하게 만든다. 예를 들어 소변이 조금만 차도 뇌는 그것을 큰 위협이나 불편감으로 인식하여 잘못된 배뇨 명령을 내릴 수 있다. 더불어 야뇨증이 발생했다는 사실 자체가 주는 수치심과 심리적 스트레스는 환자의 자존감을 떨어뜨리고 또다시 불안 수준을 높여 다음 날 밤의 수면을 방해하는 악순환의 고리를 만든다.

■ 야경증은 악몽과는 전혀 다르다

야경증은 뇌의 과각성 공포 회로가 폭발하는 현상으로 주로 소아에게서 많이 나타나지만 성인에게도 드물게 관찰된다. 야경증은 꿈을 꾸는 렘수면 단계가 아니라 깊은 잠 단계인 비렘수면, 특히 서파 수면 단계에서 발생한다는 점에서 악몽과는 명확히 구분된다. 환자는 잠에서 완전히 깨지 않은 비몽사몽 상태에서 갑자기 침대에서 벌떡 일어나 극심한 공포에 질린 표정으로 비명을 지르거나, 무엇인가에 쫓기듯 허공을 향해 손을 휘젓고, 심박수가 분당 120회 이상으로 급격히 상승하며 온몸이 땀으로 흠뻑 젖는 등 공황 발작과 매우 유사한 신체 반응을 보인다. 아침에 깨어나

　　　　　　　　　　　　예민한 뇌, 이제 괜찮습니다

면 간밤의 소동을 전혀 기억하지 못하는 것이 특징이다. 예민한 뇌의 관점에서 야경증은 수면 중에도 과도하게 활성화된 공포 회로와 자율신경계가 결합하여 발생하는 수면 중의 뇌 폭주 현상으로 해석할 수 있다. 낮 동안 억눌려 있던 공포와 불안 에너지가 수면이라는 무의식의 상태에서 뇌의 통제 밸브가 느슨해진 틈을 타 화산처럼 폭발하는 것이다.

야경증과 공황장애는 깨어 있느냐 자고 있느냐의 차이만 있을 뿐, 그 신경학적 활성화 패턴은 놀라울 정도로 유사하다. 두 질환 모두 생명의 위협을 감지했을 때 생존을 위해 작동하는 투쟁 도피 반응이 통제력을 상실하고 비정상적인 시점에 오작동한다는 공통점을 공유한다. 공황장애 환자가 엘리베이터나 지하철 같은 일상적인 공간에서 갑자기 죽을 것 같은 공포를 느끼듯, 야경증 환자는 가장 안전해야 할 침대 위에서 잠을 자다가 생존 본능이 뇌를 강타하는 경험을 하게 된다. 이는 뇌의 편도체와 자율신경계 사이의 연결 회로가 과민해져 있어 발생하는 현상이다.

■ 야경증은 서파 수면동안 갑작스러운 교감신경계가 튀어 오르는 현상

야경증은 수면 중 가장 깊은 단계인 서파 수면 동안 교감신경계가 갑작스럽고 강력하게 활성화되면서 발생한다. 정상적인 수면 과정에서는 깊은 잠에서 얕은 잠으로, 그리고 잠시 깨어남(미세 각성)으로 이어지는 단계가 부드럽게 전환되어야 한다. 그러나 야경증은 깊은 잠에서 깨어나는 각성 과정이 불완전하게 이루어지면서 뇌가 일종의 과부하 상태, 즉 혼란스러운 각성 상태를 겪으며 발생한다. 뇌의 일부분은 여전히 깊은 잠에 빠져 있는데, 운동과 감정을 담당하는 원시적인 뇌 영역만이 갑자기 깨어나 날뛰는 것이다. 이때 심장이 미친 듯이 뛰고 호흡이 가빠지며 동공이 확장되는 것은 낮에 겪는 공황 발작과 동일한 자율신경계 폭주의 결과이다. 예민한 뇌를 가진 사람은 낮 동안 만성적인 과각성 상태에 머무르며 위험 감지 센터인 편도체의 역치가 극도로 낮아져 있다. 작은 소리나 불쾌한 감정에도 쉽게 비상 경보를 울리던 습관이 뇌에 배어 있는 것이다.

이 과민한 상태는 수면 중이라고 해서 꺼지지 않고 유지된다. 예민한 뇌는 수면의 단계가 전환될 때 일어나는 뇌파의 변화나 심박수의 미세한 변동과 같은 내부 자극조차도 위협 신호로 오인할 수 있다. 즉, 뇌는 수면 중에도 외부 세계의 위협이 끝났음을 인지하지 못하고 잠재적 위협에 대비하여 레이더를 켜 두고 있는 셈이다. 그러다 수면 단계가 바뀌는 찰나의 순간, 뇌는 이것을 외부의 공격으로 착각하고 극도의 공포 신호를 전신에 보낸다. 예민한 뇌가 낮 동안 받은 스트레스를 효과적으로 해소하거나 처리하지 못하고 억눌러 두었다가, 밤에 이 거대한 긴장 에너지를 수면 중 발작적인 행동과 공포 반응으로 표출하는 것이다. 이는 마치 압력밥솥의 증기 배출구가 막혀 내부 압력이 한계치까지 올라갔다가 뚜껑이 날아가며 폭발하는 것과 같다. 낮에 쌓인 긴장이 밤에 폭발하는 현상, 그것이 바로 야경증의 실체이다.

■ 커 가면서 자연스럽게 낫기를 기다리는 것은 위험한 도박

야뇨증과 야경증은 아이가 성장하면서 뇌의 신경계가 성숙해짐에 따

 예민한 뇌, 이제 괜찮습니다

라 자연스럽게 호전되는 경향을 보인다. 통계적으로도 나이가 들수록 유병률이 현저히 낮아지기 때문에 많은 부모들이 시간이 약이라며 대수롭지 않게 여기고 방치하곤 한다. 하지만 예민한 뇌를 가진 아이들에게 있어 무작정 기다리는 것은 위험한 도박일 수 있다. 겉으로 보이는 증상이 사라지더라도 그 근본 원인인 뇌의 과각성과 자율신경계의 불균형이 해소되지 않은 채 잠복할 수 있기 때문이다. 이렇게 되면 야뇨증이나 야경증은 사라지더라도 그 내재된 불안 에너지가 청소년기의 틱, ADHD, 혹은 성인기의 만성 불안장애나 불면증 같은 다른 형태의 신경학적 증상으로 변형되어 나타날 위험이 크다. 또한 증상이 지속되는 기간 동안 아이가 겪는 수치심과 자존감 저하는 성격 형성에도 부정적인 영향을 미치므로, 단순히 나이가 들면 좋아질 것이라는 막연한 기대보다는 아이의 뇌가 보내는 과부하 신호를 조기에 포착하고 적극적으로 뇌의 균형을 찾아 주는 노력이 아이의 건강한 성장을 위해 필수적이다.

■ 결론

결국 예민한 뇌의 야뇨증은 단순히 오줌을 싸는 행위가 아니라, 만성 스트레스에 따른 호르몬 체계의 교란, 수면 중 감각 정보 처리의 오류, 그리고 자율신경계의 총체적 불균형이 복합된 신경계 기능 이상에 의한 고도의 수면 관련 장애라고 정의할 수 있다. 또한 야경증은 예민한 뇌의 공포 회로와 자율신경계가 수면 중에도 진정되지 못하고 과도하게 흥분하여 발생하며, 이는 낮 동안의 공황 발작과 동일하게 신경계의 비상 대응 시스템이 오작동하는 현상이라고 할 수 있다. 따라서 야뇨증과 야경증을 치료하기 위해서는 낮 동안의 스트레스를 줄이고 뇌의 과각성 상태를 낮추어 편도체의 민감도를 정상화하는 근본적인 접근이 필요하다. 아이가 자라면서 자연스럽게 좋아진다는 말만 믿고 방치하기보다는, 그 이면에 숨겨진 예민한 뇌의 고통을 이해하고 보듬어 주는 노력이 선행되어야 한다.

불면증

예민한 뇌에서 발생하는 불면증은 단순히 밤에 잠들기가 어렵거나 중간에 자주 깨어 숙면을 취하지 못하는 표면적인 현상을 넘어선다. 이는 뇌가 활동 모드에서 휴식 모드로 전환하는 진입로 자체를 찾지 못해 발생하는 신경계의 총체적인 이완 실패 현상으로 정의해야 한다. 일반적인 불면증이 일시적인 스트레스나 환경 변화에 의한 것이라면, 예민한 뇌의 불면증은 뇌의 기본 설정값이 과각성 상태로 고정되어 있고 자율신경계가 비대칭적으로 활성화되어 발생하는 필연적이고 구조적인 결과다. 다시 말해, 뇌가 스스로 전원을 끄는 법을 잊어버렸거나 그 기능이 고장 났을 때 나타나는 가장 극단적인 형태의 경고 신호가 바로 불면증인 것이다. 잠을 자지 않는 것이 아니라, 뇌가 생존을 위해 잠을 거부하고 있는 상태라고 이해하는 것이 정확하다.

예민한 뇌, 이제 괜찮습니다

■ 수면 조절의 신경학적 실패

인간이 잠에 들기 위해서는 뇌간에 위치한 망상활성계라는 각성 시스템이 활동을 멈추고 잠잠해져야 하며, 동시에 시상하부의 시교차 상핵을 중심으로 한 수면 유도 시스템이 주도권을 잡아야 한다. 이 두 시스템은 마치 시소처럼 서로 길항 작용을 하며 낮과 밤을 조절한다. 그러나 예민한 뇌를 가진 사람의 경우, 이 전환 과정이 완전히 실패한다. 예민한 뇌는 끊임없이 주변 환경의 모든 정보를 위험 신호로 인지하고 분석하려는 강박적인 경향을 가지고 있다. 이로 인해 낮 동안 뇌는 한순간도 쉬지 않고 정보를 처리하며 극도의 과각성 상태에 머문다. 문제는 밤이 되어도 이 관성이 사라지지 않는다는 점이다. 이는 뇌의 각성 시스템이 꺼지지 않고 지속적으로 활성화되어 있다는 뜻이다.

이 상태를 비유하자면 고성능 컴퓨터의 운영체제 오류와 유사하다. 사용자는 컴퓨터를 끄기 위해 종료 버튼을 눌렀지만, 운영체제 내부에서는 중요성이 낮은 수많은 백그라운드 프로세스들이 복잡하게 얽혀 돌아가고 있어 시스템이 강제로 대기 모드나 절전 모드로 진입할 수 없는 상태와 같다. 팬은 윙윙거리고 본체는 뜨겁게 달아올라 있지만 화면만 꺼진 상태인 것이다. 예민한 뇌 역시 눈은 감고 있지만, 뇌의 회로는 계속해서 오늘 있었던 대화를 복기하고, 내일 일어날 일을 시뮬레이션하며, 창밖의 미세한 소음이나 이불의 감촉 같은 감각 정보를 처리하고 감시하느라 바쁘다. 이렇게 인지적, 감각적 과부하가 걸린 상태에서는 뇌가 충분한 이완을 허락하지 않기 때문에, 아무리 몸이 피곤해도 잠자리에 들면 오히려 정신이 맑아지는 역설적인 현상이 나타나며 수면으로의 자연스러운 진입을 거부하게 된다.

이러한 각성 상태를 진정시키고 수면의 문을 여는 열쇠는 신경전달물질에 있다. 그중에서도 가바(GABA)는 뇌 신경세포의 과도한 흥분성을 억제하여 뇌를 진정시키고 이완시키는 브레이크 역할을 하는 가장 핵심적인 억제성 신경전달물질이다. 우리가 편안함을 느끼고 스르르 잠이 드는 것은 뇌 속에 가바가 충분히 분비되어 신경세포들의 활동을 잠재우기 때문이다. 하지만 예민한 뇌는 만성적인 스트레스와 긴장에 시달리느라 이 브레이크 시스템이 마모되어 있다.

만성적인 스트레스 상황에서 뇌는 흥분성 신경전달물질인 글루타메이트나 노르에피네프린을 과도하게 분비하여 가속 페달을 밟는다. 뇌는 이 폭주를 막기 위해 가바를 쉴 새 없이 사용하게 되는데, 시간이 지나면 가바를 받아들이는 수용체의 민감도가 떨어지거나 수용체의 수 자체가 감소하는 하향 조절이 일어난다. 이는 마치 자동차의 브레이크 패드가 완전히 닳아 버려 아무리 페달을 밟아도 차가 멈추지 않고 미끄러지는 것과 같다. 또한 흥분성 신경전달물질의 분비가 억제성 물질인 가바의 분비보다 압도적으로 우세한 불균형 상태가 지속되면, 가바가 분비되더라도 그 진정 효과가 충분히 발휘되지 못한다. 결과적으로 뇌는 화학적으로도 진정될 수 없는 상태에 놓이게 되며, 자연스러운 수면 유도 과정을 생화학적으로 거부하게 되는 것이다.

 예민한 뇌, 이제 괜찮습니다

■ 부교감신경이 주도권을 잡지 못할 때 불면증이 발생한다

불면증과 예민한 뇌의 가장 직접적이고 물리적인 연결 고리는 자율신경계에 있다. 수면은 단순히 의식을 잃는 것이 아니라, 몸과 마음이 완전히 이완되어 부교감신경계가 주도권을 잡고 심박수를 낮추며 체온을 떨어뜨리는 생리적 변화가 동반되어야 가능하다. 그러나 예민한 뇌는 환경의 작은 변화나 내부의 미세한 자극에도 쉽게 반응하는 편도체의 영향으로 인해, 밤이 되어도 투쟁 도피 시스템인 교감신경계를 활성화한 상태로 유지한다. 뇌는 침실이라는 가장 안전한 공간에 누워 있으면서도, 몸에게는 지금은 전시 상황이므로 깨어 있으라고 명령하는 것이다. 이는 몸이 여전히 위험에 처했다고 인식하는 것과 다름없다.

이로 인해 나타나는 신체적 현상은 수면을 강력하게 방해한다. 심장 박동 수는 수면 모드로 떨어지지 않고 약간 높은 상태를 유지하며, 뇌에 산소를 공급하기 위해 호흡은 얕고 빨라진다. 또한 위험에 대비해 근육은 긴장된 상태가 지속되어 뒷목이나 어깨가 굳고 자고 일어나도 몸이 뻐근하다. 마치 비상등을 켜고 엔진을 공회전시키며 언제든 튀어 나갈 준비를 하고 있는 자동차처럼, 뇌는 강제적인 휴식을 거부한다. 더욱 심각한 것은 낮 동안의 감각 과부하와 인지적 반추로 쌓인 신경계의 긴장 에너지가 밤에 해소되지 않고 뇌에 잔류한다는 점이다. 해소되지 못한 이 에너지는 밤이 깊어질수록 꼬리에 꼬리를 무는 걱정의 형태로 폭주하거나, 갑자기 심장이 쿵쾅거리고 열이 오르는 신체 증상으로 변형되어 나타난다. 이 모든 신체적 불편함은 다시 뇌에게 위협 신호로 전달되

어 각성을 강화하고, 결국 수면의 시작과 유지를 원천적으로 봉쇄하게
되는 것이다.

■ 예민한 뇌는 수면의 양뿐만 아니라 질을 심각하게 저하시킨다

설령 예민한 뇌가 지쳐서 잠이 든다 해도 문제는 끝나지 않는다. 예민
한 뇌는 수면의 양뿐만 아니라 질을 심각하게 저하시킨다. 가장 두드러진
특징은 얕은 수면의 증가와 깊은 수면의 감소이다. 정상적인 수면 주기에
서는 비렘수면의 3단계인 서파 수면, 즉 깊은 수면이 전체 수면의 15퍼센
트에서 20퍼센트를 차지해야 한다. 이 시간 동안 뇌는 외부 자극을 완전
히 차단하고 뇌파를 느리게 만들어 뇌세포를 회복시키고, 글림프 시스템
을 가동해 치매 유발 물질인 베타 아밀로이드 같은 노폐물을 청소한다.
또한 성장 호르몬이 분비되어 신체 조직을 재생하고 면역력을 강화한다.

하지만 예민한 뇌의 과각성 상태는 이 깊은 수면 단계로의 진입을 방
해한다. 뇌의 경계 시스템이 완전히 꺼지지 않았기 때문에, 아주 작은 소
리나 빛, 온도 변화에도 뇌파가 반응하여 수면 단계가 얕아지거나 잠에서
깨게 된다. 그 결과 서파 수면의 비율은 줄어들고, 잠에서 쉽게 깨는 1단
계, 2단계의 얕은 수면이 늘어난다. 깊은 수면이 부족하면 뇌와 신체는 충
분히 회복되지 못하고, 기억의 정리와 강화 과정인 시냅스 항상성 조절에
도 실패하게 된다. 회복 시간이 부족해진 뇌는 다음 날 더욱 예민해지고
스트레스에 취약해지며, 이는 다시 그날 밤의 수면을 방해하는 악순환의
고리를 만든다.

 예민한 뇌, 이제 괜찮습니다

꿈을 꾸는 단계인 렘수면 또한 예민한 뇌에서는 변질된다. 렘수면은 낮 동안 겪었던 감정을 처리하고 스트레스를 해소하는 심리적 치유의 시간이다. 하지만 뇌가 이미 과도하게 흥분해 있거나 편도체가 과활성화된 경우, 렘수면 중에도 뇌파 활동이 불안정해진다. 감정 처리 회로가 과열되면서 부정적인 감정이나 공포 기억이 되살아나 악몽을 꾸거나, 쫓기는 듯한 불안한 꿈을 자주 꾸게 된다. 이는 수면 중에도 교감신경을 자극하여 식은땀을 흘리거나 심박수를 높이고, 결과적으로 수면의 질을 떨어뜨려 뇌의 이완을 방해한다. 자고 일어났는데도 마치 밤새 전쟁을 치른 것처럼 피곤하고 기분이 개운하지 않은 것은 바로 이러한 수면 구조의 붕괴 때문이다.

■ 결론

결론적으로 예민한 뇌의 불면증은 단순히 잠을 못 자는 현상이 아니다. 그것은 뇌가 생존을 위해 스스로를 보호하려다 역설적으로 발생시킨 신경계의 비상 대기 상태이다. 외부의 적으로부터 나를 지키기 위해 세워둔 보초병이 너무 예민해서, 아군에게도 총을 겨누고 쉴 틈을 주지 않는 상황과 같다. 따라서 예민한 뇌의 불면증을 극복하기 위해서는 억지로 잠을 청하거나 수면제에 의존하여 뇌를 강제로 셧다운 시키는 것만으로는 부족하다. 근본적인 해결책은 교감신경의 지속적인 지배를 해소하고 부교감신경을 활성화하여 자율신경계의 균형을 맞추는 것이다. 그리고 무엇보다 뇌에게 지금은 안전하다, 더 이상 경계할 필요가 없다는 안전 신호를 지속적으로 전달하여 뇌 스스로 빗장을 풀고 휴식의 세계로 들어갈 수 있도록 유도해야 한다. 이것이 예민한 뇌를 가진 사람들이 불면의 밤에서 탈출할 수 있는 유일하고도 확실한 길이다.

우울증

우울증은 예민한 뇌에서 발생하는 만성적인 에너지 고갈의 결과라고 볼 수 있다. 흔히 우울증을 마음의 감기라고 가볍게 표현하기도 하지만, 예민한 뇌를 가진 사람들에게 우울증은 단순한 기분 저하를 넘어선 생존의 문제다. 이는 과부하에 시달린 뇌가 시스템 전체의 붕괴를 막기 위해 스스로 기능을 줄이면서 생기는 일종의 강제적인 방어 기제와 밀접한 관련이 있다. 예민한 뇌는 태생적으로 외부의 자극을 증폭해서 받아들이는 특성이 있다. 남들에게는 스쳐 지나가는 바람 소리나 타인의 무심한 표정 하나도 예민한 뇌에게는 거대한 정보의 파도처럼 밀려온다. 이러한 감각과 인지 정보의 과잉 처리는 뇌의 주요 자원인 포도당과 산소, 신경전달물질을 일반인보다 훨씬 빠르게 소모하게 만든다. 결국 감정과 동기를 조절하는 신경 회로가 사용할 에너지가 바닥나면서 기능이 떨어지게 되고, 그 결과로 우울증이라는 증상이 나타나는 것이다. 즉, 우울증은 뇌가 더 이상 일할 수 없다고 선언하는 파업과도 같다.

예민한 뇌, 이제 괜찮습니다

■ 우울증 발생의 신경학적 메커니즘

우울증의 신경학적 메커니즘을 보면, 전통적으로는 세로토닌, 노르에피네프린, 도파민과 같은 모노아민 계열의 신경전달물질 부족으로 설명해 왔다. 항우울제들이 주로 이 물질들의 농도를 높이는 데 집중하는 이유다. 하지만 예민한 뇌의 관점에서는 단순히 화학물질의 양적 부족을 넘어, 스트레스 조절 축인 시상하부-뇌하수체-부신(HPA) 축의 만성적 활성화와 이에 따른 뇌 구조의 물리적 변화가 더 깊고 근본적인 원인으로 작용한다. HPA 축은 우리 몸이 스트레스를 받았을 때 이에 대항하기 위해 작동하는 중앙 통제 시스템이다. 위협을 감지하면 시상하부가 명령을 내리고, 뇌하수체를 거쳐 부신에서 코르티솔이라는 스트레스 호르몬을 분비하게 한다. 코르티솔은 단기적으로는 혈당을 높이고 면역력을 조절하여 위기에 대처하게 돕지만, 장기적으로는 뇌에 치명적인 독소로 작용한다.

작은 자극에도 쉽게 반응하는 예민한 뇌는 24시간 내내 비상사태를 선포한 것과 같아 지속적으로 HPA 축을 자극해 코르티솔을 과다하게 분비한다. 이 코르티솔이라고 하는 호르몬이 뇌 속에 넘쳐 나면, 기억과 학습, 그리고 감정 조절에 중추적인 역할을 하는 해마를 집중적으로 공격한다. 해마에는 코르티솔 수용체가 밀집해 있어 스트레스에 가장 취약한 부위다. 고농도의 코르티솔은 해마의 신경세포가 새로 생성되는 것을 막고, 기존에 있던 신경세포의 가지를 위축시켜 결국 해마의 크기를 줄어들게 만든다. 해마가 위축되면 뇌는 스트레스 반응을 멈추라는 신호를 제대로 보내지 못하게 되어 스트레스 호르몬이 더 많이 나오는 악순환에 빠진다. 이러한 해마 기능 저하는 우울증 환자들이 겪는 기억력 감퇴, 집중력 저하 같은 인지 문제와, 무엇을 해도 의욕이 생기지 않는 깊은 무기력감에 결정적인 영향을 준다.

■ 우울증 환자의 무쾌감증

또한 우울증 환자는 기쁨과 즐거움을 느끼는 능력을 상실하는 무쾌감증을 겪는데, 이는 삶의 질을 떨어뜨리는 가장 고통스러운 증상 중 하나다. 맛있는 음식을 먹어도, 사랑하는 사람을 만나도, 평소 좋아하던 취미 생활을 해도 아무런 감흥이 없는 상태다. 이는 쾌감과 동기 부여를 담당하는 뇌의 보상 회로, 특히 중뇌의 복측 피개 영역에서 측좌핵으로 이어지는 도파민 경로가 둔해졌기 때문이다. 예민한 뇌는 끊임없는 스트레스와 긴장에 노출되어 생존을 위한 투쟁에 에너지를 쏟느라, 이미 많은 도파민과 같은 쾌감 관련 신경전달물질을 소진해 버렸다.

마치 자동차가 연료를 다 써 버려 시동이 걸리지 않는 것처럼, 뇌는 더 이상 보상에 대해 반응하지 못하게 된다. 도파민은 무언가를 하고 싶게 만드는 동기의 원천인데, 이 시스템이 마비되니 침대에서 일어날 힘조차 없는 극심한 의욕 저하가 찾아온다. 뇌는 생존이 위협받는 상황이라고 판단하면, 에너지가 많이 드는 즐거움이나 탐색 활동을 가장 먼저 차단한다. 예민한 뇌에게 있어 무쾌감증은 에너지를 아끼기 위해 쾌락이라는 기능을 강제로 꺼 버린 상태인 것이다.

예민한 뇌, 이제 괜찮습니다

■ 예민한 뇌가 우울증을 유발하는 경로

예민한 뇌가 우울증으로 이어지는 과정은 마치 고성능 컴퓨터가 과도한 작업을 견디지 못해 강제 종료되는 모습과 비슷하다. 예민한 뇌는 감각, 인지, 감정적 자극을 모두 증폭하여 처리하는 경향이 있다. 이는 마치 고성능 컴퓨터가 동시에 수백 개의 고사양 프로그램을 실행하다가 CPU가 과열되어 시스템이 멈추거나 강제로 전원이 꺼지는 것과 같다. 뇌는 이 만성적인 과부하와 완전한 탈진을 막기 위해 최후의 수단으로 스스로 활동 수준을 낮추는 셧다운 모드에 돌입한다. 이 활동 수준의 저하가 바로 우울증의 핵심 증상인 무기력, 의욕 저하, 세상에 대한 흥미 상실로 나타나게 되는 것이다. 즉, 우울증은 뇌가 나 좀 살려줘, 제발 쉬게 해 줘라고 외치며 파업을 선언한 상태다.

또, 예민한 뇌는 실패나 실수 등 부정적 경험에 대해 끊임없이 생각을 되새기며 반추하는 특징이 있다. 뇌의 전두엽과 변연계 사이의 연결이 약해지면, 부정적인 생각을 억제하고 긍정적인 생각으로 전환하는 스위칭 기능이 고장 난다. 이로 인해 뇌는 이미 지나간 과거의 실수나 미래에 대한 막연한 걱정 같은 부정적 사고의 늪에 빠져 헤어나지 못한다. 이것이 반추의 악순환이다. 뇌가 이런 부정적 정보들을 걸러 내지 못하고 무한 반복해 계속해서 재생함으로써 우울감을 스스로 심화시킨다. 이는 감정 필터가 망가져 긍정적인 정보는 모두 차단하고, 부정적인 정보만 선택적으로 받아들이며 무제한으로 증폭시키는 상태와 같다. 세상을 바라보는 렌즈 자체가 잿빛으로 변해 버려, 아무리 밝은 빛이 비쳐도 어둡게만 인식하게 되는 것이다.

■ 현대인의 고립은 우울증 악화를 부르는 강력한 요인

　사회적 에너지 소진과 고립도 예민한 뇌의 우울증 악화를 부르는 강력한 요인이다. 인간은 사회적 동물이며, 뇌는 타인과의 연결을 통해 안정감을 얻도록 진화했다. 하지만 예민한 뇌를 가진 사람은 타인의 감정, 표정, 말투 같은 사회적 신호를 너무나 세밀하게 분석하고 받아들이기 때문에, 사회적 상황에서 일반인보다 훨씬 더 많은 에너지를 소모한다. 사람들이 많은 곳에 다녀오면 기가 빨린다고 느끼는 것이 바로 이 때문이다. 따라서 이들은 쉽게 지치고 압도되어 본능적으로 상대와의 관계를 회피하고 동굴로 숨어드는 경향이 크다.

　이러한 사회적 고립은 우울증을 심화시키는 중요한 요인이 된다. 타인과의 긍정적인 상호작용, 따뜻한 눈 맞춤, 가벼운 스킨십은 뇌의 보상 회로를 활성화하고 옥시토신과 같은 안정 호르몬을 분비하여 스트레스를 줄이는 가장 효과적인 수단이다. 그런데 예민함 때문에 이를 회피함으로써 뇌는 스스로 긍정적인 자극의 원천을 차단하고, 고립감이라는 또 다른 스트레스를 가중시키는 결과를 낳는다. 결국, 예민한 뇌에서 유발되는 우울증은 단순한 기분 문제를 넘어서, 뇌 에너지 관리 시스템의 총체적인 붕괴이며, 만성 스트레스와 과부하로 인해 해마 및 보상 회로 기능이 물리적, 화학적으로 저하되어 버린 신경생물학적 현상이라고 할 수 있다.

　　　　　　　　　　　　　　　예민한 뇌, 이제 괜찮습니다

■ 청소년 우울과 사회적 고립

청소년기는 뇌의 발달 과정에서 감정을 담당하는 변연계는 성인 수준으로 성숙하지만, 이를 조절하는 전두엽은 아직 공사 중인 불균형한 시기다. 여기에 예민한 뇌의 특성이 더해지면 그 파급력은 엄청나다. 예민한 뇌를 가진 청소년은 타인의 감정 상태나 분위기를 흡수하는 공감 능력이 뛰어나다. 친구의 기분이 나쁘면 내 기분도 덩달아 나빠지고, 교실의 분위기가 싸하면 숨이 막힐 듯한 압박감을 느낀다. 이는 높은 공감 능력이라는 장점이 되기도 하지만, 동시에 사회적 상호작용에서 오는 에너지를 일반인보다 훨씬 빠르게 소모하게 만드는 치명적인 단점이 된다.

또래 집단 내의 미묘한 갈등, 은근한 따돌림, 나에 대한 평가, 혹은 친구들의 부정적인 감정까지 모두 흡수하여 처리하는 과정에서 예민한 청소년의 뇌는 빠르게 과부하된다. 이는 마치 배터리 용량이 작은 구형 스마트폰이 고사양의 그래픽 게임과 같은 고성능 앱(사회적 상호작용)을 실행할 때 급격히 발열하며 방전되는 것과 같다. 이러한 정서적 탈진을 피하기 위해, 예민한 뇌를 가진 청소년은 무의식적으로 사회적 상황이나 잦은 만남을 회피하게 된다. 학교에 가기 싫어 하거나 방에서 나오지 않으려 하는 것은 반항이 아니라, 뇌가 과부하를 막기 위해 필사적으로 고립을 선택하는 생존 본능의 발로다. 그러나 이 시기의 고립은 또래 관계를 통해 뇌가 발달할 기회를 박탈하여 우울증을 더욱 깊게 만든다.

■ 청소년 우울과 PTSD

　청소년의 예민한 뇌는 학교폭력과 같은 극심한 외상(Trauma)에 노출될 때 가장 취약하고 치명적인 손상을 입는다. 예민한 뇌는 평소에도 사소한 자극에 과민하게 반응하는데, 학교폭력이라는 생존을 위협하는 치명적인 공포는 뇌의 편도체를 통제 불능 상태로 과활성화시킨다. 편도체는 공포 기억을 저장하는 곳인데, 충격적인 사건은 편도체에 깊은 화상 자국을 남긴다. 이로 인해 뇌의 투쟁-도피 반응을 관장하는 HPA 축이 고장 난 경보기처럼 만성적으로 고착되면서 PTSD(외상 후 스트레스 장애) 증상이 유발된다.

　PTSD의 핵심은 뇌가 위험 상황이 끝났음에도 불구하고 여전히 전쟁터에 있는 것처럼 과각성 상태를 지속하고, 원치 않아도 당시의 끔찍한 기억이 생생하게 떠오르는 플래시백을 통해 외상 상황을 반복적으로 재경험하는 것이다. 이는 예민한 뇌의 과잉 경계 시스템이 극단적으로 고착된 결과이다. 또한, 이처럼 높은 수준의 만성적인 공포와 불안을 처리하느라 뇌의 에너지가 급격히 소진되면, 뇌는 더 이상 버티지 못하고 활동을 강제로 멈추는 얼어붙기 반응, 즉 방어 기제로 전환되어 심각한 청소년 우울증이 발병한다. 에너지가 고갈되어 아무것도 할 수 없는 무기력 상태가 되는 것이다. 결국 학교폭력은 예민한 뇌라는 취약한 토대 위에 PTSD와 우울증이라는 두 가지 심각한 신경정신 질환을 동시에 구축하는 최악의 신경 독성 환경이 된다. 따라서 예민한 청소년에게 학교폭력은 단순한 다툼이 아니라, 뇌의 발달 궤적을 영구적으로 바꿔 놓을 수 있는 뇌 손상 유발 사건으로 인식해야 한다.

■ 결론

결론적으로 예민한 뇌가 겪는 우울증은 단순한 마음의 감기나 의지의 문제가 아니라, 감당하기 힘든 외부 자극과 스트레스에 맞서 치열하게 싸우다 뇌의 에너지가 완전히 소진되어 버린 신경학적 탈진 상태로 정의할 수 있다. 해마의 위축과 보상 회로의 마비, 그리고 사회적 고립은 뇌가 더 이상의 손상을 막기 위해 생존 본능적으로 선택한 강제적인 방어 기제이자 구조 신호이다. 특히 청소년기의 예민한 뇌는 학교폭력이나 따돌림 같은 사회적 외상에 더욱 치명적인 손상을 입어 PTSD와 같은 심각한 후유증을 남길 수 있으므로, 이를 단순한 사춘기의 일시적 방황으로 치부하지 말고 뇌의 과부하를 멈추고 구조적, 기능적 회복을 돕는 적극적인 보호와 치료적 개입이 반드시 선행되어야 한다.

불안장애

불안장애는 예민한 뇌를 가진 사람들에게서 가장 흔하고 대표적으로 나타나는 증상 중 하나이다. 흔히 불안을 단순히 마음이 약해서 생기는 기분 탓이나 성격적인 문제로 치부하기 쉽지만, 예민한 뇌의 관점에서 볼 때 불안장애는 뇌의 위협 감지 시스템이 구조적, 기능적으로 과열되어 발생하는 명백한 신경학적 현상이다. 예민한 뇌는 태생적으로 감각 수용체의 민감도가 높아 외부 환경의 자극을 일반적인 뇌보다 훨씬 크고 강렬하게 증폭시켜 받아들인다. 남들에게는 배경 소음이나 스쳐 지나가는 풍경에 불과한 정보들이 예민한 뇌에게는 생존을 위협하는 거대한 정보의 해일로 다가오기 때문이다. 이러한 과도한 정보 유입은 뇌의 경계 태세를 만성적으로 활성화시키고, 결국 사소한 자극조차 생존을 위협하는 위험 신호로 오인하게 만들어 뇌를 24시간 꺼지지 않는 비상 상태로 몰아넣는다. 이것이 바로 불안장애의 본질이다.

■ 불안장애 발생의 신경학적 기전

불안장애의 신경학적 기전을 이해하기 위해서는 뇌의 가장 깊숙한 곳에 자리 잡은 변연계, 그중에서도 편도체의 기능에 주목해야 한다. 아몬드 모양을 한 편도체는 뇌의 위협 감지 센터이자 공포 학습의 중추이다. 원시 시대부터 인류의 생존을 책임져 온 이 기관은 덤불 속의 바스락거리는 소리만 들어도 그것이 맹수일지 모른다는 가정하에 즉각적인 공포 반응을 일으켜 도망치게 만드는 역할을 했다. 문제는 예민한 뇌를 가진 사람들의 편도체 역치가 비정상적으로 낮게 설정되어 있다는 점이다. 역치가 낮다는 것은 아주 미세한 전기적 자극에도 편도체가 반응하여 발화한다는 뜻이다. 일반적인 뇌가 확실한 위험 신호가 감지되었을 때만 경보를 울린다면, 예민한 뇌의 편도체는 일상적인 자극에도 과민하게 반응한다.

예를 들어 층간 소음이나 윗집의 발소리, 낯선 사람의 무표정한 시선,

예민한 뇌, 이제 괜찮습니다

혹은 미래에 일어날지 모르는 막연한 가능성 같은 미미한 자극들이 예민한 뇌에게는 맹수와 마주친 것과 동급의 위협으로 해석된다. 이는 마치 화재 경보기가 너무 예민하게 설정되어 있어서, 실제 불이 난 것이 아니라 단지 커피를 끓일 때 나는 수증기나 먼지, 심지어 사람의 입김만 감지해도 건물 전체에 대피 방송을 내보내고 스프링클러를 터뜨리는 상황과 같다. 뇌는 끊임없이 오경보를 울려 대고, 이 소란 속에서 신경계는 쉴 새 없이 긴장하며 에너지를 소모하게 된다. 이러한 편도체의 과잉 반응은 뇌의 가소성 원리에 의해 시간이 지날수록 강화된다. 즉, 불안해하면 할수록 편도체의 신경 회로는 더욱 굵고 튼튼해져서 나중에는 아무런 자극이 없어도 스스로 불안을 만들어 내는 단계에 이르게 된다.

이러한 편도체의 폭주를 막고 불안을 이성적으로 조절하는 역할은 뇌의 사령탑인 전두엽 피질, 특히 전전두엽이 담당한다. 전전두엽은 편도체가 보내는 위험 신호를 분석하여 그것이 실제 위협인지, 아니면 무시해도 좋은 정보인지를 판단하고, 필요하다면 편도체에 억제 신호를 보내 흥분을 가라앉히는 브레이크 역할을 한다. 건강한 뇌에서는 이 하향식 조절 시스템이 원활하게 작동하여 순간적으로 놀라거나 불안하더라도 금세 안정을 되찾는다. 그러나 불안장애를 겪는 예민한 뇌에서는 이 시스템이 붕괴되어 있다. 편도체와 전두엽을 연결하는 신경 회로의 연결성이 약화되어 있거나, 만성적인 스트레스로 인해 전두엽의 기능 자체가 저하되어 있기 때문이다.

전두엽이 제 기능을 못 한다는 것은 자동차로 치면 브레이크 페달이 고장 난 것과 같다. 편도체라는 엔진은 공포를 향해 무서운 속도로 질주하고 있는데, 이를 멈춰 세울 브레이크가 작동하지 않는 것이다. 이로 인해 뇌는 이성적인 판단을 내리지 못하고 원시적인 공포 반응에 압도당하게 된다. '괜찮아, 별일 아니야'라고 스스로를 다독여 봐도 불안이 가라앉지 않는 이유는 의지가 약해서가 아니라, 전두엽의 억제 신호가 과열된 편도체에 도달하지 못하고 중간에 소실되기 때문이다. 결국 불안장애는 단순히 겁이 많은 성격의 문제가 아니라, 뇌의 가속 페달과 브레이크 시스템 간의 불균형이 초래한 신경학적 오작동의 결과이다.

■ 예민한 뇌가 불안증을 유발하는 경로

예민한 뇌의 특성은 불안을 단순히 발생시키는 것을 넘어, 이를 증폭하고 만성화시키는 악순환의 고리를 형성한다. 이 과정은 감각 정보의 처리 오류에서 시작된다. 예민한 뇌는 시각, 청각, 촉각 등 외부에서 들어오는 감각 정보를 필터링하지 못하고 증폭시켜 받아들인다. 백화점의 화려한 조명, 시끄러운 음악 소리, 복잡한 인파의 움직임 등이 뇌에는 거대한 자극 덩어리로 쏟아져 들어온다. 이 정보의 홍수는 뇌의 인지 처리 용량을 초과하여 과부하를 일으키고, 뇌는 이 혼란스러운 상태 자체를 위험으로 인식하여 편도체를 자극한다.

편도체가 자극받으면 즉각적으로 신체적인 불안 반응이 나타난다. 심장이 빠르게 뛰고, 호흡이 가빠지며, 근육이 경직되고, 식은땀이 흐른다. 문제는 예민한 뇌가 이러한 자신의 신체 변화마저도 위협적인 정보로 재해석한다는 점이다. 뇌는 심장이 빨리 뛰는 것을 보고 '아, 내가 지금 긴장

　　　　　　　　　　　예민한 뇌, 이제 괜찮습니다

했구나'라고 생각하는 것이 아니라 심장에 문제가 생겼다거나 곧 무슨 큰 일이 벌어질 것 같다는 파국적인 신호로 받아들인다. 내부 감각 신호가 다시 편도체를 자극하는 연료가 되는 것이다. 신체 증상이 불안을 부르고, 그 불안이 다시 신체 증상을 악화시키는 핑퐁 게임이 시작되면 환자는 이 늪에서 스스로 빠져나오기가 불가능해진다.

또한 예민한 뇌의 인지적 특성 중 하나인 예기 불안과 반추는 이 악순환을 더욱 견고하게 만든다. 예민한 뇌는 불확실성을 견디지 못한다. 그래서 미래에 일어날 수 있는 모든 부정적인 상황을 미리 예측하고 대비하려 한다. '내일 회의에서 실수하면 어떡하지?', '저 사람이 나를 싫어하면 어떡하지?'와 같은 걱정들이 꼬리에 꼬리를 물고 이어진다. 이것은 뇌가 나름대로 생존을 위해 시뮬레이션을 돌리는 과정이지만, 실제로는 일어나지도 않은 재난을 뇌 안에서 수십 번, 수백 번 반복해서 경험하는 것과 같은 효과를 낸다. 뇌는 상상과 현실을 명확히 구분하지 못하기 때문에, 상상 속의 걱정만으로도 편도체는 활성화되고 스트레스 호르몬은 분비된다. 불확실성을 해소하려는 시도가 오히려 뇌의 에너지를 고갈시키고 불안 회로를 더욱 강화하는 역설적인 결과를 낳는 것이다.

■ 만성적인 불안 상태는 자율신경실조증으로 이어진다

이러한 만성적인 불안 상태는 필연적으로 자율신경계의 균형을 무너뜨려 자율신경실조증으로 이어진다. 우리 몸의 자율신경계는 위급 상황에 대처하는 교감신경과 휴식 및 회복을 담당하는 부교감신경이 시소처럼 균형을 이루고 있다. 그러나 불안장애 환자의 뇌는 24시간 내내 전시 상황을 선포한 상태이므로, 교감신경계가 지속적으로 과항진된다. 몸은 항상 투쟁 혹은 도피 모드에 고정되어, 당장이라도 맹수와 싸우거나 도망칠 준비를 갖춘다.

이로 인해 심장은 필요 이상으로 빨리 뛰어 빈맥을 유발하고, 혈압은 상승하며, 근육은 언제든 튀어 나갈 수 있도록 잔뜩 긴장하여 만성적인 근육통과 두통을 일으킨다. 반면 생존에 당장 급하지 않은 소화 기능이나 생식 기능은 억제된다. 위장으로 가는 혈류가 줄어들어 소화 불량, 위경련, 과민성 대장 증후군이 발생하고, 면역력이 떨어져 잦은 병치레를 하게 된다. 환자들은 불안감뿐만 아니라 가슴 두근거림, 호흡 곤란, 어지럼증, 만성 피로 등 다양한 신체 증상을 호소하며 여러 병원을 전전하지만, 검사상 뚜렷한 이상이 없다는 말만 듣게 된다. 이러한 신체 증상들은 다시 뇌에게 '내 몸에 심각한 문제가 있다'라는 잘못된 피드백을 보내 불안을 증폭시키는 기폭제가 된다. 결국 예민한 뇌의 불안장애는 뇌의 위협 감지 시스템이 과하게 민감하게 설정되어 있고, 이를 통제해야 할 전두엽 브레이크 기능이 약해지면서 자율신경계까지 망가뜨리는 전신적인 문제로 확장되는 것이다.

■ 사회공포증: 타인의 시선이 칼날이 될 때

사회공포증, 혹은 사회불안장애는 예민한 뇌의 특성인 과도한 감각 및 감정 처리가 대인 관계와 사회적 상황으로 집중되어 발생하는 특수한 형

　　　　　　　　　　　　예민한 뇌, 이제 괜찮습니다

태의 불안장애다. 인간은 사회적 동물이며, 뇌는 진화적으로 타인의 표정과 의도를 파악하는 데 많은 에너지를 쓰도록 설계되었다. 무리에서 배제되는 것은 곧 죽음을 의미했기 때문이다. 예민한 뇌를 가진 사람들은 이 사회적 뇌 기능이 지나치게 발달해 있어 타인의 시선, 표정, 말투, 몸짓 등 미세한 사회적 신호까지도 현미경으로 들여다보듯 확대하여 해석한다.

이 과정에서 뇌의 편도체는 사람들 앞에서 발표를 하거나, 식당에서 밥을 먹거나, 혹은 낯선 사람과 사소한 대화를 나누는 일상적인 상황을 치명적인 사회적 위협으로 오인한다. 일반적인 뇌에게 타인의 무표정은 '그냥 기분이 별로인가 보구나' 정도의 정보지만, 사회공포증 환자의 뇌에게는 '나를 싫어하는 게 분명해', '나를 비웃고 있어', '나는 거절당할 거야'라는 강력한 거부와 배제의 신호로 받아들여진다. 편도체는 이를 생존에 대한 위협, 즉 사회적 죽음으로 인식하고 극단적으로 활성화된다.

이러한 편도체의 과민 반응은 즉각적으로 교감신경계를 폭발시킨다. 발표를 하려고 앞에 서는 순간 머리가 하얗게 변하고 심장이 터질 듯이 뛰며, 목소리가 염소처럼 떨리고 얼굴이 홍당무처럼 빨개지는 것은 뇌가 이 상황을 맹수 앞에서의 대치 상황과 동일하게 인식하고 있기 때문이다. 문제는 예민한 뇌가 이러한 자신의 신체 반응을 실시간으로 모니터링하며 수치심과 공포를 증폭시킨다는 점이다. '내 목소리가 떨리는 걸 들켰어', '사람들이 내 빨개진 얼굴을 보고 비웃을 거야'라는 자기 검열적인 생각은 뇌를 더욱 패닉 상태로 몰아넣는다.

결과적으로 예민한 뇌는 이러한 고통스러운 신체 반응과 수치심을 피하기 위해 사회적 상황 자체를 회피하는 전략을 선택하게 된다. 발표를 피하고, 회식을 빠지고, 사람 눈을 마주치지 않으려 노력한다. 회피는 당장의 불안을 줄여 주기 때문에 뇌에게는 일종의 보상으로 작용한다. '아, 피하니까 살 것 같구나'라고 학습하는 것이다. 그러나 이 회피 학습은 사회공포증이라는 뇌의 회로를 더욱 강력하게 고착시킨다. 피하면 피할수록 뇌는 사회적 상황을 더욱 두려운 것으로 인식하게 되고, 나중에는 집 밖으로 나가는 것조차 힘겨워지는 단계에 이를 수 있다. 사회공포증은 단순히 수줍음이 많은 성격이 아니라, 타인의 시선이라는 자극에 대해 뇌의 경보 시스템이 오작동하여 발생하는 신경학적 과민 반응의 결과물이다.

■ 결론

결국 예민한 뇌가 겪는 불안장애와 사회공포증은 개인의 성격적 결함이 아니라, 생존을 위한 뇌의 경보 시스템이 지나치게 민감하게 설정되어 일어나는 신경학적 과부하 현상으로 정의할 수 있다. 편도체의 과잉 반응과 전두엽의 조절 실패, 그리고 이로 인한 자율신경계의 폭주는 일상의 평범한 자극마저 치명적인 위협으로 왜곡하여 우리를 만성적인 공포와 회피의 감옥에 가둔다. 그러므로 이 고통에서 벗어나는 길은 막연한 의지로 불안을 억누르는 것이 아니라, 오작동하는 뇌의 회로를 재설정하고 과열된 신경계를 이완시켜 뇌 스스로가 상황을 객관적으로 바라보고 통제할 수 있는 힘을 길러 주는 데 있다.

 예민한 뇌, 이제 괜찮습니다

공황장애를 한마디로 정의하자면, 예민한 뇌에서 나타나는 주요 특징 중 하나인 과각성 상태가 가장 극단적이고 폭발적으로 발현된 신경학적 비상사태라고 할 수 있다. 이는 외부에 맹수나 천재지변 같은 실제적인 위협이 전혀 없음에도 불구하고, 뇌의 위험 경보 시스템이 오작동을 일으켜 최대치의 경보를 울리고, 그 결과 신체에 강력한 투쟁 혹은 도피 반응을 일으키는 현상이다. 단순히 겁이 많거나 마음이 약해서 생기는 심리적 문제가 아니라, 예민한 뇌가 가진 신경계의 과도한 민감성과 이를 조절해야 할 자율신경계의 통제 실패가 결합하여 빚어낸 생물학적 재난인 것이다. 평온한 일상을 보내던 중 갑자기 마주하는 공황 발작은 뇌가 보내는 가장 강력한 구조 신호이며, 시스템이 더 이상 일상적인 부하를 견딜 수 없음을 알리는 최후통첩과도 같다.

■ 공황 발작의 핵심은 일상적인 스트레스를 생명의 위협으로 증폭

공황 발작의 신경학적 핵심은 우리 뇌 속에 내재된 생존 회로의 치명적인 오작동에 있다. 불안장애와 마찬가지로, 공황장애를 겪는 예민한 뇌는 만성적인 스트레스와 감각적 과부하로 인해 위협을 감지하는 역치가 극도로 낮아진 상태이다. 뇌의 편도체는 공포와 불안을 담당하는 중추로서, 외부의 자극을 감시하고 생존에 위협이 되는지 판단하는 역할을 한다. 그러나 예민한 뇌의 편도체는 이미 통제 불능 상태가 되어 있어, 사소한 감각 정보나 신체 내부의 미세한 변화조차 거대한 위협으로 인식한다. 예를 들어, 계단을 오를 때 자연스럽게 발생하는 미세한 심장 박동의 증가나 소화 불량으로 인한 가슴 답답함조차 편도체에게는 당장 죽을지도 모른다는 비상 신호로 오인되어 즉각적인 방어 기제를 작동시킨다. 이는 마치 건물의 화재 경보기가 너무나 예민하게 설정되어 있어, 실제 불이 난 것이 아니라 단지 커피를 끓일 때 올라오는 수증기나 먼지 입자만 감지해도 건물 전체에 대피 방송을 내보내고 스프링클러를 터뜨리는 상황과 흡사하다. 뇌는 끊임없이 오경보를 울려 대고, 신체는 영문도 모른 채 전쟁터에 나간 병사처럼 식은땀을 흘리고 심장을 쿵쾅거리게 된다.

■ 공황장애 환자에게 일상적인 스트레스는 죽을 수도 있다는 공포

더 나아가, 공황장애를 앓는 예민한 뇌의 환자들은 사회적 상황에서 오는 긴장감을 생존의 문제로 비약시키는 오류를 범한다. 직장 상사와의 면담, 낯선 사람들과의 만남, 혹은 많은 사람들 앞에서의 발표와 같은 상황은 누구에게나 어느 정도의 긴장과 스트레스를 유발한다. 일반적인 뇌는 이러한 상황을 해결해야 할 과제나 주의를 기울여야 할 경고 정도로 해석하고 적절한 수준의 각성 상태를 유지한다. 그러나 예민한 뇌는 이러한 사회적 긴장 상황을 실제 신체적 생존이 위협받는 맹수 앞의 상황과 동일하게 인식한다. 상사의 찡그린 표정이나 타인의 시선은 뇌에게 단순한 불쾌감이 아니라, 무리에서 배제되어 죽음을 맞이할 수도 있다는 원시적인 공포 신호로 변환된다. 뇌는 이 긴장 상황을 단순한 경고가 아닌 곧 죽을

예민한 뇌, 이제 괜찮습니다

수도 있다는 파국적 신호로 해석하고, 그에 상응하는 막대한 양의 스트레스 호르몬을 쏟아 내어 신체를 압도해 버린다.

무엇보다도 공황장애의 가장 큰 특징은 뇌가 예민하기 때문에 외부 자극뿐만 아니라 몸 내부에서 발생하는 사소한 변화에도 과민하게 반응한다는 점이다. 이를 내부 감각에 대한 과민성이라고 한다. 예민한 뇌는 자신의 심장이 얼마나 빨리 뛰는지, 호흡이 얼마나 깊은지, 위장이 어떻게 움직이는지를 현미경으로 들여다보듯 끊임없이 모니터링한다. 미세한 심장 박동의 증가, 약간의 숨 막힘, 혹은 손발의 저림이나 근육의 떨림 같은 정상적인 스트레스 반응조차 뇌는 용납하지 못한다. 일반인이라면 무시하고 넘어갈 수 있는 이러한 신체 감각들을 예민한 뇌는 심장마비의 전조 증상이나 질식사할 것 같은 위협, 혹은 뇌졸중의 신호로 오인하여 즉각적인 비상 신호를 전신에 발송한다. 이는 작은 불씨 하나에도 건물이 전소될 것이라고 판단하여 모든 소방차를 출동시키는 것과 같은 최대치의 과잉 대응이다. 이 과정에서 발생하는 극심한 공포감은 다시 신체 반응을 격렬하게 만들고, 이는 뇌의 오해를 확신으로 바꾸어 버린다.

또한, 공황장애 환자의 뇌는 혈액 내 이산화탄소 농도 변화에 대해 비정상적으로 예민한 반응을 보인다. 우리 뇌의 호흡 중추는 혈액 내 산소와 이산화탄소의 균형을 감지하여 호흡수를 조절한다. 그런데 예민한 뇌는 이산화탄소 농도가 아주 조금만 상승해도 이를 질식의 위협으로 판단하고, 산소를 더 많이 들이마시기 위해 강제적으로 호흡을 빠르게 만드는 과호흡을 유발한다. 공황 발작 당시에 환자가 체험하는 숨이 막혀 죽을 것 같은 공포와 가슴 답답함은 실제로 산소가 부족해서 생기는 현상이 아니다. 오히려 뇌가 실제 상황보다 훨씬 심각한 산소 부족 상태라고 착각하여 과도하게 호흡을 몰아쉬게 만들고, 이로 인해 혈액 내 이산화탄소 농도가 지나치게 낮아지면서 혈관이 수축하고 어지럼증과 손발 저림이 발생하는 생리학적 역설 현상이다. 즉, 뇌의 과잉 친절이 오히려 신체에 고통을 주는 셈이다.

■ 예민한 뇌가 공황을 유발하는 경로

예민한 뇌가 공황을 유발하고 완성해 나가는 경로는 크게 두 단계의 증폭 과정을 통해 설명할 수 있다. 첫째는 앞서 설명한 신체 감각의 증폭과 오해석 단계이다. 예민한 뇌는 모든 감각 정보를 필터링하지 않고 있는 그대로, 혹은 더 크게 증폭시켜 받아들인다. 내부 감각 수용체에서 올라오는 신호들이 뇌의 돋보기를 통과하며 거대해진다. 약간 빨라진 심장 박동은 귀 옆에서 북을 치는 듯한 굉음으로 들리고, 가벼운 어지럼증은 땅이 꺼지는 듯한 현기증으로 느껴지며, 긴장으로 인한 손발 저림은 마비가 오는 듯한 공포로 해석된다. 뇌는 이러한 사소한 신체 변화를 지금 당장 해결하지 않으면 생명이 위험해지는 심각한 위기 상황으로 규정한다.

둘째는 이러한 오해석이 불러오는 자가 증폭 회로의 가동이다. 뇌가 신체 증상을 위험으로 인지하는 순간, 편도체는 더욱 강력하게 자극받아 시상하부에 명령을 내리고, 이는 부신에서 아드레날린과 같은 스트레스 호르몬을 폭발적으로 분비하게 만든다. 혈액 속으로 쏟아져 나온 호르몬은 심장 박동을 더욱 빠르게 하고, 호흡을 가쁘게 하며, 근육을 딱딱하게 긴장

예민한 뇌, 이제 괜찮습니다

시킨다. 이렇게 강화된 신체 증상은 다시 뇌로 전달되어 '봐라, 내 말이 맞지? 지금 위험한 게 확실해'라는 잘못된 믿음을 강화시킨다. 뇌의 오해석과 신체의 반응이 서로를 끊임없이 자극하며 눈덩이처럼 불어나는 이 악순환은 불과 몇 분, 아니 몇 초 사이에 정점에 도달하여 통제 불능 상태로 폭주하게 되는데, 이것이 바로 우리가 목격하는 공황 발작의 실체이다.

자율신경계의 제어 상실 역시 공황 발작을 완성하는 핵심적인 요소이다. 우리 몸은 위급 상황에 대처하는 교감신경과 이를 진정시키는 부교감신경이 균형을 이루고 있어야 한다. 그러나 예민한 뇌는 이미 만성적인 불안과 과부하로 인해 교감신경계가 항상 과활성 상태에 놓여 있다. 브레이크가 고장 난 자동차가 내리막길을 달리고 있는 것과 같다. 이런 상태에서 작은 자극이 하나 더해지면, 이미 지칠 대로 지친 부교감신경계는 더 이상 제어 기능을 수행하지 못하고 무너져 버린다. 억제력을 잃은 교감신경계는 고삐 풀린 망아지처럼 날뛰며 최고조로 작동하고, 신체는 즉시 전시 비상 모드에 돌입한다. 이 급격한 균형 붕괴가 터질 듯한 심장 두근거림, 온몸을 적시는 식은땀, 숨 막힘, 근육의 떨림과 같은 공황의 신체적 증상들을 만들어 내는 것이다.

■ 결론

결론적으로 공황장애는 예민한 뇌가 내부 생존 회로와 위험 경보 시스템을 지나치게 민감하게 설정해 놓음으로써, 일상의 자극과 자신의 신체 증상을 생명의 위협으로 과대 해석하고, 그 결과 신경계의 조절 기능이 완전히 무너져 내린 상태라고 정의할 수 있다. 공황 발작은 어느 날 갑자기 찾아온 불청객이 아니라, 예민한 뇌가 오랫동안 겪어 온 만성적인 과각성 상태가 한계점에 도달하여 터져 나온 필연적인 결과물이다. 따라서 공황장애를 극복하고 불안을 멈추기 위해서는 단순히 증상을 억제하는 것을 넘어, 오작동하는 뇌의 필터 기능을 복구하고 과열된 편도체를 진정시키며, 마비된 전두엽의 브레이크 기능을 회복시키는 근본적인 뇌 과학적 접근이 필수적이다.

강박장애

강박장애(Obsessive-Compulsive Disorder, OCD)는 원치 않는 침투적인 생각이나 이미지, 즉 강박 사고와 이를 해소하기 위해 반복하는 행동인 강박 행동을 끊임없이 되풀이하는 것을 특징으로 하는 질환이다. 흔히 깔끔한 성격이나 완벽주의적인 기질 정도로 가볍게 여겨지기도 하지만, 예민한 뇌의 관점에서 바라본 강박장애는 뇌의 오류 감지 시스템이 과민하게 작동하여 특정 생각의 고리에서 빠져나오지 못하는 심각한 신경 회로의 고착 현상으로 정의해야 한다. 예민한 뇌는 외부 자극뿐만 아니라 자신의 내부에서 발생하는 생각이나 충동에 대해서도 과도하게 반응하는 경향이 있다. 정상적인 뇌라면 스쳐 지나갈 사소한 걱정이나 불확실함이 예민한 뇌에서는 거대한 재난의 전조로 인식된다. 이때 뇌는 이 불안을 잠재우기 위해 특정한 행동을 하도록 강요하는데, 문제는 이 과정에서 정

　　　　　　　예민한 뇌, 이제 괜찮습니다

상적인 사고의 전환과 억제 기능이 마비된다는 점이다. 마치 고장 난 레코드판이 특정 구간을 무한히 반복하듯, 강박 사고가 뇌의 방어막을 뚫고 계속 침투하며 뇌는 그 사고를 스스로 멈추거나 통제하지 못하는 상태에 빠지게 된다. 이것이 바로 강박장애의 본질이다.

■ 강박장애의 신경학적 기전

강박장애가 발생하는 신경학적 메커니즘을 이해하기 위해서는 우리 뇌 속에 존재하는 대뇌피질-선조체-시상-피질(CSTC) 회로를 깊이 있게 들여다보아야 한다. 이 회로는 우리의 생각과 행동을 조절하고, 습관을 형성하며, 불필요한 정보를 걸러 내는 뇌의 핵심적인 정보 처리 경로이다. 흥미로운 점은 틱 장애 역시 이 CSTC 회로의 기능 이상과 밀접한 관련이 있다는 사실이다. 임상 현장에서 틱 장애를 가진 아동 중에 강박장애가 함께 나타나는 경우를 심심치 않게 볼 수 있는데, 그 이유가 바로 두 질환이 동일한 신경 회로의 고장이라는 뿌리를 공유하고 있기 때문이다. 틱 장애가 운동을 조절하는 회로의 브레이크가 고장 나 원치 않는 움직임이 튀어나오는 것이라면, 강박장애는 생각을 조절하는 회로의 브레이크가 고장 나 원치 않는 생각이 튀어나오는 것이다. 즉, 하나는 몸의 틱이고 다른 하나는 마음의 틱이라고 볼 수 있다.

CSTC 회로는 사고를 시작하고 멈추며 유연하게 전환시키는 사고의 스위치 역할을 한다. 우리가 어떤 생각이나 행동을 할 때, 뇌는 이 회로를 통해 그것이 적절한지 판단하고 실행에 옮기거나 억제한다. 그러나 예민한 뇌는 감각 정보를 과도하게 증폭해서 받아들이기 때문에, 뇌의 오류 감지 시스템인 전대상피질이 과활성화되는 경향이 있다. 이 부위는 예상치 못한 결과나 실수를 감지했을 때 반응하는데, 예민한 뇌에서는 아주 사소한 오류나 불확실함조차 생존을 위협하는 큰 문제로 판단한다. 예를 들어, 문이 잠겼는지 확인하는 과정에서 찰나의 망설임이 느껴지면, 뇌는 이를 문이 열려 있다는 치명적인 오류로 해석하고 강력한 경고 신호를 보낸다.

문제는 이 경고 신호를 처리하는 CSTC 회로의 일부가 고착되면서 발생한다. 정상적인 경우라면 확인 후 안전하다는 신호가 입력되면 스위치가 꺼지고 다음 생각으로 넘어가야 한다. 하지만 예민한 뇌의 CSTC 회로는 스위치를 끄는 기능, 즉 억제 기능이 제대로 작동하지 않는다. 이로 인해 이미 처리하고 확인한 생각임에도 불구하고, 뇌는 계속해서 다시 점검하라는 명령을 반복적으로 내리게 된다. 이것이 바로 무한 루프이다. 뇌는 강박 사고라는 바이러스에 감염된 컴퓨터처럼, 오류를 수정하려는 시도를 끊임없이 반복하지만 결코 완료되지 않는 시스템상의 오류에 빠져버린 것이다. 이로 인해 환자는 자신의 생각이 비합리적이라는 것을 알면서도, 뇌가 보내는 강력한 재확인 명령을 거부하지 못하고 고통스러운 사고의 굴레에 갇히게 된다.

■ 강박장애는 마치 버그로 오류가 난 프로그램과 같다

다시 말해, 강박장애는 뇌가 이미 처리한 정보를 완료된 것으로 인식하지 못하고, 계속해서 미완료 상태로 분류하여 재확인과 재점검을 요구하

　　　　　　　　　　　　　예민한 뇌, 이제 괜찮습니다

는 명령을 반복적으로 내리는 현상이다. 이를 가장 직관적으로 이해하기 위해 컴퓨터 프로그램의 오류를 예로 들어 보자. 우리가 컴퓨터로 문서 작업을 마치고 저장 버튼을 눌렀다고 가정해 보자. 정상적인 프로그램이라면 저장 완료라는 메시지를 띄우고 파일을 닫은 뒤, 다음 작업으로 넘어갈 수 있도록 준비한다. 이것이 뇌의 정상적인 정보 처리 과정이다. 문을 잠갔는지 확인하는 상황에 대입하면, 눈으로 잠긴 문을 확인하고 손으로 돌려 본 뒤 문이 잠겼다는 정보를 뇌에 입력하면, 뇌는 상황 종료 신호를 보내고 엘리베이터를 타러 가는 다음 행동을 지시한다.

하지만 강박장애 환자의 뇌는 마치 버그가 난 프로그램과 같다. 저장 버튼을 눌렀는데도 프로그램은 계속해서 '저장하시겠습니까?'라는 팝업 창을 띄운다. 사용자가 '예'를 눌러도 1초 뒤에 다시 '저장하시겠습니까?'라는 창이 뜬다. 이 무한 루프에 빠지면 컴퓨터는 다음 단계로 넘어가지 못하고 그 자리에 멈춰 버리게 된다. 강박장애 환자의 뇌 속에서도 똑같은 일이 일어난다. 문을 잠그고 돌아서는 순간, 뇌의 기저핵 부위에서 문이 잠겼다는 사실을 단기 기억으로 저장하고 완료 처리를 해야 하는데, 이 과정에서 오류가 발생하여 잠금 완료 신호를 인지적으로 받아들이지 못한다. 대신 '뇌는 정말 잠겼을까? 만약 안 잠겼으면 어떡하지?'라는 의심 신호를 다시 대뇌피질로 쏘아 올린다. 이 의심 신호가 바로 강박 사고가 된다. 뇌는 이 불확실성을 해결하기 위해 다시 가서 확인하라는 강박 행동을 지시하고, 환자는 현관문 앞으로 되돌아갈 수밖에 없다. 아무리 확인해도 뇌의 완료 스위치가 켜지지 않기 때문에, 이 과정은 수십 번, 수백 번 반복될 수밖에 없다.

■ 만성적인 불안은 강박행동을 강화시킨다

강박 사고는 필연적으로 극심한 불안을 동반한다. 예민한 뇌는 불확실성을 가장 큰 공포로 여기기 때문에, 무언가 잘못되었을지도 모른다는 생각은 곧바로 편도체를 자극하여 생존 위협 수준의 불안을 유발한다. 뇌는 이 고통스러운 불안을 견디지 못하고, 어떻게든 빨리 이 상황을 벗어나고자 한다. 이때 뇌가 선택하는 가장 빠르고 확실한 해결책이 바로 강박 행동이다. 손을 씻거나, 가스 밸브를 확인하거나, 숫자를 세는 등의 행동은 뇌에게 일시적이지만 즉각적인 안도감을 제공한다. 문제는 이 행동을 수행함으로써 불안이 잠시 해소되는 경험이 반복되면, 뇌는 불안하면 강박 행동을 해야 한다는 잘못된 공식을 학습하고 강화한다는 점이다.

이를 신경학적 회피 학습이라고 하는데, 이는 통증을 잊기 위해 마약에 의존하는 중독의 메커니즘과 놀랍도록 유사하다. 예를 들어, 오염 강박을 가진 사람에게 손에 세균이 묻어 병에 걸릴 것 같다는 강박 사고는 단순한 걱정이 아니라, 실제로 신체적인 통증에 버금가는 극심한 내적 고통을 유발한다. 편도체가 과활성화되어 심장이 뛰고 식은땀이 나며 안절부절못하게 된다. 이때 손을 씻는 행위를 하면, 그 순간 뇌는 세균을 제거했다는 안도감을 느끼며 불안 수치가 급격히 떨어진다. 이 안도감은 뇌에게 강력한 보상으로 작용한다. 강박 행동의 목적은 쾌락을 얻기 위함이 아니라, 불안이라는 고통을 멈추기 위함이다. 마치 진통제를 맞았을 때 통증이 사라지는 것과 같은 원리다.

불안이 멈추는 순간 자체가 예민한 뇌에게는 도파민이 분비될 만큼 강력한 보상이다. 마약 중독자가 약효가 떨어질 때 찾아오는 금단 증상의 고통을 피하기 위해 다시 마약을 찾듯이, 강박장애 환자는 강박 사고가 몰고 오는 불안의 고통을 피하기 위해 강박 행동을 반복한다. 처음에는 한 번만 씻어도 해소되던 불안이 점차 내성이 생겨, 나중에는 열 번, 스무 번을 씻어야만 겨우 안도감을 느끼게 된다. 이렇게 불안, 강박 행동, 일시적 안도라는 회로가 반복될수록 뇌의 시냅스 연결은 더욱 단단해지고, 나중에는 별다른 불안 자극이 없어도 습관적으로 강박 행동을 하게 되는 단계에 이른다. 즉, 불안을 피하려는 시도가 역설적으로 불안을 먹이로 삼아 강박장애라는 괴물을 키우는 결과를 낳는 것이다.

■ 억압할수록 더욱 심화된다

예민한 뇌를 가진 사람들은 타인의 평가와 시선에 매우 민감하게 반응하는 사회적 뇌가 발달해 있다. 이들은 도덕적이고 완벽해야 한다는 기준이 높기 때문에, 자신의 내면에서 발생하는 강박 사고가 사회적으로 용인되지 않는 내용일 때 극심한 수치심과 공포를 느낀다. 예를 들어 독실한 종교인에게 신성모독적인 생각이 떠오르거나, 평화주의자에게 타인을 해치는 폭력적인 이미지가 떠오르거나, 혹은 근친상간과 같은 성적인 금기에 대한 생각이 침투할 때가 있다. 이러한 생각들은 환자의 실제 인격이나 가치관과는 전혀 무관한 뇌의 노이즈일 뿐이지만, 예민한 뇌는 이를 자신의 본심으로 착각하고 괴로워한다. 그래서 이 사고를 없애기 위해 강력하게 억누르고 회피하려는 정신적 노력을 기울인다.

하지만 신경심리학적으로 볼 때, 뇌가 어떤 생각을 억압하려 노력할수록 그 생각에 대한 주의 집중도는 오히려 높아지는 역설적인 효과가 발생한다. 이는 심리학에서 말하는 흰 곰 효과와 같다. 실험 참가자들에게 '흰 곰을 생각하지 마세요'라고 지시하면, 그들은 다른 모든 것을 생각할 수 있음에도 불구하고 머릿속에서 흰 곰을 지우기 위해 끊임없이 흰 곰이 있는지 없는지를 감시하게 된다. 즉, 생각하지 않으려는 노력이 역설적으로 그 대상을 뇌의 작업 기억 공간에 계속 띄워 놓게 만드는 것이다. 예민한 뇌는 억압하려는 생각에 더 많은 인지 자원과 에너지를 투입하게 되고, 그 결과 그 강박 사고의 신경 회로는 사용하지 않아 약해지는 것이 아니라 오히려 더 단단하게 강화된다.

억압은 뇌에게 이 생각은 아주 중요하고 위험한 것이니 절대 잊지 말고 감시하라는 잘못된 신호를 보내는 것과 같다. 결국 억압하면 할수록 불안은 커지고, 사고의 빈도와 강도는 높아진다. 환자는 자신의 뇌를 통제할 수 없다는 무력감에 빠지고, 강박 사고가 현실이 될지도 모른다는 마술적 사고에 사로잡혀 더욱더 강박 행동에 매달리게 된다. 이는 늪에 빠진 사람이 허우적거릴수록 더 깊이 빠져드는 것과 같은 악순환이다. 따라서 강박장애 치료의 핵심은 생각을 없애는 것이 아니라, 그 생각이 떠올라도 반응하지 않고 흘려보내는 수용과 전념의 태도를 기르는 데 있다.

   예민한 뇌, 이제 괜찮습니다

■ 강박장애 치료에 있어서 세로토닌 시스템의 역할

현대 의학에서 강박장애 치료에 가장 널리 쓰이는 약물은 세로토닌 재흡수 억제제(SSRI)이다. 이 약물이 효과적인 이유는 세로토닌이라는 신경전달물질이 앞서 언급한 CSTC 회로의 조절에 깊이 관여하기 때문이다. 예민한 뇌를 가진 사람들은 유전적으로 혹은 환경적인 요인으로 인해 세로토닌 시스템의 조절 능력이 취약한 경우가 많다. 세로토닌은 단순히 기분을 좋게 만드는 행복 호르몬일 뿐만 아니라, 뇌의 유연성과 적응력을 담당하는 조절자 역할을 한다.

CSTC 회로가 톱니바퀴처럼 맞물려 돌아갈 때, 세로토닌은 이 톱니바퀴들이 뻑뻑하게 걸리지 않고 부드럽게 맞물려 돌아가도록 돕는 윤활유와 같다. 뇌 속에 세로토닌이 부족하거나 수용체의 기능이 떨어지면, 사고의 전환이 유연하게 이루어지지 않고 뻣뻣하게 굳어 버린다. 한 가지 생각에 꽂히면 기어 변경이 안 되는 자동차처럼 그 생각에서 빠져나오지 못하게 되는 것이다. 세로토닌 시스템을 조절하여 뇌의 흥분성을 낮추고 신경 회로의 흐름을 원활하게 만들면, 뇌는 한 생각의 고리에 갇히지 않고 새로운 정보를 처리하며 유연하게 다음 단계로 넘어갈 수 있게 된다.

약물 치료는 부족한 윤활유를 보충해 주어 뇌가 고착 상태에서 벗어날 수 있는 물리적 환경을 만들어 준다. 하지만 약물만으로는 충분하지 않다. 예민한 뇌의 근본적인 문제인 과부하를 해결하고, 불안을 다루는 인지적 습관을 바꾸는 노력이 병행되어야 한다.

■ **결론**

결론적으로 예민한 뇌의 강박장애는 뇌의 오류 감지 시스템이 만성적인 과부하로 인해 민감해지고, 이로 인한 불안을 해소하기 위해 뇌의 사고 회로인 CSTC가 비효율적인 강박 행동 루프에 고착되는 신경학적 조절 실패 현상이다. 따라서 강박장애를 극복하기 위해서는 뇌의 경보 시스템을 진정시키고, 고장 난 사고의 스위치를 수리하며, 불안을 회피하지 않고 직면하여 뇌의 회로를 재구성하는 통합적인 접근이 필요하다.

렘수면행동장애

렘수면행동장애(Rapid Eye Movement Sleep Behavior Disorder, RBD)는 수면 중 꿈을 꾸는 단계인 렘수면 동안 근육이 마비되는 정상적인 현상인 근육 무긴장증이 일어나지 않아, 꿈의 내용을 실제 행동으로 옮기게 되는 수면 장애를 말한다. 일반적으로 우리는 잠을 자는 동안 뇌는 쉬고 몸은 움직이지 않는다고 생각하지만, 수면의 단계는 매우 역동적이다. 특히 렘수면 단계는 뇌가 깨어 있을 때만큼이나 활발하게 활동하며 꿈을 꾸는 시기다. 이때 우리의 뇌는 꿈속에서 달리고, 싸우고, 소리를 지르지만, 신체는 뇌간의 정교한 통제하에 근육이 완전히 이완되어 마비된 상태를 유지해야 한다. 이것은 꿈속의 격렬한 행동이 현실의 신체 움직임으로 이어지지 않도록 막아 주는 우리 몸의 안전장치다. 그러나 예민한 뇌를 가

　　　　　　　　　　　　　　예민한 뇌, 이제 괜찮습니다

진 사람들의 경우, 이 안전장치에 균열이 발생한다. 예민한 뇌의 맥락에서 렘수면행동장애는 뇌의 수면과 각성을 조절하는 시스템의 미세한 불안정성과 낮 동안 누적된 만성적인 흥분 상태가 결합하여 발생하는 현상이다. 이는 단순히 잠버릇이 고약한 차원을 넘어, 뇌가 휴식해야 할 시간에도 과도한 에너지를 방출하고 있다는 증거이며, 결과적으로 심각한 불면증을 유발하거나 기존의 수면 문제를 악화시키는 주요 원인이 된다.

■ 렘수면 근육 마비의 신경학적 실패

정상적인 수면 상태에서 뇌는 꿈을 꾸는 동안 몸이 움직이지 않도록 뇌간, 특히 뇌교와 연수 부위에서 특정 신경 경로를 통해 근육 무긴장증을 유발한다. 이 과정은 매우 정교한 신경학적 메커니즘을 따른다. 렘수면이 시작되면 뇌간의 하부들은 척수의 운동 신경세포에 억제 신호를 보낸다. 글리신이나 가바와 같은 억제성 신경전달물질이 분비되어 운동 신경의 활성을 차단함으로써, 뇌에서 근육으로 내려가는 움직임 명령을 원천 봉쇄하는 것이다. 이 신경 마비는 우리가 꿈속에서 절벽에서 떨어지거나 맹수와 싸우는 것과 같은 격렬한 내용을 경험하더라도 실제로 침대 밖으로 뛰어내리거나 옆 사람을 때리지 않도록 신체를 보호하는 필수적인 기능을 수행한다.

그러나 렘수면행동장애 환자는 이 뇌간의 근육 마비 유발 신경 세포의 기능이 저하되어 있거나 손상되어 있다. 예민한 뇌가 겪는 만성적인 과부하와 신경계의 지속적인 흥분성은 뇌간의 미세한 조절 시스템에 악영향을 미칠 수 있다. 예민한 뇌는 낮 동안 쉴 새 없이 쏟아지는 감각 정보와 스트레스를 처리하느라 과열되어 있으며, 이러한 과잉 활동성은 밤이 되어도 쉽게 가라앉지 않는다. 이 잔류하는 흥분 에너지가 뇌간의 운동 억제 회로를 교란시켜, 마비 스위치가 제대로 작동하지 않게 만드는 것이다. 그 결과 꿈속에서 일어나는 뇌의 활동이 차단막을 뚫고 그대로 근육으로 전달되어 몸이 꿈속의 격렬한 행동에 반응하게 된다.

이것은 마치 배우가 무대라는 꿈속 공간에서 연기를 하는데, 무대 밖 현실 세계와 무대를 구분 짓는 막이 사라지고 안전장치가 고장 난 것과 같다. 정상적인 경우라면 배우는 무대 위에서만 칼을 휘두르고 소리를 지르지만, 안전장치가 고장 나면 배우는 현실의 관객석으로 뛰어들어 칼을 휘두르는 위험천만한 상황이 연출된다. 렘수면행동장애 환자는 침대라는 현실의 공간에서 꿈의 상황을 그대로 연기하게 되며, 이는 자신이나 타인을 다치게 할 물리적 위험을 발생시킨다. 더욱이 예민한 뇌를 가진 사람들은 평소 불안이나 공포에 대한 감수성이 높기 때문에 꿈의 내용 또한 공격적이거나 쫓기는 내용일 확률이 높다. 따라서 그들의 행동은 더욱 과격하고 폭력적인 양상을 띠게 되며, 이는 뇌의 제어 시스템이 얼마나 심각하게 붕괴되었는지를 보여 주는 단적인 예가 된다.

■ 렘수면행동장애가 불면증을 유발하는 경로

렘수면행동장애는 그 자체로 환자에게 심각한 불면증을 유발하는 강력한 요인이 된다. 수면은 연속성이 유지될 때 비로소 회복 기능을 발휘

　　　　　　　　　　　　예민한 뇌, 이제 괜찮습니다

할 수 있다. 그러나 렘수면행동장애로 인해 환자는 잠을 자다가 갑자기 소리를 지르거나, 허공에 주먹질을 하거나, 다리를 휘두르고, 심한 경우 침대에서 뛰어내려 벽에 부딪히는 등의 격렬한 행동을 하게 된다. 이러한 행동은 환자 자신을 잠에서 깨게 만들 뿐만 아니라 동반 수면자의 수면까지 심각하게 방해한다. 자신의 움직임에 놀라 깨거나, 어딘가에 부딪혀 통증 때문에 깨는 일이 반복되면 수면은 조각조각 끊어지게 된다. 이러한 수면 분절은 뇌가 깊은 잠의 단계로 진입하여 노폐물을 청소하고 에너지를 충전하는 회복 과정을 방해한다. 밤새 잠을 잤다고 생각하지만 실제로는 뇌가 계속해서 깨어 움직인 것과 다름없기 때문에, 다음 날 극심한 주간 졸림과 피로를 느끼게 된다. 피로한 뇌는 감각 조절 능력이 떨어져 더욱 예민해지고, 이는 다시 그날 밤의 수면을 방해하는 악순환을 초래한다.

또한 더욱 심각한 점은 렘수면행동장애를 겪는 예민한 뇌를 가진 사람은 잠자리에 드는 것 자체에 대한 심리적 공포, 즉 예기 불안을 느낀다는 것이다. 잠이 들면 또다시 통제할 수 없는 행동을 하여 자신이나 가족을 다치게 할지도 모른다는 두려움은 매일 밤 침실을 공포의 공간으로 만든다. 내가 잠든 사이에 무슨 짓을 할지 모른다는 통제 상실의 두려움은 뇌의 편도체를 자극하여 교감신경계를 강력하게 활성화시킨다. 심장이 뛰고 근육이 긴장하며 뇌가 각성 상태로 돌입하게 되면, 잠을 자고 싶어도 잘 수 없는 상태가 된다. 즉, 렘수면행동장애라는 증상이 주는 2차적인 심리적 압박이 입면 장애와 수면 유지 장애라는 불면증을 직접적으로 유발하는 것이다. 뇌는 잠을 자는 행위 자체를 위험한 것으로 인식하여 무의식적으로 수면을 거부하고 얕은 수면 상태를 유지하려 든다. 이로 인해 환자는 깊은 잠에 들지 못하고 선잠을 자게 되며, 이는 다시 렘수면의 불안정성을 높여 증상을 악화시키는 요인이 된다.

■ 예민한 뇌의 만성적인 흥분과 조절 실패

예민한 뇌의 특징인 만성적인 흥분 상태는 렘수면행동장애의 발생 위험을 높이고 증상을 고착화하는 근본적인 토양이다. 예민한 뇌는 선천적으로 혹은 후천적인 스트레스로 인해 불안, 공황, 우울 등의 정서적 불안정성을 가지고 있으며, 이로 인해 신경계의 전반적인 흥분 수준이 이미 높은 상태다. 이 과도한 흥분은 깨어 있을 때뿐만 아니라 수면 중에도 지속된다. 수면은 뇌가 활동을 멈추는 것이 아니라 활동의 모드를 바꾸는 것인데, 예민한 뇌는 모드 전환이 매끄럽지 않다. 낮 동안 활활 타오르던 신경계의 불길이 밤이 되어도 꺼지지 않고 뇌간의 억제 기능에까지 영향을 미치는 것이다. 뇌간은 렘수면 단계에서 근육 마비를 유도하는 신경 경로를 작동시켜야 하는데, 과도한 흥분성 신호들이 이 경로를 방해하거나 억제 신호보다 더 강하게 작용하여 운동 명령이 새어 나가게 만든다.

또한 만성 스트레스로 인해 분비되는 코르티솔과 같은 스트레스 호르몬의 영향으로 수면 구조 자체가 불안정해진다. 렘수면 단계는 낮 동안 겪었던 감정을 처리하고 기억을 정리하는 중요한 시간이다. 그런데 스트레스와 불안이 높은 경우, 뇌는 부정적인 감정을 처리하는 데 과부하가 걸리게 된다. 꿈은 더욱 생생하고 악몽에 가까워지며, 이를 처리하는 과정에서 뇌의 활동량이 급증한다. 이때 뇌의 각성 시스템과 수면 조절 시스템 사이의 경계가 모호해지면서 렘수면행동장애와 같은 수면 각성 장애의 발현 가능성이 높아진다. 특히 예민한 뇌는 꿈의 내용에 감정적으로 더 깊이 몰입하고 반응하는 경향이 있어, 꿈속의 위협에 대해 더 즉각적이고 강력한 신체 반응을 보이기 쉽다. 이는 뇌가 수면 중에도 안심하지 못하고 끊임없이 가상의 적과 싸우고 있음을 의미한다.

■ 결론

결론적으로 렘수면행동장애는 뇌의 수면 중 근육 마비 시스템의 기능적 오류로 인해 발생하며, 예민한 뇌의 만성적인 과각성과 불안정성이 이 오류를 심화시키고 불면증을 유발하는 악순환의 고리를 만든다. 이는 단순히 잠버릇의 문제가 아니라, 뇌가 휴식 시간조차 확보하지 못하고 과열되어 있다는 명백한 신호이며, 예민한 뇌가 겪는 신경학적 통제 실패의 한 단면을 보여 준다. 따라서 이를 치료하기 위해서는 수면 환경을 안전하게 만드는 것뿐만 아니라, 낮 동안의 뇌 흥분도를 낮추고 자율신경계의 균형을 회복하여 뇌가 밤에 온전한 휴식을 취할 수 있도록 돕는 근본적인 접근이 필요하다.

브레인 포그

코로나19 팬데믹 이후로 우리는 일상생활 속에서 브레인 포그라는 단어를 심심치 않게 접하게 되었다. 머릿속에 짙은 안개가 낀 것처럼 멍하고 생각의 흐름이 명료하지 않은 상태를 묘사하는 이 용어는 엄밀하게 말해 정식 의학적 진단명은 아니다. 하지만 기억력 저하, 집중력 장애, 사고 속도 저하 등 인지 기능의 전반적인 저하를 호소하는 수많은 사람들의 주관적인 증상을 가장 적절하게 설명하는 표현으로 자리 잡았다. 예민한 뇌를 가진 사람들에게서 나타나는 브레인 포그는 단순한 피로감이나 일시적인 컨디션 난조와는 차원이 다르다. 이는 뇌가 만성적인 과부하와 염증 반응으로 인해 정보 처리 속도와 정확성이 현저하게 떨어진 상태로, 마치 고성능 컴퓨터의 중앙 처리 장치인 CPU가 과열되어 팬만 요란하게 돌아갈 뿐 프로그램이 제대로 작동하지 못하고 버벅거리는 현상과 매우 흡사하다. 뇌가 맑게 깨어 있지 못하고 뿌연 안개 속을 헤매는 듯한 이 답답함은 예민한 뇌가 겪는 신경학적 탈진의 명백한 증거이다.

■ 브레인 포그 발생의 신경학적 기전

브레인 포그가 발생하는 가장 근본적인 신경학적 원인은 뇌 속의 미세 염증과 신경 회로 연결성의 약화에 있다. 예민한 뇌는 태생적으로 혹은 환경적으로 끊임없는 스트레스와 감각 과부하에 노출되어 있어 교감신경계가 24시간 지속적으로 활성화된 상태에 놓이기 쉽다. 이러한 만성적인 긴장 상태는 체내에서 염증성 사이토카인이라는 물질의 분비를 증가시키는데, 이 염증 물질들은 혈류를 타고 뇌혈관 장벽을 통과하여 뇌 내부로 침투한다. 이때 뇌의 파수꾼이자 청소부 역할을 하는 미세아교세포가 이

   예민한 뇌, 이제 괜찮습니다

염증 신호를 감지하고 반응하게 된다. 평소 미세아교세포는 뇌 속에 쌓인 노폐물이나 손상된 세포 조각을 제거하여 신경세포가 건강하게 활동할 수 있는 환경을 만드는 이로운 역할을 수행한다. 그러나 예민한 뇌가 겪는 만성적인 스트레스 상황에서 끊임없이 밀려드는 염증 물질은 미세아교세포를 과도하게 자극하여, 이들을 본연의 임무를 망각한 공격적인 상태로 변모시킨다.

과활성화된 미세아교세포는 뇌를 보호하는 대신 엉뚱하게도 정상적인 뇌 신경세포와 시냅스를 공격하기 시작한다. 여기서 시냅스의 중요성을 이해하는 것이 브레인 포그의 실체를 파악하는 데 핵심적이다. 뇌 신경세포인 뉴런들은 서로 직접 붙어 있는 것이 아니라 시냅스라는 미세한 틈을 두고 소통한다. 한 뉴런에서 전기적 신호가 오면 시냅스 틈으로 신경전달 물질을 분비하여 다음 뉴런으로 정보를 전달하는데, 이 시냅스는 정보 전달의 다리 역할을 하는 뇌 기능의 최소 단위이다. 우리가 무엇인가를 기억하고, 집중하고, 복잡한 사고를 할 수 있는 것은 뇌 속에 존재하는 수조 개의 시냅스 연결을 통해 정보가 빠르고 정확하게 오가기 때문이다. 그런데 염증에 의해 폭주한 미세아교세포가 이 시냅스를 불필요한 구조물로 인식하여 먹어 치우거나 파괴해 버리면, 신경 회로의 연결망이 헐거워지고 끊어지게 된다. 이는 마치 잘 닦여 있던 고속도로 곳곳이 끊어지거나 좁아져서 물류 이동이 마비되는 것과 같다. 정보가 전달되는 속도가 느려지고 데이터 전송에 오류가 생기면서, 뇌는 인터넷 연결이 불안정한 컴퓨터처럼 느려지고 멍해지게 되는데, 이것이 바로 브레인 포그의 신경생리학적 실체이다.

■ 브레인 포그의 핵심은 정보 처리 용량의 초과

이러한 구조적 손상과 더불어 브레인 포그의 핵심적인 기능적 문제는 정보 처리 용량의 초과에 있다. 특히 브레인 포그는 뇌의 사령탑인 전두엽 피질이 담당하는 작업 기억력에 심각한 타격을 입힌다. 작업 기억력은 컴퓨터의 램(RAM)과 같은 역할로, 현재 입력된 정보를 잠시 저장하고 조작하여 필요한 결론을 도출하는 능력이다. 우리가 대화를 할 때 상대방의 말을 기억하고 적절한 대답을 생각하거나, 암산을 할 때 숫자를 머릿속에 띄워 두는 것이 모두 작업 기억력 덕분이다. 그러나 뇌의 염증과 만성 피로로 인해 전두엽의 기능이 떨어지면 이 작업 기억의 용량이 현저히 줄어든다. 필요한 정보를 유지하거나 저장된 정보를 제때 불러오는 능력이 약해지면서, 방금 들은 이야기를 잊어버리거나 하려던 말을 놓치는 건망증과 집중력 저하를 겪게 된다. 예민한 뇌는 안 그래도 처리해야 할 정보가 많은데, 시스템의 성능까지 저하되니 병목 현상이 발생하여 인지 기능이 전반적으로 둔화되는 것이다.

이러한 인지 기능 저하 때문에 브레인 포그 환자들은 자신이 조기 치매에 걸린 것은 아닌지 심각한 공포를 느끼기도 한다. 실제로 건망증이나 언어 능력 저하 등 겉으로 드러나는 증상은 치매나 경도인지장애와 매우 유사해 보일 수 있다. 그러나 이 둘은 그 원인과 예후에서 분명하게 구분되어야 한다. 브레인 포그는 예민한 뇌의 만성적인 스트레스, 염증, 수면 부족 등으로 인해 뇌가 과부하 되어 생긴 기능적 장애이다. 이는 주로 지금 당장의 정보를 처리하는 작업 기억력이나 주의력에 문제를 일으키며,

   예민한 뇌, 이제 괜찮습니다

뇌세포가 죽은 것이 아니라 잠시 기능이 멈추거나 둔해진 상태를 의미한다. 반면 알츠하이머병과 같은 치매는 아밀로이드 플라크나 타우 단백질 같은 독성 물질이 축적되어 뇌세포가 물리적으로 파괴되고, 기억을 저장하는 해마가 위축되는 비가역적인 구조적 장애이다.

■ 브레인 포그는 치매와는 완전히 다르다

이 두 상태를 구분하는 가장 중요한 기준은 바로 회복 가능성, 즉 가역성이다. 브레인 포그는 근본 원인인 뇌의 염증을 가라앉히고 스트레스 요인을 제거하며, 충분한 수면과 영양 섭취를 통해 뇌를 쉬게 해 주면 증상이 완전히 사라지거나 극적으로 호전될 수 있다. 끊어진 시냅스가 다시 연결되고 둔해진 신경 전달 속도가 회복될 수 있다는 뜻이다. 반면 치매는 이미 세포가 사멸하여 구조적인 변형이 왔기 때문에 현재의 의학으로는 완치가 어렵고 진행 속도를 늦추는 것이 목표가 된다. 예민한 뇌를 가진 환자가 브레인 포그를 겪을 때, 정확한 진단 없이 이를 퇴행성 뇌질환으로 오인하면 극심한 불안과 절망감에 빠져 오히려 뇌 기능을 더 악화시키는 악순환을 초래할 수 있다. 브레인 포그는 뇌가 보내는 강력한 경고 신호이지 사형 선고가 아니다. 뇌가 지금 너무 힘들어서 파업을 하겠다고 선언한 것이며, 이를 인지하고 적절한 휴식과 치료를 제공하면 언제든 다시 맑고 명료한 뇌로 돌아갈 수 있다는 희망을 가지는 것이 무엇보다 중요하다.

■ 결론

　결론적으로 예민한 뇌에서 발생하는 브레인 포그는 과도한 스트레스와 염증 반응으로 인해 미세아교세포가 폭주하여 시냅스 연결을 약화시키고 전두엽의 정보 처리 능력을 마비시킨 결과물이다. 이는 치매와 달리 가역적인 기능 저하 상태이므로, 뇌의 과부하를 해소하고 염증을 줄이는 생활 습관과 치료를 통해 충분히 회복 가능한 증상임을 이해해야 한다.

하지불안증후군

　하지불안증후군(Restless Legs Syndrome, RLS), 의학 용어로 RLS라고 불리는 이 질환은 밤이 되면 다리에 찾아오는 불청객과도 같다. 주로 다리를 가만히 두지 못하겠다는 참을 수 없는 충동과 함께 다리 근육 깊숙한 곳에서 말로 표현하기 힘든 불편하고 불쾌한 감각이 나타나는 것이 특징인 신경계 질환이다. 환자들은 이 느낌을 다리 안에서 벌레가 스멀스멀 기어가는 것 같다거나, 탄산음료의 기포가 터지는 것처럼 혈관 속에서 무엇인가 끓어오르는 것 같다고 표현하기도 하며, 때로는 전기가 흐르듯 찌릿하거나 뼈가 시리다고 호소하기도 한다. 중요한 점은 이러한 증상이 낮에 활동할 때는 잠잠하다가, 하루 일과를 마치고 휴식을 취하려 하거나 잠을 자기 위해 자리에 누웠을 때 비로소 극심해진다는 것이다. 다리를 움직이거나 주무르면 일시적으로 증상이 사라지기 때문에 환자들은 밤새

　　　　　　　　　　　예민한 뇌, 이제 괜찮습니다

뒤척이거나 일어나서 걸어 다녀야만 한다. 이는 심각한 수면 장애를 초래하며, 결과적으로 삶의 질을 바닥으로 떨어뜨린다. 예민한 뇌의 관점에서 하지불안증후군을 바라볼 때, 이것은 단순히 다리의 문제가 아니다. 이는 도파민 조절 회로의 선천적 혹은 후천적 취약성과 예민한 뇌가 가진 만성적인 교감신경계 과각성 상태가 결합하여 발생하는 수면 관련 운동 장애이자, 뇌가 보내는 강력한 구조 신호로 해석해야 한다.

■ 하지불안증후군의 핵심적인 신경학적 원인

하지불안증후군이 발생하는 가장 근본적이고 핵심적인 신경학적 원인은 뇌의 운동 조절 시스템, 그중에서도 도파민 시스템의 기능 이상에 있다. 우리 뇌의 중뇌에는 흑질이라는 부위가 존재하는데, 이곳의 신경세포들은 도파민이라는 신경전달물질을 생성하여 기저핵으로 쏘아 보낸다. 기저핵은 대뇌피질 아래 깊숙한 곳에 위치하여 우리가 원하는 움직임을 부드럽게 시작하게 하고, 원하지 않는 불필요한 움직임은 억제하여 멈추게 하는 운동 조절의 관제탑 역할을 수행한다. 또한 도파민은 운동 조절뿐만 아니라 뇌의 보상 회로와 동기 부여에도 핵심적인 역할을 하는 물질이다. 우리가 어떤 행동을 했을 때 만족감을 느끼거나 의욕을 갖게 되는 것은 도파민 덕분이다. 그런데 하지불안증후군 환자의 경우, 이 정교한 도파민 시스템에 오류가 발생한다.

연구에 따르면 하지불안증후군 환자들은 도파민을 받아들이는 수용체의 기능이 저하되어 있거나, 도파민 생성에 필수적인 철분이 뇌 속에서 결핍되어 있는 경우가 많다. 특히 주목해야 할 점은 도파민 분비의 일주기 리듬이다. 정상적인 뇌에서도 도파민 분비량은 아침에 가장 높고 저녁이 되면서 서서히 감소하여 밤에는 최저치에 도달한다. 이는 뇌가 활동을 멈추고 휴식을 취하게 만드는 자연스러운 생체 리듬이다. 하지만 예민한 뇌가 도파민 조절 시스템에 취약성을 가지고 있다면 이야기가 달라진다. 저녁 시간대에 도파민 수치가 떨어질 때, 그 하락 폭이 너무 크거나 혹은 줄어든 도파민 양을 뇌가 감당하지 못하고 기능 부전에 빠지게 되는 것이다. 도파민은 기저핵에서 불필요한 감각 신호를 차단하고 움직임을 억제하는 문지기 역할을 하는데, 밤이 되어 도파민이라는 문지기가 사라지거나 힘을 잃으면 억제되어야 할 감각 신호들이 통제 없이 뇌로 쏟아져 들어오게 된다.

이 상황을 비유하자면 거대한 댐의 수문을 조절하는 시스템이 고장 난 것과 같다. 낮 동안에는 수문이 튼튼하게 닫혀 있어 물이 새지 않지만, 밤이 되어 수압이 바뀌거나 관리자가 퇴근하면 낡은 수문 틈으로 물이 콸콸 새어 나오는 것이다. 여기서 물은 다리를 움직이고 싶은 충동과 불쾌한 감각이다. 뇌의 전두엽은 이제 그만 자야 하니 움직이지 말라고 명령을 내리지만, 기저핵의 도파민 시스템이 제대로 작동하지 않아 그 명령을 수행할 수 없다. 통제력이 약해진 틈을 타 원하지 않는 충동이 물처럼 다리 신경을 타고 흘러내려 가고, 환자는 자신의 의지와 상관없이 다리를 움직여야만 그 압력을 해소할 수 있게 된다. 이는 뇌가 운동을 계획하고 실행하는 회로와 감각을 처리하는 회로 사이의 연결이 도파민 부족으로 인해 일시적으로 합선된 상태라고 볼 수 있다. 따라서 하지불안증후군 환자에게 도파민 작용제(Agonist)를 투여하면 증상이 드라마틱하게 호전되는 것은 바로 이러한 기전을 증명한다.

■ 예민한 뇌가 하지불안증후군을 유발하는 이유

하지불안증후군은 그 자체로 수면을 파괴하는 대표적인 질환이며, 이는 예민한 뇌가 가진 다른 증상들을 도미노처럼 무너뜨려 악화시키는 거대한 악순환의 시작점이 된다. 예민한 뇌를 가진 사람들은 안 그래도 외부 자극에 민감하여 잠들기 어려워하는데, 하지불안증후군이 찾아오면 수면의 시작 자체가 불가능해진다. 다리의 불쾌감을 없애기 위해 계속 뒤척이거나, 심하면 침대에서 일어나 앉았다 일어났다를 반복하거나 집안을 걸어 다녀야 한다. 겨우 잠이 든다고 해도 문제다. 하지불안증후군은 수면 중에도 주기적 사지 운동장애를 동반하는 경우가 많은데, 이는 잠자는 동안 다리가 저절로 툭툭 튀거나 떨리는 증상이다. 이로 인해 뇌는 깊은 잠 단계인 서파 수면으로 진입하지 못하고 얕은 잠을 자거나 수시로 미세 각성 상태에 빠지게 된다.

이러한 수면의 분절과 박탈이 반복되면 만성적인 수면 부족 상태가 고착화된다. 수면 부족은 예민한 뇌에게 가장 치명적인 독소이다. 잠을 자는 동안 뇌는 노폐물을 청소하고 에너지를 재충전하며, 특히 전두엽의 기능을 회복시킨다. 전두엽은 감정을 조절하고 충동을 억제하며 스트레스를 견디게 하는 뇌의 사령관이다. 그러나 수면 부족으로 전두엽이 기능을 회복하지 못하면, 다음 날 뇌는 더욱 예민해지고 감정 조절 능력이 현저히 떨어진다. 작은 자극에도 짜증이 나고, 불안감이 증폭되며, 스트레스에 대한 내성이 바닥으로 떨어진다. 이렇게 높아진 예민도는 다시 그날 밤의 수면을 방해하고 도파민 시스템을 더욱 불안정하게 만들어 하지불안증후군 증상을 악화시키는 악순환의 고리를 완성한다.

또한 예민한 뇌와 하지불안증후군의 연결 고리는 자율신경계의 불균형에서 찾을 수 있다. 예민한 뇌는 태생적으로 위협에 민감하게 반응하도록 설계되어 있어, 만성적인 스트레스와 불안 상황에서 밤이 되어도 교감신경계가 꺼지지 않고 고도로 활성화된 상태를 유지한다. 정상적인 상태라면 밤에는 부교감신경이 우위가 되어 심박수가 떨어지고 근육이 이완되며 뇌가 휴식 모드로 전환되어야 한다. 그러나 예민한 뇌는 밤에도 맹수 앞에 선 것처럼 긴장 상태를 풀지 못한다. 몸이 계속 긴장된 상태를 유지하면 근육 내에 에너지가 축적된다. 하지불안증후군은 뇌가 이 해소되지 않은 잉여 긴장 에너지를 처리하는 과정에서 나타나는 현상으로 볼 수 있다. 뇌는 이 불편한 긴장감을 해소하기 위해 가장 긴 신경과 큰 근육을 가진 다리를 통해 에너지를 배출하려 한다. 다리를 움직이고 터는 행위는 일종의 방전 과정인 셈이다.

더욱이 하지불안증후군 환자들은 밤이 오는 것을 두려워하게 된다. '오늘도 다리가 저려서 못 자면 어떡하지'라는 예기 불안은 뇌의 편도체를 자극하여 교감신경계를 더욱 강력하게 활성화시킨다. 이 불안 자체가 뇌의 도파민 시스템을 억제하고 근육의 긴장도를 높여 증상을 더욱 심하게 만든다. 심리적인 불안이 신경학적인 증상을 만들고, 그 증상이 다시 심리적인 불안을 증폭시키는 심리 신경학적 악순환이 형성되는

　　　　　　　　　　　　예민한 뇌, 이제 괜찮습니다

것이다. 예민한 뇌는 이 고리 안에서 밤마다 고통스러운 전쟁을 치르게 된다.

■ 하지불안증후군은 감각을 증폭시킨다

예민한 뇌는 외부의 자극뿐만 아니라 자신의 몸 내부에서 일어나는 감각, 즉 내수용 감각에도 과도하게 반응하는 특징이 있다. 하지불안증후군 환자들이 호소하는 다리의 감각은 통증이라기보다는 기분 나쁜 불편함에 가깝지만, 예민한 뇌를 가진 환자들에게는 이것이 극심한 고통으로 다가온다. 벌레가 기어가는 듯한 느낌, 혈관이 터질 것 같은 압박감, 뼈가 간지러운 듯한 저릿함은 말초 신경에서 보내는 미세한 이상 신호일 수 있다. 일반적인 뇌라면 약간 불편하네 하고 무시하거나 자세를 바꾸는 정도로 넘어갈 수 있는 신호들이다.

그러나 예민한 뇌의 감각 처리 시스템은 이 미세한 신호를 증폭기처럼 확대시킨다. 뇌의 시상은 감각 정보를 걸러 내는 필터 역할을 하는데, 예민한 뇌에서는 이 필터가 고장 나 사소한 감각 정보까지 모두 대뇌피질로 올려 보낸다. 대뇌피질, 특히 감각을 느끼는 체성감각피질과 감정을 담당하는 변연계가 과활성화되면, 다리에서 올라오는 작은 신호는 견딜 수 없는 고문과 같은 고통 신호로 해석된다. 환자가 느끼는 그 끔찍한 감각은 다리 자체가 망가져서 생기는 것이 아니라, 뇌가 그 신호를 해석하는 과정에서 과도한 의미를 부여하고 증폭시켰기 때문에 발생하는 것이다. 따라서 예민한 뇌를 가진 하지불안증후군 환자의 치료는 단순히 다리의 감각을 없애는 것에 그치지 않고, 뇌가 신체 감각을 해석하는 민감도를 낮추는 훈련이 반드시 병행되어야 한다.

■ **결론**

결국 하지불안증후군은 예민한 뇌의 도파민 조절 시스템이 가진 선천적, 후천적 취약성과 만성적인 스트레스로 인한 교감신경계의 과각성이 결합하여 발생하는 복합적인 질환이다. 이는 뇌가 밤에도 진정하지 못하고 축적된 긴장 에너지를 다리 신경을 통해 강박적으로 방출하는 현상으로 볼 수 있다. 따라서 이를 극복하기 위해서는 부족한 도파민을 보충하는 약물 치료뿐만 아니라, 뇌의 과열된 흥분을 가라앉히고 자율신경계의 균형을 회복하여 뇌가 스스로 밤의 휴식을 받아들일 수 있도록 돕는 근본적인 접근이 필요하다. 뇌가 편안해져야 비로소 다리도 춤을 멈추고 쉴 수 있기 때문이다.

화병

화병(Hwabyung)은 한국 문화권에서만 관찰되는 독특한 형태의 정신의학적 증후군으로 오랜 기간 동안 억압된 분노와 해소되지 않은 스트레스가 임계점을 넘어 신체적 정신적 증상으로 폭발하는 현상을 말한다. 미국 정신의학회에서도 한국어 발음 그대로 화병(Hwabyung)으로 표기

     예민한 뇌, 이제 괜찮습니다

할 만큼 그 문화적 특수성을 인정받고 있다. 서양 의학의 관점에서 화병은 우울장애의 우울감과 불안장애의 초조함 그리고 신체형 장애의 다양한 통증들이 복합적으로 뒤섞인 형태로 나타난다. 하지만 예민한 뇌의 관점에서 이를 분석하면 화병은 과도한 정서적 민감성을 가진 뇌가 감정 조절에 실패하면서 발생한 에너지가 만성적인 자율신경계 과부하로 이어져 결국 억눌린 감정이 신체라는 스크린에 투사되는 극단적인 신체화 현상으로 정의할 수 있다. 즉 화병은 마음의 병이 몸의 병으로 전환되는 가장 극적인 사례이자 예민한 뇌가 감당할 수 없는 감정적 압력을 견디다 못해 터뜨리는 비명과도 같다.

■ 화병 발생의 신경학적 기전

화병 발생의 신경학적 기전을 깊이 들여다보면 그 중심에는 전두엽 기능의 처절한 실패가 자리 잡고 있다. 예민한 뇌를 가진 사람들은 타인의 시선이나 사회적 기대 그리고 관계의 조화에 대해 본능적으로 민감하게 반응한다. 이들은 자신의 분노나 좌절감을 있는 그대로 표출했을 때 발생할 갈등이나 비난을 두려워하기 때문에 부정적인 감정을 외부로 내보내지 않고 무의식적으로 내면에 억압하는 방어 기제를 선택한다. 분노와 같은 강렬한 감정은 뇌의 깊은 곳에 있는 편도체를 활성화시켜 비상경보를 울리는데 이성적인 사고를 담당하는 전두엽 피질은 이 경보를 끄기 위해 막대한 에너지를 사용하여 감정을 억누른다. 그러나 억압이 일시적인 것이 아니라 수년 혹은 수십 년간 지속되면 전두엽은 과부하 상태에 빠져 더 이상 감정을 통제할 수 없는 지경에 이른다. 이는 마치 뜨거운 증기가 가득 찬 압력밥솥의 배출 밸브가 고장 나 증기가 빠져나가지 못하고 내부 압력만 위험 수위까지 계속 쌓이는 상황과 같다. 결국 견디다 못한 뇌의 시스템이 붕괴되면서 억눌린 에너지가 화산처럼 터져 나오는 것이다. 전두엽은 감정을 조절하고 충동을 억제하며 미래를 계획하는 뇌의 사령탑이다. 하지만 화병 환자의 경우 이 사령탑이 억압이라는 단 하나의 임무에 모든 자원을 쏟아붓느라 다른 기능을 수행할 여력을 상실하게 된다. 이로 인해 사소한 일에도 짜증이 나거나 기억력이 저하되고 판단력이 흐려지는 인지 기능의 문제까지 동반하게 된다.

또한 분노 억압으로 인한 만성적인 스트레스는 우리 몸의 스트레스 조절 축인 시상하부 뇌하수체 부신 축, 즉 HPA 축을 쉬지 않고 가동하게 만든다. 이로 인해 코르티솔과 같은 스트레스 호르몬이 과다 분비되는데 적당한 코르티솔은 생존에 도움을 주지만 과도한 양은 뇌에 독소로 작용한다. 고농도의 코르티솔은 감정 조절과 기억을 담당하는 해마와 전두엽의 신경세포를 손상시키고 반대로 공포와 분노를 담당하는 편도체의 연결성은 더욱 강화한다. 코르티솔은 마치 뇌 속에 뿌려지는 독성 물질과 같아서 신경세포의 가지를 위축시키고 새로운 신경세포의 생성을 방해한다. 특히 감정의 브레이크 역할을 하는 전두엽과 해마가 손상되면 뇌는 스트레스 반응을 스스로 멈출 수 없는 상태가 된다. 결국 신경계는 사소한 자극에도 흥분하고 분노하는 상태로 고착되어 환자는 자신의 의지로 화를 참을 수 없는 상태가 되어 버린다. 이는 단순히 성격이 나빠진 것이 아니라 뇌의 구조와 기능이 스트레스 호르몬에 의해 물리적으로 변화했음을 의미한다.

     예민한 뇌, 이제 괜찮습니다

■ 화병은 며느리병이라고 불리었다

　화병이 과거에 며느리병이라고 불렀던 이유는 이 질환이 주로 여성 그 중에서도 며느리라는 특수한 사회적 위치와 깊은 관련이 있었기 때문이다. 전통적인 유교 가부장제 사회에서 여성 특히 시댁 식구들과 함께 사는 며느리는 자신의 감정을 솔직하게 표현하는 것이 금지되었다. 억울함이나 분노 그리고 서운함 같은 감정들은 입 밖으로 나오지 못하고 가슴속에 켜켜이 쌓여야만 했다. 예민한 뇌를 가진 여성들은 타인의 비난이나 관계의 단절에 더욱 민감하게 반응하기 때문에 생존을 위해 본능적으로 더욱 철저하게 감정을 억누르려 노력했다. 이들에게 감정 표출은 곧 사회적 생존을 위협받는 행위로 인식되었기 때문이다. 감정을 억제하는 것은 수동적인 참음이 아니라 뇌가 막대한 에너지를 소모하는 능동적인 노동이다. 화가 나는 상황에서도 웃어야 하고 억울해도 침묵해야 하는 상황은 뇌에게 서로 모순되는 명령을 동시에 수행하라고 강요하는 것과 같다. 이 과정에서 감정 억제의 사령탑인 전두엽은 만성적인 과부하로 인해 지치고 기능이 약해진다. 배출되지 못한 감정적 압력은 사라지는 것이 아니라 뇌와 신체 내부를 떠돌며 압력을 높이고 결국 고장 난 증기 밸브처럼 신체의 가장 약한 곳을 뚫고 증상으로 나타나게 되는 것이다. 현대 사회에서는 며느리뿐만 아니라 직장 상사와의 관계에서 감정을 억누르는 직장인이나 감정 노동자 들에게서도 이러한 화병의 양상이 빈번하게 나타나고 있다. 이는 화병이 특정 성별이나 역할의 문제가 아니라 권력 관계 속에서 발생하는 감정의 억압과 뇌의 예민함이 결합된 보편적인 신경학적 현상임을 시사한다.

■ 화병은 대표적인 심신 상관 질환

화병은 억압된 감정이 신체 증상으로 변환되는 대표적인 심신 상관 질환이다. 화병 환자들이 가장 많이 호소하는 증상은 가슴이 답답하거나 무언가 치밀어 오르는 느낌 그리고 명치 밑의 묵직한 통증과 얼굴로 확 달아오르는 열감 등이다. 환자들은 흔히 가슴속에 뜨거운 불덩이가 들어 있다고 표현하거나 돌덩이가 얹혀 있어 숨을 쉴 수 없다고 말한다. 이는 단순한 기분 탓이나 비유적인 표현이 아니라 억압된 분노가 자율신경계를 통해 몸으로 표출된 실제적인 생리적 신호이다. 예민한 뇌가 분노를 억제하는 동안 교감신경계는 비상사태를 선포하고 신체를 전투 모드로 전환한다. 지속적인 교감신경계의 활성화는 심장 박동을 빠르게 하고 혈관을 수축시키며 심장과 폐 주변의 갈비뼈 사이 근육들을 긴장시킨다. 늑간근이라 불리는 이 근육들이 보이지 않는 끈으로 팽팽하게 묶인 듯 수축하면서 실제로 흉곽의 움직임을 제한하기 때문에 환자는 물리적으로 숨이 차고 답답함을 느끼게 된다. 또한 횡격막의 긴장은 호흡을 얕게 만들고 복강 내 압력을 높여 소화불량과 같은 위장 장애를 동반하게 만든다.

한의학에서는 이러한 화병의 병리를 간울이라는 개념으로 설명한다. 한의학에서 간은 소통과 배설을 주관하여 기의 흐름을 원활하게 하는 장기인데 억울한 감정이나 분노가 해소되지 않으면 간의 기운이 뭉치고 막히게 된다. 이렇게 울체된 기운은 오래되면 열로 변하는 성질이 있어 간울화화, 즉 간의 울체가 불이 되어 위로 치솟는 현상을 만든다. 이는 서양의학에서 말하는 자율신경실조증의 교감신경 폭주 현상과 정확히 일치한

　　　　　　　　　　　　　예민한 뇌, 이제 괜찮습니다

다. 교감신경이 과도하게 항진되면 혈액이 머리와 상체로 쏠리면서 얼굴이 붉어지고 열이 나는 상열감이 발생한다. 환자들은 얼굴이 화끈거리고 눈이 충혈되며 머리가 지끈거리는 두통을 호소한다. 반대로 하체와 소화기관으로는 혈액이 가지 않아 손발이 차가워지고 아랫배가 냉해지는 하한 증상이 나타난다. 인체의 에너지 분포가 위는 뜨겁고 아래는 차가운 극단적인 불균형 상태에 놓이게 되는 것이다.

지속된 분노와 스트레스는 코르티솔 분비를 촉진하고 이에 따라 식도 주변의 근육과 횡격막이 과도하게 긴장하여 목에 무언가 걸린 듯한 이물감인 매핵기 증상을 만든다. 환자들은 목에 가시가 걸린 것 같거나 솜뭉치가 막혀 있는 것 같아 뱉으려 해도 뱉어지지 않고 삼키려 해도 삼켜지지 않는 답답함을 호소한다. 이비인후과 검사상으로는 아무런 이상이 없지만 환자가 느끼는 감각은 실재한다. 이는 스트레스로 인해 식도 괄약근이 과도하게 수축하거나 경련을 일으키기 때문이다. 또한 위장 운동을 멈추게 하여 명치의 통증과 소화불량을 유발한다. 위장은 자율신경계의 영향을 가장 많이 받는 장기 중 하나이다. 교감신경이 항진되면 위장으로 가는 혈류가 줄어들고 위장 운동이 억제되어 음식물이 소화되지 않고 정체된다. 명치 밑이 돌처럼 딱딱하게 굳어 있고 누르면 극심한 통증을 느끼는 것은 바로 이러한 기전 때문이다.

■ 화병의 신체화 증상은 사실 다양하다

화병의 신체화 증상은 예민한 뇌가 언어로 표현하지 못한 감정을 신체적 언어로 대신 표현하는 방식이라고 볼 수 있다. 얼굴과 상체에 열이 오르는 것은 분노의 에너지가 갈 곳을 잃고 위로 치솟는 것이며 위장에 음식물이 정체되고 명치가 아픈 것은 감정을 소화시키지 못한 상태를 반영한다. 또한 긴장과 분노가 해소되지 않아 뇌가 각성 상태를 유지하면서 불면증과 잦은 악몽에 시달리게 된다. 밤이 되어도 교감신경의 스위치가 꺼지지 않아 뇌는 쉴 새 없이 생각의 꼬리를 물고 억울했던 일들을 되새김질한다. 잠이 들더라도 얕은 잠을 자거나 꿈속에서도 싸우고 도망치는 꿈을 꾸며 뇌는 휴식을 취하지 못한다. 환자는 몸이 아파서 병원을 찾지만 검사상으로는 아무런 이상이 없다는 말을 듣기 일쑤다. 이는 기질적인 세포의 손상이 아니라 신경 에너지의 흐름이 막히고 꼬인 기능적인 문제이기 때문이다. 보이지 않는 신경의 과부하가 보이는 육체의 고통으로 치환된 것이 바로 화병의 실체이다.

■ 결론

결론적으로 화병은 유전적으로 감수성이 풍부하고 예민한 뇌를 가진 사람이 자신의 감정을 표현하는 것을 허락하지 않는 강한 사회적 억압이라는 환경과 맞물려 발생한 비극적인 결과물이다. 전두엽의 감정 조절 기능이 마비되면서 처리되지 못한 스트레스와 분노가 자율신경계라는 통로를 타고 흘러넘쳐 결국 신체에 물리적인 고통으로 표출되는 심신 상관 질환의 가장 대표적이고 명확한 예시라고 할 수 있다. 화병을 치료하기 위해서는 단순히 신체 증상을 완화하는 것을 넘어 뇌의 과열된 전두엽을 식히고 자율신경계의 균형을 회복하며 억압된 감정을 안전하게 해소할 수 있는 통합적인 접근이 필요하다.

분노조절장애(간헐적 폭발장애)

우리는 살아가면서 누구나 화가 나는 상황을 마주한다. 버스를 놓쳤을 때, 컴퓨터가 갑자기 멈췄을 때, 혹은 누군가 무례한 말을 했을 때 짜증이 나고 화가 치미는 것은 지극히 자연스러운 감정 반응이다. 하지만 대부분의 사람들은 이 화를 적절히 조절하고 상황에 맞게 표현하거나 삭일 줄 안다. 그런데 어떤 사람들은 아주 사소한 자극에도 마치 핵폭탄이 터지듯 걷잡을 수 없는 분노를 폭발시킨다. 운전 중 끼어든 차에 고래고래 소리를 지르며 보복 운전을 하거나, 게임에서 졌다고 키보드를 부수고, 가족의 말 한마디에 식탁을 뒤엎는 행동들이 그 예다. 이러한 행동이 반복적으로 나타나 일상생활과 대인관계에 심각한 문제를 일으키는 경우, 우리는 이를 '간헐적 폭발 장애(Intermittent Explosive Disorder, IED)'라고 부른다. 흔히 '분노 조절 장애'라고 알려진 이 질환은 단순히 성격이 급하거나 참을성이 없는 문제가 아니다. 예민한 뇌의 관점에서 볼 때, 분노조절장애는 감정의 브레이크가 고장 나고 엔진이 과열되어 아주 작은 불씨에도 대형 화재가 발생하는 뇌의 기능적 오작동 상태이다.

■ 분노조절장애 발생의 신경학적 기전

분노조절장애가 발생하는 신경학적 기전을 이해하기 위해서는 뇌 속에서 감정과 이성이 어떻게 줄다리기를 하는지 살펴보아야 한다. 우리 뇌에는 공포, 불안, 분노와 같은 원초적인 감정을 만들어 내는 '변연계', 그중에서도 핵심적인 '편도체'가 있다. 편도체는 위협을 감지하면 즉각적으로 비상벨을 울려 몸을 전투 태세로 전환한다. 반면, 이마 쪽에 위치한 '전두엽', 특히 '전전두엽 피질'은 이성적인 사고와 판단을 담당하며 편도체의 과도한 흥분을 억제하는 브레이크 역할을 한다. 정상적인 뇌에서는 편도체가 "화가 난다!"고 외치면 전전두엽이 "진정해, 별일 아니야. 여기서 화를 내면 곤란해져"라고 다독이며 감정을 조절한다.

하지만 예민한 뇌를 가진 분노조절장애 환자들의 뇌에서는 이 시스템이 붕괴되어 있다. 첫째, 편도체의 반응성이 비정상적으로 높다. 이들은 타인의 중립적인 표정을 적대적인 것으로 오해하거나, 사소한 불편함을 자신에 대한 공격으로 받아들이는 경향이 있다. 즉, 편도체가 너무 예민해서 굳이 울리지 않아도 될 비상벨을 수시로 울려 대는 것이다. 둘째, 더 심각한 문제는 전전두엽의 억제 기능이 현저히 떨어져 있다는 점이다. MRI 연구 결과들에 따르면, 간헐적 폭발 장애 환자들은 전전두엽의 회백질 부피가 일반인보다 작거나, 편도체와 전전두엽을 연결하는 신경 회로의 활성도가 약한 것으로 나타났다. 이는 감정의 폭주를 막아 줄 브레이크 패드가 닳아 없어져 버린 자동차와 같다. 편도체가 엑셀을 밟아 속도를 높이는데 브레이크가 말을 듣지 않으니, 분노라는 차는 통제 불능의

    예민한 뇌, 이제 괜찮습니다

상태로 질주하여 충돌 사고를 일으키게 되는 것이다.

또한 신경전달물질의 불균형도 중요한 원인이다. 감정을 차분하게 가라앉히고 충동을 조절하는 '세로토닌' 시스템의 기능 저하는 공격적인 행동과 밀접한 관련이 있다. 세로토닌 수치가 낮으면 뇌는 충동을 억제하는 힘을 잃고, 작은 자극에도 공격적으로 반응하게 된다. 반대로 뇌를 흥분시키는 도파민이나 노르에피네프린의 수치가 급격하게 오르내리는 것 또한 감정의 널뛰기를 유발한다. 즉, 간헐적 폭발 장애는 뇌의 하드웨어(전두엽과 편도체의 연결성)와 소프트웨어(신경전달물질) 모두에 오류가 생겨 발생하는 신경생물학적 질환인 것이다.

■ 퇴근 후 집에 돌아온 아이 아빠가 불같이 화를 내는 이유

예민한 뇌를 가진 사람들은 일상생활에서 끊임없이 쏟아지는 감각 정보와 감정 자극들을 처리하느라 뇌가 항상 과부하 상태에 놓여 있다. 시끄러운 소리, 밝은 빛, 불편한 옷의 감촉, 타인의 시선 등 일반인들은 무시하고 지나가는 자극들까지 모두 뇌가 처리해야 할 숙제로 받아들이기 때문이다. 이렇게 뇌의 에너지가 바닥나 있으면, 정작 감정을 조절해야 할 결정적인 순간에 쓸 에너지가 남아 있지 않게 된다. 이를 '자아 고갈(Ego Depletion)'이라고 한다.

퇴근 후 집에 돌아와 아이가 물을 엎지른 사소한 실수에 불같이 화를 내는 아빠를 상상해 보자. 그는 나쁜 아빠라서가 아니라, 직장에서 업무와 상사의 눈치를 보느라 뇌의 조절 에너지를 모두 써 버렸기 때문에, 집에 돌아와서는 전두엽이 파업을 선언한 것이다. 분노조절장애 환자들의 뇌는 마치 용량이 꽉 찬 스마트폰과 같다. 이미 메모리가 가득 차서 버벅 거리는 상태인데, 거기에 앱 하나를 더 실행시키려 하면 시스템이 멈추 거나 튕겨 나가 버리는 것이다. 분노 폭발은 뇌가 더 이상의 자극을 감당 할 수 없어 "나도 이제 몰라!" 하고 셧다운을 선언하며 내지르는 비명과 도 같다.

■ 분노는 학습되고 강화된다

뇌 가소성 원리에 따르면, 우리 뇌는 자주 사용하는 회로를 더욱 강화 하고 발달시킨다. 화를 내는 것도 일종의 습관이자 학습된 반응이 될 수 있다. 예민한 뇌를 가진 사람이 스트레스 상황에서 분노를 폭발시켰을 때, 일시적으로 긴장이 해소되거나 상대방이 내 뜻대로 움직여 주는 '보 상'을 경험하게 되면 뇌는 이 패턴을 학습한다. "아, 화를 내니까 답답함이 풀리는구나", "소리를 지르니까 상황이 통제되는구나"라고 잘못된 인식을 갖게 되는 것이다. 이렇게 되면 뇌는 스트레스 상황이 닥칠 때마다 다른 해결책을 찾기보다는 가장 빠르고 익숙한 길인 '분노 폭발'이라는 고속도 로를 타게 된다. 반복될수록 이 도로는 점점 넓고 탄탄해져서, 나중에는 본인의 의지로도 멈출 수 없는 자동 반사적인 반응이 되어 버린다. 처음 에는 참다가 터졌던 화가, 나중에는 참을 새도 없이 터져 나오는 이유가 바로 여기에 있다.

예민한 뇌, 이제 괜찮습니다

■ 분노조절장애는 단순히 화를 잘 내는 성격이 아니다

분노조절장애는 단순히 화를 잘 내는 성격의 문제가 아니다. 이는 환자 자신뿐만 아니라 주변 사람들의 삶까지 파괴하는 심각한 질환이다. 분노가 폭발하는 그 짧은 순간, 환자는 이성을 잃고 폭언이나 폭력을 행사하거나 물건을 부수게 된다. 그리고 폭발이 지나간 뒤에는 극심한 후회와 죄책감, 수치심에 시달린다. "내가 왜 그랬을까", "나는 구제불능이야"라는 자책은 우울증과 불안장애를 불러오고, 이는 다시 뇌를 예민하게 만들어 분노의 역치를 낮추는 악순환을 만든다.

가족이나 친구, 직장 동료들은 환자의 예측 불가능한 분노 때문에 늘 살얼음판을 걷는 듯한 긴장감 속에 살아야 한다. 언제 터질지 모르는 시한폭탄과 함께 사는 것과 같기에, 관계는 단절되고 환자는 결국 사회적으로 고립되게 된다. 또한 잦은 분노 폭발은 교감신경계를 과도하게 흥분시켜 고혈압, 심장병, 뇌졸중과 같은 심혈관계 질환의 위험을 높이고, 면역력을 떨어뜨려 각종 신체 질환의 원인이 되기도 한다. 화병이 억눌린 분노가 안으로 터져 몸을 망가뜨리는 것이라면, 분노조절장애는 밖으로 터져 관계와 삶을 망가뜨리는 것이다.

■ 결론

결론적으로 분노조절장애는 예민한 뇌를 가진 사람이 감정의 홍수 속에서 둑이 무너져 내리는 현상이다. 편도체의 과민한 경보 시스템과 전두엽의 허약한 제어 시스템이 맞물려, 작은 자극에도 감정의 뇌관이 터져 버리는 것이다. 이는 단순히 참을성을 기르라고 강요해서 해결될 문제가 아니다. 고장 난 브레이크를 수리하고 과열된 엔진을 식히는 과학적이고 체계적인 접근이 필요하다. 약물 치료를 통해 신경전달물질의 균형을 맞추고, 인지행동치료를 통해 분노 유발 사고를 교정하며, 뇌파 훈련(뉴로피드백)이나 명상을 통해 전두엽의 기능을 강화하는 등 뇌를 직접적으로 변화시키는 훈련이 병행되어야 한다. 분노는 에너지가 넘쳐서 생기는 것이 아니라, 조절할 에너지가 부족해서 생기는 병임을 이해하는 것이 치유의 첫걸음이다.

자율신경실조증

우리는 매일 아침 눈을 뜨고 숨을 쉬며, 밥을 먹고 소화시키고, 춥거나 더울 때 체온을 조절하며 살아간다. 이 모든 생명 활동은 우리의 의지와는 상관없이 몸속에서 자동으로 일어나는 기적과도 같은 일들이다. 심장을 멈추게 하거나 위장의 운동 속도를 마음대로 조절할 수 없는 것은, 이 모든 기능이 '자율신경계'라는 정교한 자동 제어 시스템에 의해 통제되기 때문이다. 자율신경계는 마치 고층 빌딩의 중앙 통제실처럼 24시간 불을 밝히고 우리 몸의 항상성을 유지하기 위해 쉴 새 없이 작동한다. 이 시스템은 크게 엑셀 역할을 하는 '교감신경'과 브레이크 역할을 하는 '부교감신경'으로 나뉘어 시소처럼 균형을 이루며 생명을 조율한다. 하

   예민한 뇌, 이제 괜찮습니다

지만 예민한 뇌를 가진 사람들은 이 정교한 균형이 무너져 있는 경우가 대부분이다. 바로 '자율신경실조증'이라는 이름으로 찾아오는 신경계의 대혼란이다.

자율신경실조증은 교감신경과 부교감신경의 조절 능력이 상실되어 신체의 여러 장기들이 기능적으로 오작동하는 상태를 말한다. 하지만 예민한 뇌의 관점에서 이를 분석하면, 자율신경실조증은 뇌가 세상의 자극을 과도한 위협으로 인식하여 몸에게 끊임없이 '전투 태세'를 유지하라고 명령하는 만성적인 과부하 상태로 정의할 수 있다. 즉, 뇌의 잘못된 경보가 몸 전체를 전쟁터로 만들어 버린 것이다.

■ 자율신경실조증 발생의 신경학적 기전

예민한 뇌가 자율신경실조증을 유발하는 기전을 들여다보면, 그 중심에는 뇌의 위협 감지 센터인 '편도체'의 과민성이 자리 잡고 있다. 예민한 뇌를 가진 사람들은 선천적으로 감각의 역치가 낮아, 일반적인 뇌가 무시할 수 있는 소음이나 빛, 혹은 타인의 사소한 표정 변화나 업무적인 압박감조차 생존을 위협하는 '비상 상황'으로 인식한다. 뇌가 위험을 감지하면 시상하부는 즉각적으로 교감신경계를 풀가동시킨다. 원시 시대에 맹수에게 쫓길 때처럼 심장을 빨리 뛰게 하고, 근육을 긴장시키며, 동공을 확장시켜 싸우거나 도망칠 준비를 하는 것이다. 이것이 바로 '투쟁-도피 반응'이다.

문제는 실제 맹수가 없는데도 예민한 뇌가 24시간 내내 허위 경보를 울려 댄다는 점이다. 이로 인해 교감신경이라는 엑셀 페달은 바닥까지 밟힌 채 고착된다. 엔진은 굉음을 내며 과열되지만, 차는 멈추지 못한다. 반면 휴식과 소화, 회복을 담당하는 부교감신경이라는 브레이크는 녹슬어 작동하지 않게 된다. 이렇게 엑셀만 밟고 달리는 자동차처럼 우리 몸은 쉴 틈 없이 에너지를 태우며 과열되고, 결국 자율신경실조증이라는 기능적 고장을 일으키게 된다.

지속적인 스트레스 상황에서 뇌는 '코르티솔'과 같은 스트레스 호르몬을 끊임없이 분비하도록 부신에 명령을 내린다. 적당한 양의 코르티솔은 신체에 활력을 주지만, 과도한 양은 독이 된다. 만성적으로 높은 코르티솔 수치는 뇌의 해마를 위축시켜 기억력을 떨어뜨리고, 전두엽의 기능을 마비시켜 감정 조절을 어렵게 만든다. 또한 면역 시스템을 교란시켜 염증 반응을 일으키고, 혈관을 수축시켜 혈액 순환을 방해한다. 마치 오염된 연료를 계속 주입받은 엔진이 결국 망가지는 것처럼, 스트레스 호르몬에 전 뇌와 몸은 서서히 그 기능을 잃어 가게 된다.

■ 자율신경실조증은 현대인의 '번아웃 증후군'과 닮았다

과거에 자율신경실조증이 원인을 알 수 없는 모호한 병으로 치부되었다면, 현대 사회에서 이 질환은 쉴 틈 없이 돌아가는 경쟁 사회가 만들어 낸 필연적인 결과물과도 같다. 예민한 뇌를 가진 사람들은 타인의 기대에 부응하고 완벽해지려는 성향이 강하기 때문에, 자신의 한계를 넘어설 때

　　　　　　　　　예민한 뇌, 이제 괜찮습니다

까지 엑셀을 밟는다. 뇌는 "조금만 더, 조금만 더"를 외치며 몸을 채찍질하지만, 몸은 이미 에너지가 고갈되어 비명을 지르고 있다. 이것이 바로 번아웃 증후군의 본질이자 자율신경실조증의 모습이다.

뇌가 과부하에 걸려 '시스템 종료'를 선언하기 직전, 우리 몸은 다양한 경고 신호를 보낸다. 하지만 예민한 사람들은 이 신호를 무시하거나, 의지력으로 극복하려 든다. 이는 고속도로를 달리다 연료 경고등이 들어왔는데도 무시하고 계속 달리는 것과 같다. 결국 차는 멈춰 서게 되고, 수습하는 데는 훨씬 더 많은 시간과 비용이 들게 된다. 자율신경실조증은 뇌가 몸에게 보내는 최후의 통첩이자, "제발 나 좀 쉬게 해 줘"라는 간절한 구조 신호인 것이다.

■ 우리 몸의 장기는 자율신경계의 지배를 받는다

자율신경실조증은 마음의 불안이 몸의 고통으로 변환되는 대표적인 심신 상관 질환이다. 교감신경이 항진되면 가장 먼저 반응하는 것은 심혈관계이다. 심장은 필요 이상으로 빨리 뛰거나 불규칙하게 요동친다. 환자들은 가만히 있어도 마치 백 미터 달리기를 한 것처럼 심장이 쿵쾅거리고 숨이 찬다고 호소한다. 혈관이 수축되면서 혈압이 오르고, 머리로 가는 혈류량이 불안정해지면서 어지럼증이나 두통이 발생한다. 또한 말초혈관이 닫히면서 손발은 얼음장처럼 차가워지고, 혈액 순환이 안 되어 저림 증상이 나타난다. 이를 '수족냉증'이라고 부르지만, 사실은 뇌의 긴장이 손끝 발끝까지 전달된 결과이다.

소화기관 역시 자율신경계의 직격탄을 맞는다. 뇌가 비상사태를 선포하면 소화 기능은 생존 순위에서 밀려나 셧다운된다. 위장으로 가는 혈류가 차단되고 위장 운동이 멈추면서 음식물은 소화되지 않고 돌덩이처럼 뱃속에 머물게 된다. 환자들은 조금만 먹어도 체하고, 명치가 답답하며, 가스가 차고 속이 더부룩한 증상을 호소한다. 내시경 검사를 해도 위장 자체에는 아무런 이상이 없다는 '기능성 소화불량'이나 '과민성 대장증후군' 진단을 받는 경우가 대부분이다. 이는 하드웨어인 위장이 고장난 것이 아니라, 위장을 움직이는 소프트웨어인 신경계에 오류가 났기 때문이다.

이 외에도 자율신경의 균형이 깨지면 체온 조절 중추가 오작동을 일으킨다. 얼굴로 열이 확 오르는 상열감이나 식은땀이 나는 증상은 갱년기가 아니더라도 젊은 층에서 빈번하게 나타난다. 밤이 되어도 뇌의 각성 상태가 꺼지지 않아 불면증에 시달리게 된다. 뇌는 자야 할 시간에도 여전히 전투 모드이기 때문에, 몸은 피곤해 죽겠는데 정신은 말똥말똥한 괴로운 밤이 이어진다. 눈물샘이나 침샘의 분비 기능도 저하되어 안구 건조증이나 구강 건조증이 생기기도 한다. 마치 사막 한가운데 있는 것처럼 온몸의 진액이 말라 가는 것이다.

■ 자율신경실조증의 증상은 천의 얼굴을 가졌다

자율신경실조증의 증상은 예민한 뇌가 자신의 고통을 호소하는 방식에 따라 천차만별로 나타난다. 어떤 사람은 심장이 터질 것 같은 불안감

예민한 뇌, 이제 괜찮습니다

으로, 어떤 사람은 꽉 막힌 소화불량으로, 또 어떤 사람은 극심한 어지럼증이나 만성 피로로 나타난다. 이명이나 다한증, 잦은 소변, 성기능 장애 등 우리가 상상할 수 있는 거의 모든 신체 기능의 이상이 자율신경의 불균형에서 비롯될 수 있다.

환자들은 분명히 몸이 아프고 괴로워 병원을 찾지만, MRI나 혈액 검사 같은 구조적 검사에서는 아무런 이상이 없다는 소견을 듣기 쉽다. "신경성입니다", "스트레스성입니다"라는 말은 환자에게 꾀병이라는 오해를 불러일으키기도 하고, 치료할 방법이 없다는 절망감을 안겨 주기도 한다. 하지만 이는 병이 없는 것이 아니라, 눈에 보이지 않는 신경 에너지의 흐름이 막히고 꼬인 기능적인 문제이기 때문이다. 보이지 않는 신경의 과부하가 보이는 육체의 고통으로 치환된 것이 바로 자율신경실조증의 실체이다.

■ 결론

결론적으로 자율신경실조증은 예민한 뇌를 가진 사람이 쉴 틈 없는 자극과 스트레스라는 환경에 노출되어 발생한 필연적인 결과물이다. 편도체의 과민한 경보 시스템이 자율신경계라는 자동 조절 장치를 고장 내면서, 우리 몸의 항상성이 붕괴되고 머리부터 발끝까지 동시다발적인 오류가 발생하는 것이다. 자율신경실조증을 치료하기 위해서는 단순히 나타난 증상만을 억제하는 대증 요법을 넘어, 과열된 뇌를 식히고 고장 난 브레이크인 부교감신경을 회복시키는 근본적인 접근이 필요하다.

이처럼 자율신경실조증은 단순히 하나의 질병이라기보다는, 예민한 뇌가 신체의 머리부터 발끝까지 영향을 미치며 만들어 내는 수많은 증상의 뿌리라고 할 수 있다. 두통, 어지럼증, 만성 피로, 과민성 대장 증후군, 다한증, 안구 건조증 등 우리가 앞서 살펴보았거나 앞으로 살펴볼 많은 증상들이 사실은 자율신경계의 오작동이라는 하나의 줄기에서 뻗어 나온 가지들이다. 자율신경실조증은 그 범위가 매우 광범위하고 증상이 환자마다 천차만별로 나타나기 때문에, 이 주제에 대해서는 후술할 제2장 전체를 할애하여 그 기전과 해결책을 더욱 깊이 있고 상세하게 다루도록 하겠다.

제3절: 증상의 복잡성과 복합성

앞에서 정리한 예민한 뇌에서 비롯된 15가지 증상(틱, 불안, 공황, 우울, ADHD, 두통, 브레인 포그, 강박장애, 자율신경실조증 관련 증상 등)은 환자에게 단일 증상으로 발현되는 경우도 있지만, 대부분은 여러 증상이 복합적으로 겹쳐서 나타나며, 그 양상 또한 단순하지 않고 복잡하게 얽혀 있다. 이러한 증상의 복합성은 환자의 고통을 가중시키고, 정확한 진단을 지연시켜 치료 시기를 놓치게 하는 주요 원인이 된다.

증상의 복합성, 즉 한 환자에게 여러 증상이 함께 나타나는 현상은 이 모든 증상이 '예민한 뇌'라는 하나의 근본적인 신경학적 문제에서 파생되기 때문에 발생한다. 뇌의 과부하 에너지가 가장 취약한 회로를 통해 동시에 여러 곳으로 표출되는 것이다.

예를 들어, 틱 장애와 강박장애(OCD)가 함께 나타나는 경우는 신경과학적으로 CSTC(대뇌피질-선조체-시상-피질) 회로의 기능 이상이라는 공통의 경로를 공유하기 때문이다. 틱이 운동 회로의 불안정성이라면, 강박은 이 회로를 통한 사고의 고착화이다. 뇌의 운동 스위치와 사고 스위치가 모두 불안정한 것이다.

다음으로, ADHD 환자의 약 50% 이상이 불안장애를 함께 겪는 것으로 보고된다. 이는 예민한 뇌의 감각 필터 기능 상실이 주의력 부족(ADHD)을 유발하고, 이로 인한 잦은 실패와 사회적 비난이 편도체를 자극하여 만성적인 불안을 만들기 때문이다. 즉, 한 가지 증상(ADHD)이 다른 증상(불안)을 유발하고 강화하는 악순환이 발생한다.

자율신경실조증은 교감신경의 우위라는 하나의 상태에서 두통(근육 수축), 불면증(각성 유지), 소화불량(연동 운동 억제)이라는 세 가지 이상의 증상을 동시에 만들어 낸다. 이는 뇌의 중앙 통제실(자율신경계)이 마비되면, 그 여파가 전방위적인 신체 시스템에 미치는 것과 같다.

이차적 증상과 오진의 덫

증상이 복합적으로 나타나기 때문에 진단은 더욱 복잡해지고, 치료 시기를 놓치는 경우가 많다. 이는 증상의 복잡성 때문이다.

예민한 뇌에서 수면 부족(불면증)이 발생하면, 이 수면 부족은 뇌의 전두엽 기능을 약화시켜 주의력 부족을 유발하고, 감정 조절 능력을 떨어뜨려 분노 폭발을 일으킨다. 이때 의사는 틱, ADHD, 우울증 등 여러 개의 다른 질병을 동시에 진단하게 될 수 있다. 하지만 근본적인 원인은 수면 부족이라는 이차적 증상에서 비롯된 것일 수 있다. 환자가 두통과 어지럼증을 호소하면 신경과에서는 두통약을, 이비인후과에서는 이석증 약을 처방할 수 있다. 그러나 이 증상들이 사실 만성 불안(예민한 뇌) 때문에 발생한 신체화 증상이라면, 약물치료는 일시적인 효과만 줄 뿐 근본적인 교감신경의 과각성을 해결하지 못해 증상이 재발한다. 이처럼 증상의 겉모습만 보고 진단하는 것은 뇌의 근본적인 기능적 문제를 놓치는 결과를 초래한다.

뇌 가소성은 부정적인 방향으로 작용하여 복합 증상을 강화한다. 예를 들어, ADHD로 인해 잦은 실패를 경험하면, 이는 자존감 저하와 부정적인 반추를 유발하여 우울증이라는 새로운 회로를 강화한다. 이 우울증은 다시 에너지 고갈을 심화시켜 브레인 포그를 일으킨다. 증상들이 서로를 끊임없이 유발하고 악화시키는 연쇄 반응이 발생하는 것이다.

이러한 복잡성과 복합성은 개별 증상만 따로 떼어 치료하려는 전통적인 접근 방식의 한계를 명확히 보여 준다. 예민한 뇌 증상을 효과적으로 치료하기 위해서는 틱, 우울, 두통이라는 개별 진단명을 넘어, 이들이 공유하는 '신경계의 과부하'라는 공통 분모를 해소하는 통합적 접근이 필수적이다. 치료의 핵심은 전두엽의 억제 기능을 강화하고 자율신경계의 균형을 회복시키는 능동적인 뇌 훈련과 생활 습관 개선에 초점을 맞추어야 한다. 뇌의 탄력성을 높여 과부하 상황에서도 스스로 균형을 되찾을 수 있도록 신경 회로를 재구성해야 한다.

결론적으로, 예민한 뇌가 겪는 증상의 복잡성과 복합성은 뇌가 보내는 하나의 긴급 구조 신호가 여러 개의 신체적, 정신적 증상으로 동시에 번역된 결과이다. 이 복잡한 신호의 근본 원인을 이해하는 것이 치료의 시작이다.

제4절: 이 모든 증상의 공통점은 뇌의 과부하

우리가 지금까지 긴 호흡으로 살펴본 틱, ADHD, 불안장애, 공황장애, 우울증, 만성 두통, 브레인 포그, 그리고 각종 위장 장애와 자율신경실조증에 이르기까지, 이 수많은 증상들은 마치 제각기 다른 얼굴을 한 낯선 타인들처럼 보인다. 틱은 근육의 문제 같고, 소화 불량은 위장의 문제 같으며, 우울증은 마음의 문제처럼 느껴지기 때문이다. 그래서 환자들은 이 병원 저 병원을 전전하며 신경과, 내과, 정신건강의학과, 이비인후과를 따로 방문한다. 각각의 병원에서 각기 다른 진단명을 받고, 한 주먹이나 되는 약을 받아 들지만 정작 몸과 마음이 개운해지는 느낌을 받기는 어렵다. 증상의 가지치기만 할 뿐, 병의 뿌리는 그대로 남아 있기 때문이다. 이토록 다양하고 복잡해 보이는 증상들을 하나로 꿰뚫는 거대한 뿌리, 그 신경학적 공통점은 바로 뇌의 과부하이다.

뇌의 과부하(Brain Overload)란 문자 그대로 뇌가 감당할 수 있는 용량을 초과하여 부하가 걸린 상태를 말한다. 이를 이해하기 위해 우리의 뇌를 거대한 정보 처리 공장이자 고성능 컴퓨터에 비유해 보자. 컴퓨터에는 동시에 처리할 수 있는 데이터의 양과 속도에 한계가 있다. 만약 우리가 인터넷 창을 수십 개 띄워 놓고, 고사양 게임을 돌리면서, 동시에 대용량 파일을 다운로드한다고 가정해 보자. 컴퓨터는 윙윙거리는 팬 소음을 내며 뜨겁게 달아오를 것이다. 마우스 커서는 버벅거리고, 화면은 멈추거나 깨지며, 결국에는 블루 스크린을 띄우며 강제 종료될지도 모른다. 이

때 나타나는 증상은 다양하다. 어떤 컴퓨터는 소리가 안 날 수도 있고, 어떤 컴퓨터는 화면이 꺼질 수도 있다. 하지만 그 근본 원인은 스피커나 모니터의 고장이 아니라, 중앙 처리 장치(CPU)가 처리 용량을 초과한 과부하 상태라는 점이다.

예민한 뇌를 가진 사람들의 뇌 속에서는 매일 이런 일이 벌어지고 있다. 그들의 뇌는 태생적으로 감각의 유입을 조절하는 문지기가 없거나, 그 문턱이 매우 낮다. 일반적인 뇌를 가진 사람들은 시끄러운 카페에서도 책을 읽을 수 있다. 뇌가 주변의 소음을 불필요한 정보로 분류하여 자동으로 차단하기 때문이다. 하지만 예민한 뇌는 옆 테이블의 대화 소리, 커피 머신 돌아가는 소리, 조명의 깜빡임, 의자의 불편한 감촉까지 모든 감각 정보를 중요 데이터로 인식하여 뇌 안으로 들이붓는다. 이렇게 쏟아져 들어오는 막대한 양의 데이터를 처리하느라 뇌의 회로들은 쉴 새 없이 전기 신호를 주고받으며 과열된다.

이 과부하 에너지가 뇌의 어느 부위를 타격하느냐에 따라 겉으로 드러나는 증상의 이름만 달라질 뿐이다. 만약 이 과도한 전기적 흥분이 운동을 조절하는 회로인 기저핵으로 튀면, 뇌는 넘쳐흐르는 에너지를 감당하지 못하고 몸을 움직이거나 소리를 내는 방식으로 방전시키려 한다. 이것이 바로 틱 장애이다. 생각과 행동을 제어하는 전두엽 회로에 과부하가 걸려 브레이크 기능이 마비되면, 주의력을 유지하지 못하고 충동적으로 행동하는 ADHD 증상이 나타난다.

감정을 처리하는 변연계 회로가 과열되면 어떻게 될까. 뇌는 사소한 자극도 생존을 위협하는 공포로 확대 해석하여 비상벨을 울려 댄다. 이 비상벨 소리가 끊이지 않으면 만성적인 불안장애가 되고, 순간적으로 폭발하여 통제 불능 상태가 되면 공황 발작이 된다. 반대로 뇌가 과부하를 견디다 못해 스스로 시스템을 보호하기 위해 강제로 전원을 차단해 버리는 경우도 있다. 에너지가 고갈되어 아무런 의욕도 느끼지 못하는 번아웃과 우울증, 머릿속이 멍해지고 정보 처리가 느려지는 브레인 포그는 과열된 뇌가 열을 식히기 위해 들어간 강제 절전 모드라고 볼 수 있다.

뇌의 과부하는 필연적으로 자율신경계의 붕괴를 초래한다. 뇌가 처리해야 할 정보가 너무 많으면 뇌는 이를 비상사태로 간주한다. 전쟁터에서 군사령관이 모든 자원을 전투에 집중시키듯, 뇌는 생존을 위해 교감신경을 풀가동한다. 심장을 빨리 뛰게 하여 혈액을 뇌와 근육으로 보내고, 당장 급하지 않은 소화기관이나 생식기관으로 가는 에너지는 차단한다. 이것이 일시적이라면 생존에 도움이 되겠지만, 예민한 뇌에서는 이런 상태가 24시간, 365일 지속된다는 것이 문제다. 그 결과 위장은 움직임을 멈추어 담적병과 소화불량이 되고, 혈관은 수축되어 두통과 어지럼증, 수족냉증을 유발한다. 뇌의 과부하가 전신으로 퍼져 나가 오장육부의 기능을 떨어뜨리는 도미노 현상이 일어나는 것이다.

우리는 흔히 마음과 몸을 분리해서 생각하는 경향이 있다. 그래서 스트레스를 받아서 배가 아프다고 하면 꾀병이나 심리적인 문제로 치부하곤 한다. 하지만 예민한 뇌의 관점에서 볼 때 마음의 고통과 몸의 고통은 하나이다. 뇌라는 중앙 통제 센터에 과부하가 걸리면, 그와 연결된 모든 말초 신경과 장기들이 영향을 받는 것은 지극히 물리적이고 과학적인 인과관계이다. 불안해서 심장이 뛰는 것이 아니라, 뇌의 과부하가 심장 박동

　　　　　　　　　예민한 뇌, 이제 괜찮습니다

을 조절하는 자율신경 회로를 자극했기 때문에 심장이 뛰는 것이다. 걱정이 많아서 소화가 안 되는 것이 아니라, 뇌가 정보 처리에 혈액을 다 끌어다 쓰는 바람에 위장이 멈춘 것이다.

근본치료를 해야만 한다

이러한 관점의 전환은 치료의 방향을 완전히 바꾸어 놓는다. 우리는 더 이상 틱을 멈추기 위해 근육을 억제하는 약을 쓰거나, 소화가 안 된다고 소화제만 먹어서는 안 된다. 그것은 불이 난 집에서 울리는 화재 경보기를 끄거나, 과열된 컴퓨터에 선풍기를 틀어 주는 정도의 임시방편일 뿐이다. 근본적인 해결책은 뇌에게 쏟아지는 자극의 양을 줄여 주고, 뇌가 정보를 효율적으로 처리할 수 있도록 회로를 재정비하며, 과열된 신경계를 식혀 주는 통합적인 접근이다.

뇌의 과부하를 해소한다는 것은 단순히 쉰다는 의미를 넘어선다. 그것은 뇌가 세상을 받아들이는 방식을 재설계하는 과정이다. 불필요한 정보를 거르는 필터를 튼튼하게 만들고, 한 번에 하나씩 처리하는 집중의 기술을 익히며, 뇌의 흥분을 가라앉히는 브레이크 시스템을 수리해야 한다. 우리가 앞서 살펴본 생활 습관의 교정, 호흡과 명상, 운동, 그리고 전문적인 치료들은 모두 이 과부하를 해소하기 위한 구체적인 도구들이다.

결국 이 모든 증상은 당신의 뇌가 보내는 간절한 구조 신호이다. '나 지금 너무 힘들어', '처리할 게 너무 많아서 터질 것 같아', '제발 좀 멈춰 줘'라는 뇌의 비명을 틱으로, 공황으로, 통증으로 표현하고 있는 것이다. 그러니 증상을 미워하거나 없애려고만 하지 말고, 그 증상이 가리키는 곳, 바로 당신의 과열된 뇌를 들여다보아야 한다. 뇌의 짐을 덜어 주고, 뇌가 숨 쉴 틈을 만들어 줄 때, 비로소 복잡하게 얽혀 있던 증상의 실타래가 풀리고 몸과 마음은 본래의 평온한 리듬을 되찾게 될 것이다. 이것이 바로 우리가 증상이라는 곁가지가 아닌, 뇌라는 뿌리를 치료해야 하는 이유이며, 이 책이 당신에게 전하고자 하는 핵심 메시지이다. 당신의 예민한 뇌는 고장 난 것이 아니라, 단지 너무 많이 일하고 있었을 뿐이다.

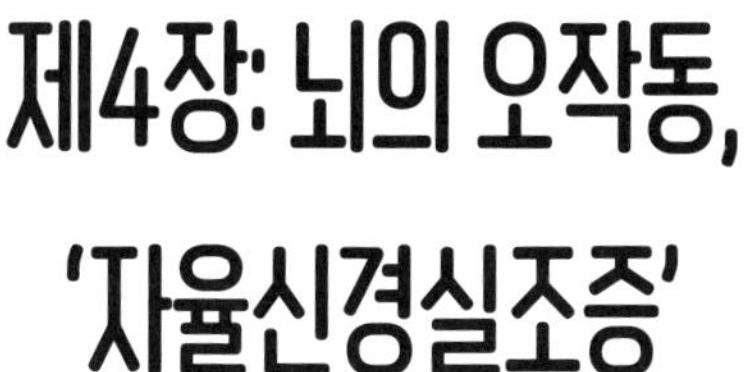

제4장: 뇌의 오작동, '자율신경실조증'

제1절: 자율신경계, 우리 몸의 무의식적 사령탑

자율신경계(Autonomic Nervous System, ANS)는 우리가 의식하지 않고도 몸의 생존에 필수적인 모든 기능을 조절하는 무의식적 사령탑이다. 여기서 자율이라는 의미는 내 의지대로 마음대로 조절할 수 없다는 의미이다. 내 마음대로 "동공 커져", "혈관수축시켜", "온도를 높여"라고 하고 싶어도 할 수가 없다. 우리 몸이 알아서 자율적으로 필요에 따라 적절하게 조절하여 작동하는 신경이라는 말이다. 이는 뇌의 가장 기본적인 생명 유지 시스템이며 심장의 박동, 호흡의 깊이, 소화액의 분비, 체온 조절, 혈압 유지 등 생명 유지에 가장 중요한 내부 활동을 24시간 감시하고 자동적으로 미세 조정한다. 예를 들어, 체온이 내려가게 되면 곧장 자율신경계 중에서 교감신경이 작동하게 된다. 교감신경이 발동하게 되면, 체온손실을 막기 위해서 근육을 수축시키고, 체표면의 혈관을 수축시킨다. 자율신경계는 마치 고층 빌딩의 중앙 통제실처럼, 수많은 내부 시스템을 점검하며 끊임없이 외부 환경 변화와 내부 요구에 맞춰 몸의 상태를 최적화하는 역할을 수행한다.

가속페달과 브레이크

자율신경계는 크게 두 가지 상반된 시스템으로 구성된다. 이 둘은 길

예민한 뇌, 이제 괜찮습니다

항 작용을 통해 우리 몸의 모든 기능을 조절하며 균형을 이룬다. 이를 자동차로 비유하면 교감신경은 엑셀에 부교감신경은 브레이크에 비유할 수 있다.

교감신경계(Sympathetic Nervous System, 가속페달)는 몸을 긴급 상황에 대비하게 만드는 비상 대피 시스템이다. 스트레스나 위협을 감지하면 즉시 활성화되어 에너지를 집중시키고 반응 속도를 높인다. 이것이 바로 투쟁-도피(Fight-or-Flight) 반응이다. 주요 작용으로, 교감신경이 활성화되면 심장 박동 수가 급격히 높아지고 혈압이 상승한다. 동공은 빛을 더 많이 받아들이기 위해 확장되고, 호흡은 짧고 빨라지며, 땀샘은 활발해진다. 이와 동시에 에너지를 싸움이나 도망치는 데 집중하기 위해 소화기관으로 가는 혈류량은 급격히 감소하고 소화 기능은 억제된다. 교감신경의 역할은 마치 운전 중 갑작스러운 장애물을 만났을 때 액셀을 밟아 속도를 높이고 시야를 최대한 넓히며 온몸의 근육을 긴장시켜 즉각적인 회피 행동을 준비하는 것과 같다. 이는 생존에 필수적인 빠르고 강력한 반응이다.

부교감신경계(Parasympathetic Nervous System, 브레이크)는 몸을 휴식과 회복 모드로 전환하는 안정화 및 복구 시스템이다. 위협이 사라진 후 몸을 진정시키고 낮 동안 소모된 에너지를 저장하게 하며 세포를 재생시킨다. 이를 휴식-소화반응이라고 한다. 주요 작용으로, 심장 박동 수를 낮추고 혈압을 안정시키며, 동공을 수축시키고 호흡을 깊고 느리게 만든다. 가장 중요한 것은 위장 운동과 소화액 분비를 촉진하여 영양분을 흡수하고 노폐물을 처리하는 기능이 활성화된다는 점이다. 부교감신경의 역할은 위험 상황이 지난 후 차를 안전한 곳에 정차시키고 브레이크를 밟아 엔진의 열을 식히고 손상된 부분을 점검하며 연료를 채우는 것과 같다. 몸의 에너지를 아끼고 회복하는 데 집중하는 것이다.

따라서 활발히 활동해야 하는 낮 동안에는 교감신경이 부교감신경에 비해 월등히 활성화되고, 잠을 자고 휴식을 취해야 하는 밤 동안에는 부교감신경이 교감신경에 비해 우위를 점하게 된다.

균형 잡힌 자율신경계의 역할

건강한 자율신경계는 이 두 시스템이 유연하고 즉각적으로 균형을 맞추며 작동한다. 긴장 상태와 이완 상태 사이를 신속하게 오갈 수 있는 능력을 '자율신경계의 탄력성'이라고 부른다. 이 탄력성은 스트레스 상황에 얼마나 빠르게 대처하고 회복할 수 있는지를 결정한다. 자율신경계의 균형은 줄타기 곡예사와 같다. 곡예사가 균형을 잡기 위해 매 순간 몸을 미세하게 조정하듯이 몸의 내부와 외부 환경의 변화에 맞춰 교감신경과 부교감신경의 강도가 끊임없이 미세하게 조정된다. 예를 들어, 발표를 앞두고 심장이 뛰는 것(교감)은 정상이다. 그러나 발표가 끝난 후 10분 이내에 심장 박동 수가 정상으로 돌아오고 몸이 이완되는 것(부교감)은 건강한 탄력성의 증거이다. 만약 발표가 끝난 후에도 심장이 계속 뛰고 손에 땀이 난다면, 이는 탄력성이 약해지기 시작했다는 신호이다.

  예민한 뇌, 이제 괜찮습니다

자율신경실조증(Dysautonomia)이란 이 가속페달과 브레이크 시스템의 균형과 협력에 오류가 생긴 상태를 의미한다. 'Dys'는 '기능 장애'를 의미하고 'Autonomia'는 '자율성'을 의미한다. 즉, 자율적인 통제 기능이 상실되거나 비효율적으로 작동하는 상태이다.

실조의 가장 흔한 형태는 교감신경의 고착이다. 아까 든 예 중에 발표와 같은 긴장된 상황에서는 교감신경이 항진된다. 앞서 언급하였지만 여기까지는 정상이다. 발표가 끝나고 항진되었던 교감신경은 내려가고, 부교감신경이 나설 차례인데도 교감신경이 올라간 상태로 고착되어 버리게 되면 문제가 발생하기 시작한다. 예민한 뇌로 인한 자율신경실조증은 대부분 교감신경계가 지속적으로 우위를 점하는 형태로 나타난다. 몸은 이미 위험이 사라졌음에도 불구하고 계속해서 가속페달이 밟혀 있는 상태에 머문다. 뇌는 쉴 틈 없이 에너지를 소모하며, 몸은 만성적인 경계 태세 때문에 이완을 거부한다. 결국, 우리의 몸은 휴식과 안정을 취하지 못한 상태로 오랜 시간을 보내게 된다.

자율신경실조의 증상은 몸의 무의식적 통제 기능 전반에 걸쳐 문제를 일으키기 때문에 매우 광범위하다. 심혈관 증상으로는 심장 두근거림, 기립성 저혈압(앉았다 일어날 때 현기증), 수족 냉증 등이 있고, 소화기 증상으로는 만성 소화 불량, 변비 또는 설사(장 운동성 장애)가 나타난다. 신경-정서 증상으로는 불면증(뇌가 쉬지 못함), 만성적인 피로, 불안과 공황 발작의 빈도 증가 등이 있다.

　자율신경실조의 가장 큰 어려움은 진단에 있다. 자율신경실조가 발생하게 되면 하나에만 영향을 미치지 않기 때문에 증상이 복합적이며 다변적이다. 거기다가 일반적인 혈액 검사나 영상 검사에서 특별한 이상이 발견되지 않는 경우가 많다. 이는 장기 자체의 구조적 문제가 아니라 장기를 조절하는 신경계의 기능적 문제이기 때문이다. 따라서 환자는 '아무 이상 없다'는 말을 듣고 고통을 호소하는 악순환에 빠지거나, 적절한 치료시기를 놓쳐서 우리 몸은 점점 더 악화된다. 여기서 최악인 것은 자율신경실조증의 진단이 늦어지게 되고, 적절한 치료를 제때 받지 못해 장기화되면, 우리 몸은 점점 더 스스로 회복하려고 하는 능력을 잃어버리게 된다. 쉽게 얘기해서 '치료'하고 '회복'하는 시스템을 까먹게 되는 것이다. 완전히 이 능력을 잃어버리게 되면 단순한 증상을 넘어서서 파킨슨이나, 뇌졸중, 치매와 같은 퇴행성 신경계질환이 되어버릴 수도 있다.

　따라서 정확한 진단과 늦지 않은 치료(조기치료에 들어가면 더욱 좋다)와 지속적인 관리가 반드시 필요하다. 후술하겠지만 자율신경실조증은 적절한 치료뿐만 아니라 지속적인 관리도 치료만큼이나 굉장히 중요하다. 이는 환자의 뇌탄력성을 회복시키는 과정과 직결된다. 자율신경실조증은 교감신경이 만성적으로 우위상태로 지속되는 것이라고 말했다. 적절한 치료를 통해서 만성적인 흥분상태를 낮추어 놓았다고 하더라도, 지속적인 관리를 통해 뇌가 스트레스에 노출된 후에도 부교감신경을 통해 빠르게 이완상태로 돌아오는 능력을 반복적으로 훈련을 해 놔야만 한다. 마치 꾸준한 운동으로 근육을 단련해야 체력이 유지되듯이, 지속적인

　　　　　　　　　　　　　　　　예민한 뇌, 이제 괜찮습니다

호흡 훈련, 명상, 생활 습관 관리는 뇌의 탄력성을 유지하는 필수적인 단련 과정이다.

자율신경실조증은 예민한 뇌의 과부하가 신체의 가장 기본적인 생존 회로에 미친 심각한 결과이며, 다음 절에서는 예민한 뇌가 어떻게 이 자율신경계의 균형을 무너뜨리는지 그 구체적인 연결 고리를 탐구할 것이다.

제2절: 예민한 뇌와 자율신경실조

예민한 뇌가 어떻게 자율신경실조증이라는 신체적 고통으로 이어지는지 이해하는 것은 중요하다. 두 현상은 별개의 질환이 아니라 '원인과 결과'의 관계로 엮인 하나의 연속선상에 놓여 있다. 예민한 뇌는 자율신경계를 만성적으로 긴장시키고 고갈시키는 주범이다. 이 연결 고리는 편도체의 과잉 경보와 신경전달물질의 불균형이라는 두 가지 핵심 경로를 통해 작동한다.

예민한 뇌가 자꾸만 경보를 울리는 메커니즘

예민한 뇌의 가장 두드러진 특징은 뇌의 위협 감지 센터인 편도체가 매우 민감하다는 것이다. 편도체는 위협의 크기에 상관없이 쉽게 활성화되어 뇌에 비상 신호를 보낸다. 뇌의 비상벨 고장으로, 편도체의 과잉 경보는 곧바로 시상하부(Hypothalamus)를 자극하여 HPA(시상하부-뇌하수체-부신) 축을 활성화시킨다. HPA 축은 스트레스 호르몬인 코르티솔과 아드레날린을 분비하도록 명령하며, 이 호르몬들이 직접적으로 교감신경계를 활성화시킨다. 이로 인해 만성적인 '비상 대기' 상태가 된다. 예민한 뇌는 일상적인 소음, 복잡한 인파, 업무 마감 기한 등 미미한 자극에도 편도체를 활성화시킨다. 따라서 몸은 실제로 생명이 위험하지 않은데도 불구하고 끊임없이 전투 태세(교감신경 우위)를 유지한다. 이는 마치 소방서의 경보 시스템이 작은 담배 연기에도 계속 울려서 소방관들이 밤낮없이 긴장하고 탈진하는 것과 같다. 교감신경계가 만성적으로 우위를 점하면, 이완을 담당하는 부교감신경계는 제대로 작동할 기회를 잃는다. 몸은 긴장이 필요할 때 작동하는 것은 물론이고, 휴식이 필요할 때도 긴장을 풀지 못하는 고착 상태에 빠진다. 이러한 휴식 불가능 상태가 바로 자율신경실조의 핵심이며, 뇌와 몸의 에너지를 고갈시켜 불면증, 만성 피로, 심장 두근거림 등 다양한 신체화 증상을 유발하는 근본 원인이 된다. 이것이 곧 자율신경실조의 핵심이다.

신경전달물질의 불균형과 조절 능력 상실

예민한 뇌의 과부하는 신경전달물질의 분비와 수용체 민감도를 교란시켜 자율신경실조를 심화시킨다. 세로토닌은 감정 조절뿐만 아니라 자율신경계의 안정화에도 중요한 역할을 한다. 예민한 뇌는 불안과 우울 증상에서 나타나듯이 세로토닌 시스템이 불균형하기 쉽다. 세로토닌 조절의 어려움은 불안 반응을 강화하여 교감신경계를 쉽게 자극하고, 이로 인해 자율신경실조가 악화된다. GABA는 뇌의 흥분성을 억제하여 진정시키는 주된 신경전달물질이다. 예민한 뇌가 만성적인 과각성 상태에 있다면, GABA 시스템은 이 흥분을 억제하기 위해 끊임없이 작동해야 한다. 시간이 지나면 GABA 시스템이 피로해지거나 수용체의 민감도가 떨어져 흥분을 효과적으로 가라앉히지 못한다. 수용체의 민감도가 떨어지는 지경에까지 이르면 상황은 더욱 심각해진다. 이는 브레이크 패드가 닳아 기능을 상실하는 것과 같아서, 뇌는 스스로 긴장을 완화하는 능력을 완전히 상실하게 된다.

■ 만성피로도 자율신경실조이다

만성피로라는 단어 대신에 뇌피로라는 말을 써야 할 정도로 현대인들의 뇌는 대부분 지쳐 있다. 옛날과 달리 현대인들은 더 이상 고강도의 노동을 하지 않는다. 과거 농경 사회에서처럼 고강도의 육체 노동은 줄었지만, 사람들은 하루 종일 아무것도 하지 않아도 몸이 무겁고 피곤하다는 말을 달고 산다. 휴식을 취하더라도 회복이 되지 않는다면 이것은 '뇌피로'임이 분명하다.

이는 피로의 근원이 근육이나 체력 고갈이 아닌 정보 처리 과부하와 자율신경계의 만성적인 흥분에 있기 때문이다. 예민한 뇌의 특성상, 현대 사회의 환경은 뇌의 감각 필터를 무력화하고 인지 자원을 끊임없이 소모하게 만든다. 정신없는 출근길, 스마트폰 알림, 수많은 결정의 순간, 소셜 미디어의 비교와 경쟁 심리 등은 모두 뇌의 편도체를 자극하여 '생존 위협'과 유사한 수준의 경보를 울린다. 뇌는 이러한 미세한 자극들을 처리하느라 쉴 틈 없이 과열되고, 이로 인해 실제로는 움직이지 않았음에도 불구하고 에너지가 고갈되어 만성적인 탈진 상태에 빠진다.

이러한 정보 처리 과부하와 심리적 압박은 우리 몸의 자율신경계를

   예민한 뇌, 이제 괜찮습니다

통제 불능 상태로 만든다. 예민한 뇌는 불안과 긴장 상태를 해제하지 못하고 교감신경계(가속 페달)를 만성적으로 켜 둔다. 이 지속적인 '전투태세'는 휴식과 복구를 담당하는 부교감신경계(브레이크)의 작동을 방해한다. 밤에도 뇌의 각성 시스템이 꺼지지 않아 불면증을 유발하고, 이 수면 부족은 뇌의 회복과 노폐물 청소를 막아 다음 날 뇌의 피로를 더욱 심화시킨다.

'뇌가 지쳐 있는 상태'가 얼마 되지 않았다면, 스트레스를 관리하고 충분한 수면을 취해 주는 것만으로도 대부분의 증상은 개선될 수 있다. 그러나 휴식을 취해도 피로가 사라지지 않거나, 몸이 점점 안 좋아지는 느낌이 든다면 뇌가 간절하게 휴식을 원하고 있다는 것을 눈치채도록 하자.

뇌의 만성피로를 회복하는 방법은 단순히 휴식을 취하는 것으로 해결되지 않는다. 교감신경의 우위를 깨고 부교감신경을 활성화하는 능동적인 훈련과 환경 재설계를 통해 가능하다.

• 디지털 디톡스

첫 번째 방법은 디지털 디톡스이다. 예민한 뇌는 정보를 과도하게 처리하므로, 입력되는 자극의 양과 종류를 의도적으로 통제해야 한다. 잠들기 최소 1시간 전에는 스마트폰, 태블릿, TV 등의 화면을 멀리한다. 화면에서 나오는 청색광은 뇌의 멜라토닌 분비를 억제하여 수면을 방해하고, 끊임없이 갱신되는 정보는 편도체를 자극해 각성 상태를 유지시킨다. 저녁에는 뇌에 '안전하고 지루한' 환경을 제공해야 한다.

• 멀티태스킹 금지

두 번째로는, 멀티태스킹 금지이다. 뇌의 전두엽은 멀티태스킹에 취약하다. 한 번에 여러 가지 일을 하려 하지 말고, 가장 중요한 일 하나에만 집중하는 습관을 들인다. 이는 뇌의 인지적 자원이 불필요하게 분산되는 것을 막고, 주의력 필터의 기능을 회복시키는 데 도움이 된다.

• 주변소음의 통제

세 번째로는, 주변소음의 통제이다. 예민한 뇌는 소음 필터가 약하다. 학습이나 업무 시 노이즈 캔슬링 헤드폰 등을 활용하여 배경 소음을 차단하고, 뇌가 처리해야 할 감각 정보의 총량을 줄여 과부하를 예방한다.

• 복식 호흡

네 번째로는, 복식 호흡이다. 호흡은 우리가 의식적으로 조절할 수 있는 유일한 자율신경계의 통로이다. 5초 동안 코로 들이마시고, 8초 동안 입으로 길게 내쉬는 느린 복식 호흡을 하루 5분씩 반복한다. 이 느린 호흡은 미주신경을 자극하여 심박수를 낮추고 뇌에 '안전하다'는 신호를 보내 즉각적인 이완을 유도한다.

예민한 뇌, 이제 괜찮습니다

· 규칙적인 유산소 운동

다섯 번째로, 규칙적인 유산소 운동이 도움이 된다. 걷기, 달리기, 수영 등 규칙적이고 반복적인 리듬 운동은 만성적으로 쌓인 스트레스 호르몬(코르티솔, 아드레날린)을 대사하여 배출시킨다. 또한 BDNF(뇌 유래 신경 영양 인자) 분비를 촉진하여 신경 세포의 성장을 돕고, 뇌의 회복 능력을 높인다.

· 마이크로휴식

마지막으로 규칙적인 짧은 휴식(마이크로휴식)이 매우 중요하다. 장시간 집중 후에는 5~10분 정도 짧게 일어나 스트레칭을 하거나 창밖을 보며 원거리 주시를 한다. 이는 뇌의 작업 기억력을 재충전하고 인지적 피로를 빠르게 해소하는 효과적인 방법이다.

■ 귀에 아무 이상이 없는데 어지럽다면?

어지럼증으로 내원하신 환자들에게 물어보면 보통은 이비인후과 진료를 받고 오시는 경우가 많다. 혹시나 귀에 이상이 있어서 어지러운 것이 아닐까 하는 것이 지극히 합리적인 의심이기 때문이다. 하지만 대부분 아무 이상 없다는 소견을 듣고 오시거나, 일부 환자들은 귀의 평형기관에 문제가 생기는 이석증이나 전정신경염과 같은 말초성 어지럼증 진단을 받는 경우가 많다. 이석 정복술이나 관련 약물 치료를 받으면 잠시 증상이 호전되지만, 근본적인 뇌의 예민성이 해결되지 않아 스트레스를 받으면 이내 곧 다시 증상이 재발함을 경험하게 된다.

이는 어지럼증이 귀의 문제(말초)로 촉발되었을지라도, 그 증폭과 만성화는 뇌의 과민한 균형 시스템(중추) 때문임을 시사한다. 예민한 뇌에서 발생하는 어지럼증은 신경계의 만성적인 과부하와 자율신경실조증이 균형 감각 시스템에 미치는 영향 때문에 함께 나타나는 경우가 많다.

예민한 뇌는 균형을 담당하는 전정 시스템과 감정을 담당하는 편도체 사이의 연결이 과도하게 민감해져 어지럼증을 유발한다. 우리 몸의 균형을 담당하는 전정 시스템은 귀와 뇌의 복합적인 작용으로 이루어진다. 예민한 뇌는 만성적인 불안과 긴장으로 인해 이 전정 시스템을 처리하는 뇌 영역(전정핵)이 과민해진다. 작은 움직임이나 자세 변화에도 뇌는 '심각한 균형 상실'이라는 비상 신호를 보낸다. 뇌는 이러한 자극들을 처리하느라 쉴 틈 없이 과열되고, 이로 인해 귀에서 들어온 정보를 처리하고 안정화시키는 전정 시스템과 감정 중추인 편도체 사이의 연결이 불안정해진다. 이 불안정성은 작은 신체 움직임에도 균형을 잡는 데 어려움을 느끼게 하고, 현기증이나 어지러움으로 증폭되어 나타난다. 뇌는 이 현기증을 다시 위협으로 인식하며 불안을 증폭시키는 악순환에 빠진다.

자율신경계의 고착은 이 과부하가 교감신경계(가속 페달)를 만성적으로 켜 두는 결과를 초래한다. 이 지속적인 '전투 태세'는 휴식과 복구를 담당하는 부교감신경계(브레이크)의 작동을 방해한다. 교감신경의 우위는 혈관 수축을 일으켜 뇌로 가는 혈류를 미세하게 교란시키고 만성 두통을

　　　　　　　　　　　예민한 뇌, 이제 괜찮습니다

동반하며, 뇌의 각성 시스템이 꺼지지 않아 수면 부족을 유발한다. 이 수면 부족은 균형 감각을 담당하는 전두엽의 조절 능력을 더욱 약화시켜 다음 날 어지럼증을 더욱 심화시킨다. 이처럼 어지럼증의 재발은 단순히 이석을 제자리에 넣는 것을 넘어, 뇌의 핵심 균형 회로가 만성적인 불안에 의해 과민하게 설정된 상태를 해제해야 함을 시사한다.

특히 편도체(Amygdala)는 불안을 유발하고, 이 불안은 전정 시스템에 직접적인 영향을 미쳐 어지럼증을 유발한다. 어지럼증이 발생하면, 환자는 이를 통제 불능의 위협으로 인식하고 불안을 극대화시킨다. 이 불안이 다시 교감신경계를 활성화시켜 어지럼증과 두통을 악화시키는 악순환의 고리를 만든다. 어지럼증과 동반되는 두통은 자율신경계의 불균형이 두 증상에 공통적으로 관여하기 때문이다. 어지럼증을 유발하는 불안은 교감신경계를 활성화시킨다. 이 교감신경의 활성화는 두 가지 병행 증상을 유발한다. 예민한 뇌는 마치 과열된 엔진이 균형 축을 흔들고 동시에 혈관을 팽팽하게 긴장시키는 것과 같다. 이 흔들림은 어지럼증으로, 혈관의 팽팽함은 두통으로 느껴진다.

결론적으로, 예민한 뇌에서 발생하는 어지럼증은 단순한 말초 기관의 문제가 아니라, 만성적인 불안과 교감신경계의 과각성이 뇌의 균형 감각 시스템을 직접적으로 교란하고 과민하게 만들어서 발생하는 것이다. 마치 민감한 레이더가 작은 흔들림에도 '추락 직전'이라는 경보를 울리는 것과 같다. 이로 인해 환자는 실제 움직임이 없음에도 불구하고 어지러움이나 현기증을 느끼며, 이 감각은 다시 불안을 증폭시켜 교감신경계를 활성화하는 악순환에 빠진다. 어지럼증은 예민한 뇌의 균형 시스템이 보내는 과부하 신호이다.

어지럼증을 다스리기 위해 자율신경계와 뇌의 감각 처리 시스템에 새로운 자극을 주어 균형을 회복시키는 보완적인 훈련 및 전략을 소개한다. 이 방법들은 기존의 호흡이나 운동 방식과 다르지만, 신경가소성을 활용해 뇌의 회로를 재구성하는 데 초점을 맞춘다.

• 미주신경자극

첫 번째로, 기존의 복식 호흡 외에, 미주신경을 직접 자극하여 교감신경의 우위를 깨는 방법이다. 미주신경은 뇌와 장을 연결하며 이완을 유도하는 주요 신경 통로인데, 특히 차가운 자극에 민감하게 반응한다. 아침에 세수할 때 찬물을 얼굴에 튀기거나, 샤워를 마칠 때 10~30초 동안 목덜미와 귀 뒤쪽을 찬물로 헹군다. 또는 차가운 수건을 목 뒷부분에 잠시 대고 있는다. 갑작스러운 차가운 자극은 미주신경을 자극하여 심박수를 즉시 낮추고 부교감신경계를 활성화시킨다. 이는 불안으로 인한 뇌의 과각성 상태를 빠르게 해제하여 어지럼증을 유발하는 균형 시스템의 긴장을 완화하는 데 도움을 준다.

• 시각 고정 훈련

어지럼증 환자는 움직이는 환경에서 시각 정보 처리에 어려움을 겪고 불안을 느낀다. 이는 전정 시스템과 눈의 협응력이 떨어진 결과이다. 정

   예민한 뇌, 이제 괜찮습니다

면에 시선을 고정할 작은 목표물(예: 벽에 붙인 스티커)을 두고, 고개만 좌우로 천천히 흔들면서 목표물을 계속 응시한다. 처음에는 느리게 시작해 어지럽지 않은 범위에서 속도와 시간을 점진적으로 늘린다. 이 훈련은 뇌가 움직이는 상황에서도 시각 정보를 안정적으로 처리하도록 돕는다. 이는 전정 시스템과 눈 움직임을 담당하는 신경 회로의 협응 능력을 강화하여, 움직임으로 인한 어지럼증과 불안을 줄이는 데 효과적이다.

• 인지적 거리 두기

스트레스 상황에서 불안을 증폭시키는 것을 막는 방법이다. 이는 명상과 달리 사고 내용 자체를 직접 재평가한다. 어지럼증이나 불안을 유발하는 생각이 들 때(예: "내가 쓰러져서 큰일 날 거야"), 그 생각을 객관적으로 바라보며 "나는 지금 '쓰러질 것 같다'는 생각을 하고 있다"라고 스스로에게 말하거나 적는다. 또는 그 생각을 '노랫가락'이나 '만화 캐릭터의 목소리'로 바꿔서 되뇌어 본다. 생각과 자신을 동일시하는 것을 방지하여 감정적 몰입을 막는다. 이는 전두엽이 감정적 사고에 휩쓸리지 않고 통제력을 발휘할 수 있는 인지적 거리를 확보해 주어, 어지럼증을 악화시키는 불안 회로의 폭주를 줄인다.

• 아로마 테라피를 이용한 후각 자극

후각은 뇌의 변연계(Limbic System), 특히 편도체에 직접 연결되는 감각이다. 특정 향을 이용해 불안을 낮추고 이완을 유도할 수 있다. 이완 효과가 입증된 라벤더, 캐모마일, 베르가못 등의 에센셜 오일을 손목이나 귀 뒤에 바르거나 디퓨저를 사용한다. 특히 불안이나 어지러움이 시작될 것 같은 예측 불안 상황에 이 향을 맡아 '안전 신호'와 연결하는 훈련을 반복한다. 후각 자극은 편도체의 흥분을 직접적으로 낮추고, 부교감신경계를 활성화시키는 이완 반응을 조건화한다. 이는 불안으로 인한 어지럼증의 발생 역치를 높이는 데 기여한다.

• ASMR 또는 백색 소음을 이용한 청각 환경 재구성

예민한 뇌는 소음에 취약하지만, 일정한 패턴의 소음은 오히려 뇌의 과각성을 낮추는 데 사용될 수 있다. 잠자리에 들거나 휴식을 취할 때 백색 소음(White Noise)이나 ASMR(Autonomous Sensory Meridian Response) 같이 예측 가능하고 부드러운 소리를 낮은 볼륨으로 활용한다.

■ 원하지 않는 소리(이명/뇌명)가 들린다면?

원하지 않는 소리(이명/뇌명)는 환자들에게 극심한 고통과 불안을 안겨 주는 증상이다. 겉보기에는 귀에서 시작된 단순한 소음처럼 느껴지지만, 사실은 예민한 뇌의 과부하와 자율신경계의 교란이 만들어 낸 중추신경계의 잘못된 소리 신호이다.

이명이나 뇌명 환자들은 소리가 밤낮없이 지속되어 집중력 저하, 수

   예민한 뇌, 이제 괜찮습니다

면 장애, 심한 불안을 겪는다. 이 소리는 객관적인 외부 소리가 아니기 때문에, 주변 사람들은 그 고통을 이해하기 어려워 환자는 고립되기 쉽다. 더 큰 문제는 이명으로 인해 이비인후과 등 여러 병원을 찾아 검사를 받아도, "청력에는 이상이 없으며 원인을 알 수 없다"는 답변을 듣는 경우가 허다하다는 점이다. 이는 환자에게 자신의 증상이 심리적인 문제로 치부되는 듯한 절망감을 안겨 주고, 정확한 진단을 포기하게 만드는 주요 원인이 된다.

이명은 달팽이관 같은 말초 신경계의 손상에서 시작될 수 있지만, 그 소리가 끊임없이 지속되고 고통스러워지는 것은 뇌의 중추 신경계 때문이다. 예민한 뇌는 원래 무시해야 할 미세한 신경 신호를 필터링하지 못하고 모두 '중요한 정보'로 받아들인다. 청각 회로가 손상되면 뇌는 손상된 주파수 영역의 정보를 채우기 위해 스스로 활동성을 높이는데, 예민한 뇌는 이 활동성을 과도하게 증폭시킨다.

이는 마치 라디오 주파수를 맞추다 생긴 잡음(이명)을 뇌가 '매우 중요한 메시지'라고 인식하고 그 채널에 고착되어 버린 것과 같다. 뇌는 이 잡음을 무시하지 못하고 끊임없이 재생하여 신경 회로가 잘못 재구성되는 것이다.

특히 뇌명(Brain Noise)은 이명이 귀를 넘어 아예 뇌의 중추 신경계에서 직접적으로 발생하거나 증폭되는 경우를 말한다. 이는 청각 회로뿐만 아니라 주의력, 감정을 담당하는 회로까지 이 소리 신호에 관여하고 있음을 의미한다.

이명/뇌명의 고통이 지속되는 것은 예민한 뇌의 편도체와 자율신경계가 결합하여 증상을 증폭시키기 때문이다. 원치 않는 소리가 들리면 예민한 뇌의 편도체는 이를 '위협'으로 해석하고 즉각적인 불안 반응을 유발한다. 이 불안은 교감신경계를 활성화시켜 심박수를 높이고 몸을 긴장시킨다. 교감신경의 만성적인 활성화는 신경계의 흥분성을 더욱 높여 이명/뇌명의 강도를 키운다. 소리가 커지면 불안이 더 심해지고, 불안이 심해지면 교감신경이 더욱 폭주하여 소리를 증폭시키는 악순환의 피드백 고리가 형성된다. 이 자율신경실조 상태가 해소되지 않으면 뇌는 소리 신호를 만성적인 위험 신호로 고착시켜 증상에서 벗어날 수 없다.

이명/뇌명의 근본적인 해결책은 소리를 완전히 없애는 것을 넘어, 뇌가 그 소리를 더 이상 '위협'으로 인식하지 않도록 훈련시키는 것이다.

• 복식 호흡과 점진적 근육 이완법

이명/뇌명을 악화시키는 자율신경실조 상태를 직접적으로 해소하는 가장 강력한 방법이다. 복식 호흡을 통해 부교감신경을 의도적으로 활성화시킨다. 더불어, 점진적 근육 이완법을 통해 발끝부터 머리끝까지 순서대로 근육을 5초간 수축시킨 후 10초간 완전히 이완시키는 훈련을 반복한다. 이 훈련은 교감신경의 '전투 태세' 스위치를 끄고, 뇌와 신체에 '긴장이 해제되었다'는 강력한 이완 신호를 보낸다. 신경계의 전반적인 흥분도가 낮아지면 청각 회로의 과민성도 함께 감소하여 이명/뇌명의 강도와 괴로움을 동시에 줄일 수 있다.

 예민한 뇌, 이제 괜찮습니다

• 귀 주변 근육과 청각 회로 이완

이명 환자들은 소리를 잘 듣기 위해 자신도 모르게 목, 턱, 귀 주변의 근육을 만성적으로 긴장시킨다. 이 긴장은 주변 혈관을 수축시키고, 뇌로 가는 혈류를 미세하게 방해하며, 소리 신호를 처리하는 청각 신경의 흥분도를 더욱 높인다. 하루에 몇 차례, 특히 이명이 심해질 때, 턱관절과 귀 뒷부분, 그리고 목덜미를 부드럽게 마사지하여 긴장을 풀어 준다. 턱을 가볍게 벌리고 닫는 스트레칭을 병행하여 턱관절의 압력을 해소하는 것도 중요하다. 주변 근육의 긴장을 해소함으로써 청각 회로 주변의 미세한 혈류를 개선하고, 뇌가 소리 신호를 '위협' 대신 '만성적인 긴장'으로 인식하는 고리를 약화시킨다.

• 카페인과 자극성 물질 피하기

카페인이나 니코틴과 같은 각성 물질은 교감신경계를 직접적으로 흥분시켜 뇌 전체의 민감도를 높인다. 이 민감도 증가는 청각 회로에도 영향을 미쳐 이명/뇌명의 강도를 더욱 증폭시킬 수 있다. 커피, 홍차, 에너지 드링크, 흡연 등 교감신경을 자극하는 모든 물질의 섭취량을 단계적으로 줄여 나간다. 완전히 끊기 어렵다면, 오후 2시 이후에는 섭취를 중단하여 수면의 질이 저하되는 것을 막아야 한다. 뇌의 만성적인 흥분 수준을 낮추고, 신경계가 스스로 이완할 수 있는 환경을 조성한다. 이는 이명/뇌명이 증폭되는 것을 예방하고, 특히 밤에 소리가 커지는 현상을 완화하는 데 도움을 준다.

• 소리에 대한 '주의' 분산 훈련

이명은 소리 자체보다 뇌가 그 소리에 끊임없이 주의를 집중하여 위협으로 인식할 때 가장 고통스럽다. 소리를 무시하려 애쓰는 행동조차 뇌에게는 소리를 더욱 중요한 것으로 인식하게 만든다. 소리를 의도적으로 무시하려 노력하지 않고, 그 소리를 배경의 일부로 받아들이는 훈련을 한다. 이명이 들릴 때마다 자신의 주의를 다른 감각이나 활동으로 적극적으로 돌린다(예: 좋아하는 음악 감상, 복식 호흡 훈련, 주변의 사물 관찰 등). 뇌의 주의력 회로가 이명 신호를 '무의미하고 중요하지 않은 잡음'으로 재분류하도록 돕는다. 이는 이명에 대한 감정적인 반응과 불안을 약화시켜 소리의 고통을 점진적으로 줄이는 핵심적인 해결책이다.

■ 지긋지긋한 두통으로 하루하루가 괴롭다면?

만성 두통으로 하루하루를 괴롭게 보내고 있다면, 이는 단순한 통증이 아니라 예민한 뇌의 과부하와 자율신경실조증이 만들어 낸 통증 조절 시스템의 심각한 오작동임을 이해해야 한다.

만성 두통 환자들의 가장 큰 고통은 통증의 잦은 재발과 더불어, 이 고통의 원인을 명확히 찾기 어렵다는 점이다. 두통이 심할 때마다 병원을 찾아 MRI나 CT 같은 정밀 검사를 받지만, 대부분의 경우 '기질적 이상 없음' 소견을 듣는다. 신경과에서는 흔히 긴장성 두통이나 편두통 진단과 함께 일자목 같은 근골격계 문제를 동반 진단하지만, 약물로 통증을 억제

    예민한 뇌, 이제 괜찮습니다

해도 근본적인 원인이 해결되지 않아 증상은 반복적으로 재발한다. 더 큰 문제는 증상이 재발될수록 이전에 처방받았던 진통제가 듣지 않는 데서 시작한다. 병원에서는 진통제가 듣지 않으면 더 강한 진통제나, 항우울제, 항경련제를 처방한다. 진통제로 통증을 누르려고만 하지 말고, 구조적인 문제가 없음에도 고통이 지속되는 것은 두통의 근원이 신경계의 기능적 문제에 있기 때문임을 인식하고, 두통이 발생하지 않도록 신경계를 조절해 주는 것이 더 중요하겠다.

자율신경실조증은 교감신경의 우위를 통해 여러 종류의 두통을 유발하거나 악화시킨다. 대표적인 두통은 긴장성 두통이다. 예민한 뇌는 만성적인 불안과 긴장 때문에 교감신경계를 지속적으로 활성화시킨다. 이는 목, 어깨, 두피 주변 근육을 만성적으로 수축시키고 긴장시킨다. 이 근육 긴장이 신경을 자극하여 머리 전체를 띠로 조이는 듯한 긴장성 두통을 유발하는 직접적인 원인이 된다.

편두통은 뇌의 삼차신경혈관계의 과민성과 관련이 깊다. 예민한 뇌는 스트레스 호르몬의 분비를 통해 이 신경계를 쉽게 자극하고 염증 유발 물질을 분비시켜 편두통의 빈도와 강도를 높인다. 특히 주기성 두통의 경우, 자율신경실조로 인한 수면 패턴의 교란이나 스트레스 호르몬의 급격한 변화에 민감하게 반응하며 악화된다.

이 모든 두통은 예민한 뇌가 통증 감지 시스템을 과민하게 만들고(중추 감작), 교감신경의 폭주가 혈관과 근육을 수축시켜 통증을 증폭시키는 신경계의 과부하 결과이다.

만성 두통의 악순환은 심리적 긴장이 신체 통증으로 전환되고, 다시 그 통증이 불안을 증폭시키는 피드백 고리를 통해 완성된다. 예민한 뇌는 스트레스 상황에서 아드레날린 분비를 증가시켜 근육을 긴장시킨다. 이 긴장이 누적되어 두통이라는 신체적 통증으로 나타난다. 두통이 발생하면 예민한 뇌는 이 통증을 '뇌의 심각한 문제'로 극대화하여 해석하고 불안을 느낀다. 이 불안은 다시 교감신경계를 자극하여 근육 긴장과 혈관 수축을 심화시키고, 떨림 및 통증을 악화시키는 악순환의 피드백 고리를 만든다. 결국 두통은 뇌가 만성적인 경계 태세에서 벗어나지 못하고 있다는 가장 강력한 경고 신호이다.

만성 두통을 극복하기 위해서는 통증 자체를 억제하는 것을 넘어, 뇌의 통증 감지 시스템을 둔감화시키고 자율신경계의 균형을 회복하는 훈련이 필요하다.

• 스트레칭과 자세교정

목과 어깨 근육의 긴장을 해소하기 위해 규칙적인 스트레칭과 함께 일자목을 교정하는 자세 관리가 병행되어야 한다. 이는 두통을 유발하는 물리적인 긴장 요인을 직접적으로 제거하는 데 도움을 준다.

• 수면의 질

예민한 뇌의 불면증은 두통을 유발하는 주요 요인이다. 규칙적인 수면 시간을 지키고, 잠들기 전 디지털 기기 사용을 중단하여 깊은 수면을 확

　　　　　예민한 뇌, 이제 괜찮습니다

보한다. 깊은 수면은 뇌의 통증 조절 센터를 회복시키고, 다음 날의 두통 발생 역치를 높이는 데 필수적이다.

• 두통을 유발하는 음식 피하기

예민한 뇌의 두통은 신경계의 과민성과 혈관 조절 이상에서 비롯되므로, 특정 음식 성분이 신경계를 자극하거나 혈관을 수축 및 확장시켜 통증을 유발할 수 있다. 두통 환자들에게는 뇌의 흥분도를 낮추고 혈관을 안정시키는 식단 전략이 필수적이다.

특정 음식 속의 화학 성분들은 뇌혈관의 수축과 확장 과정에 직접적으로 관여하여 편두통과 같은 혈관성 두통을 유발한다. 아미노산인 티로신이 분해될 때 생성되는 물질로, 혈관을 수축시킨 후 확장시키는 작용을 하여 두통을 유발할 수 있다. 가공육(소시지, 살라미), 건조된 콩류, 오래된 음식, 맥주 등은 주의할 필요가 있다.

육류의 보존제로 사용되는 아질산염 및 아질산나트륨도 체내에서 일산화질소를 방출하여 혈관을 확장시키고 두통을 일으킬 수 있다. 베이컨이나 스팸, 햄 같은 가공된 육류는 최소화하여 섭취하는 것이 좋다. 특히, MSG와 아스파탐 등의 인공 첨가물은 예민한 뇌의 신경 세포를 직접적으로 자극하여 흥분도를 높이고 통증을 유발할 수 있으니 의식하지 못한 채 많이 섭취하지 않도록 주의해야 하겠다.

취미로 먹는 음식물 중에도 신경계를 자극하여 두통을 유발하는 것들이 있다. 특히 레드 와인은 히스타민, 티라민, 설파이트 등 여러 두통 유발 물질을 포함하고 있어 예민한 뇌 환자들에게 가장 흔한 두통 유발 요인으로 꼽힌다. 알코올 자체의 혈관 확장 효과도 두통을 악화시킨다.

■ 다한증도 자율신경계실조의 문제이다

다한증은 단순히 땀이 많은 것을 넘어, 자율신경계의 과부하가 유발하는 신체 증상으로 인해 환자의 사회적, 직업적 삶에 심각한 영향을 미치는 질환이다. 다한증은 주로 땀이 나는 부위에 따라 유형이 나뉘며, 그 발현 상황은 대부분 심리적 긴장이나 불안과 직결된다.

손바닥 다한증은 일상적인 접촉과 정밀한 작업을 방해하는 가장 흔하고 고통스러운 유형이다. 중요한 비즈니스 미팅에서 악수를 하는 순간마다 극심한 불안을 느낀다. 손바닥이 축축하게 젖어 상대방에게 불쾌감을 줄까 봐 악수를 피하거나 손을 숨기는 행동 때문에 소극적인 사람으로 오해받기 쉽다. 이는 사회적 고립과 자신감 하락으로 이어진다.

중요한 면접이나 발표 자리에서 얼굴과 두피에서 땀이 비 오듯이 흘러내리는 경험을 자주 하는 사람도 있다. 이 유형의 환자들은 실내 온도가 조금만 높아지거나, 약간의 감정 변화(당황, 기쁨)에도 땀샘이 과민하게 반응한다. 이는 뇌의 체온 및 감정 조절 시스템이 자율신경실조로 인해 매우 불안정해졌음을 의미한다.

이처럼 다한증은 단순히 땀 분비의 문제가 아니라, 예민한 뇌의 교감신경 과활성화가 신체로 표출되어 일상생활의 전반적인 영역을 침범하는 심신 상관 질환이다. 자율신경계의 핵심 기능인 체온 조절 및 발한시스템

   예민한 뇌, 이제 괜찮습니다

이 과도하게 활성화되어 발생하며 겨울철에는 발이 차가워져 수족 냉증을 동반하는 등 또 다른 자율신경실조 증상과 연결된다.

다한증이 발생하는 신경학적 기전은 다음과 같다. 다한증 환자는 땀샘을 자극하는 교감신경의 활동이 일반인보다 현저히 높다. 뇌의 편도체가 불안이나 스트레스를 감지하지 않는 상황에서도, 교감신경계는 만성적으로 켜져 있는 상태를 유지한다. 이는 땀샘에 "계속 작동하라"는 명령이 과도하게 전달되어 땀 분비량이 비정상적으로 증가하는 것이다. 땀샘을 자극하는 신경전달물질은 주로 아세틸콜린(Acetylcholine)인데, 교감신경의 과활성화로 인해 이 아세틸콜린이 비정상적으로 많이 분비된다. 이는 마치 수도꼭지의 밸브가 고장 나 계속 물을 흘려보내는 것과 같다.

다한증은 예민한 뇌의 불안과 스트레스 반응에 의해 더욱 심화되는 특징이 있다. 예민한 뇌는 작은 스트레스나 사회적 압박(예: 발표, 면접)에도 편도체가 과민하게 반응하여 교감신경을 폭발적으로 활성화시킨다. 이러한 정서적 발한은 손이나 발, 얼굴 등 특정 부위에 집중되어 나타난다. 땀이 나는 것 자체가 환자에게 강력한 스트레스와 사회공포증을 유발한다. "남들이 내 땀을 볼까 봐"라는 불안(심리적 요인)이 다시 교감신경(신경학적 요인)을 자극하여 땀을 더 많이 흘리게 만드는 악순환의 피드백 고리가 형성된다.

다한증이 자율신경실조증의 핵심적인 증상으로 간주되는 이유는 자율적인 체온 조절 기능의 마비를 나타내기 때문이다. 다한증은 교감신경이 부교감신경과의 균형을 잃고 만성적인 우위를 점하고 있음을 보여 주는 명확한 신체적 증거이다. 교감신경의 과활성화는 다한증뿐만 아니라 심장 두근거림, 수족 냉증, 불면증 등 다른 자율신경실조 증상과 함께 나타나는 경우가 흔하다.

결론적으로, 다한증은 뇌의 위협 감지 시스템(편도체)이 과민하게 작동하여 자율신경계(교감신경)를 지속적으로 오작동시키는 기능적 장애이며, 이는 예민한 뇌의 과부하 상태를 나타내는 중요한 신체적 신호이다.

만성적인 다한증을 극복하기 위해서는 땀 분비 자체를 일시적으로 억제하는 것을 넘어, 땀을 유발하는 교감신경계의 과민성을 둔감화시키고 자율신경계의 균형을 회복하는 훈련이 필요하다.

다한증은 뇌의 편도체가 불안을 감지할 때 교감신경을 과도하게 자극하여 땀샘을 활성화시키는 신경계의 오작동이기 때문에, 뇌의 경보 시스템을 재조정하는 것이 핵심이다.

• 항상 찬물로 마무리

다한증은 뇌의 체온 조절 시스템이 과민하게 반응하여 발생하는 경우가 많다. 땀이 나는 상황을 피하기만 하면 뇌는 둔감해질 기회를 잃는다. 씻을 때 찬물로 마무리하는 습관은 미주신경을 자극하여 교감신경의 과활성화를 빠르게 진정시키는 데 도움을 준다. 뇌의 온도 및 발한 조절 시스템이 작은 변화에 과민하게 반응하는 것을 줄여 점진적으로 둔감화시키는 효과가 있다.

 예민한 뇌, 이제 괜찮습니다

• 마그네슘 및 영양소 섭취

교감신경의 흥분성이 높은 예민한 뇌의 상태를 신경화학적으로 보조하여 다한증을 완화한다. 신경의 흥분성을 낮추는 데 중요한 역할을 하는 마그네슘과 신경계 이완을 돕는 GABA 생성에 관여하는 비타민 B6 등을 충분히 섭취한다. 카페인이나 매운 음식 등 교감신경을 직접적으로 자극하는 음식은 피한다. 신경계의 흥분 역치를 높여 사소한 자극에 교감신경이 폭주하는 것을 막고, 뇌의 전반적인 긴장 수준을 낮춰 다한증을 간접적으로 완화해 주는 역할을 해 줄 것이다.

■ 담적병은 소화장애가 아니다

담적병은 한의학에서 위장 외벽에 노폐물(담음)이 쌓여 기능이 저하된 상태를 일컫는 용어로, 현대 의학적으로는 기능성 소화불량이나 과민성 장 증후군(IBS) 등 기능성 위장 장애의 범주와 깊은 연관성을 가진다. 담적병은 뇌-장 축(Gut-Brain Axis)의 마비 현상으로 설명될 수 있는데, 한마디로 말하면 교감신경의 '소화 금지' 명령이라고 할 수 있다.

위장 기능은 우리의 의지와 상관없이 자율신경계의 통제를 받는다. 담적병의 근본적인 문제는 예민한 뇌가 유발하는 교감신경의 과도한 우위에서 시작된다. 예민한 뇌는 만성 불안과 스트레스로 인해 교감신경계를 지속적으로 활성화시킨다. 교감신경의 역할은 몸을 투쟁-도피 상태에 두는 것이다. 뇌는 이 비상 상황에서 "지금은 싸우거나 도망칠 때이므로,

소화에 에너지를 낭비해서는 안 된다"고 판단한다. 이 명령은 미주신경(Vagus Nerve)을 통해 장으로 전달되는 부교감신경(휴식 및 소화)의 활동을 억제한다. 미주신경은 장의 연동 운동과 소화액 분비를 촉진해야 하지만, 교감신경의 방해로 제 기능을 못하게 된다.

그 결과로 위장의 운동성(연동 운동)이 현저히 떨어지고 소화액 분비가 줄어든다. 음식물은 위장에 오랫동안 정체되어 완전히 소화되지 못하고, 이로 인해 위장 외벽에 노폐물이나 독소(담음)가 쌓이면서 담적병과 유사한 만성 소화 불량 및 위장 운동성 저하 증상이 나타난다.

담적병 환자들의 가장 큰 고충은 끊임없이 위장약과 소화제를 복용해도 증상이 근본적으로 해결되지 않는다는 점이다. 내시경 검사나 혈액 검사에서는 특별한 염증이나 구조적 문제가 발견되지 않아 "신경성입니다"라는 진단을 듣기 쉽다. 이처럼 객관적 이상은 없는데 만성적인 불편함이 지속되는 것은 위장 자체의 문제라기보다는, 위장 기능을 조절하는 신경계의 기능적 이상 때문임을 시사한다. 이 고통은 '아무 이상 없다'는 말 때문에 더욱 고립되고 심화된다.

자율신경실조 상태는 장 자체를 예민하게 만들어 통증에 대한 역치를 낮춘다. 장에는 뇌 다음으로 많은 신경 세포들이 존재하는 장 신경계(Enteric Nervous System, ENS)가 있다. 만성 스트레스는 이 장 신경계를 과민하게 만든다. 장 내부에서 발생하는 미세한 가스나 팽창 같은 자극조차 뇌는 고통스러운 통증이나 불편함으로 증폭하여 인식한다. 이는 과민성 장 증후군(IBS)에서 나타나는 복통이나 복부 팽만과 직결된다. 스트레스는 장의 운동과 감각을 조절하는 신경전달물질의 분비를 교란시킨다.

 예민한 뇌, 이제 괜찮습니다

이는 장의 운동성을 비정상적으로 빠르게(설사) 또는 느리게(변비) 만들며, 담적병 환자가 호소하는 다양한 배변 장애를 유발한다. 따라서 환자들은 때로는 설사를 하기도 하며, 때로는 변비양상을 나타내기도 해서 본인의 체질을 잘 모르겠다는 투정을 부리기도 한다.

결론적으로, 담적병은 자율신경실조의 문제이며, 예민한 뇌의 만성적인 불안이 뇌-장 축을 통해 위장 운동과 감각 시스템을 마비시키고 과민하게 만든 신체화된 신경계 기능 장애이다.

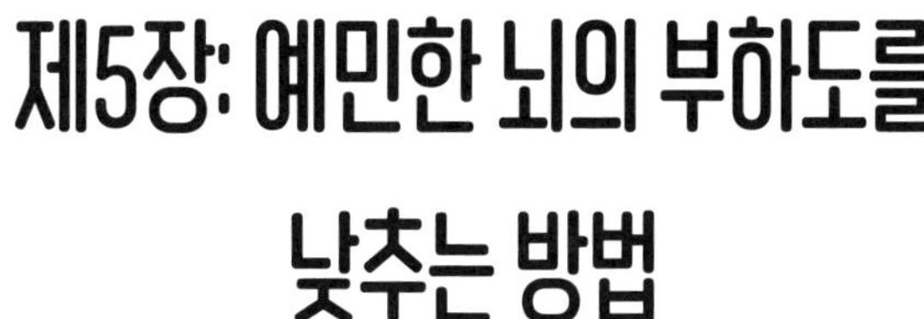

제5장: 예민한 뇌의 부하도를 낮추는 방법

스트레스 요인 관리와 디지털 디톡스

예민한 뇌를 가진 사람들이 겪는 고통의 상당 부분은 그들의 뇌가 내부적으로 고장 났기 때문이 아니라, 그들의 뇌가 감당할 수 있는 임계치를 넘어서는 외부 환경에 노출되어 있기 때문에 발생한다. 앞서 우리는 예민한 뇌를 고성능 엔진이나 초정밀 센서에 비유했다. 먼지가 가득한 채석장에서 정밀한 반도체 장비를 돌린다면 그 장비는 금세 과열되고 오류를 일으킬 것이다. 이때 필요한 조치는 장비의 성능을 탓하며 수리를 맡기는 것이 아니라, 장비가 놓인 환경을 청정하게 만들거나 최소한 먼지가 덜 들어오도록 차단막을 설치하는 것이다. 예민한 뇌를 치유하는 첫걸음 역시 뇌를 둘러싼 환경을 재설계하여 입력되는 자극의 총량을 줄이는 것에서 시작해야 한다. 이것이 바로 스트레스 요인 관리와 디지털 디톡스가 필요한 이유이다.

현대 사회에서 뇌를 가장 지치게 만드는 주범은 단연코 디지털 기기와 그 안에서 쏟아지는 정보의 홍수다. 우리는 인류 역사상 그 어느 때보다 많은 정보에, 그것도 실시간으로 노출되어 있다. 예민한 뇌는 태생적으로 감각 필터 기능이 약하다. 일반적인 뇌가 소음으로 치부하고 걸러 낼 정보들까지 예민한 뇌는 모두 중요한 신호로 받아들이고 처리하려 든다. 스마트폰에서 울리는 짧은 알림음, 소셜 미디어의 붉은색 배지, 끊임없이 갱신되는 뉴스 피드는 예민한 뇌에게 단순한 정보가 아니라 즉각적인 처리를 요하는 긴급 신호로 작용한다.

뇌과학적 관점에서 볼 때, 스마트폰의 알림은 뇌의 위협 감지 센터인 편도체를 끊임없이 자극하는 미세한 전기 충격과도 같다. 알림이 울릴 때마다 우리는 무의식적으로 누군가의 연락인지, 중요한 업무 메일인지, 혹은 세상에 무슨 일이 일어났는지를 확인해야 한다는 긴장감을 느낀다. 이는 교감신경계를 미약하게나마 활성화시키며, 이러한 자극이 하루에 수백 번 반복될 때 뇌는 만성적인 과각성 상태에 빠지게 된다. 쉴 새 없이 울리는 알림 속에서 뇌는 안전하다는 신호를 받지 못하고, 언제 튀어나올지 모르는 맹수를 기다리는 초식동물처럼 항상 깨어 있어야 한다. 이 과정에서 인지 에너지는 고갈되고, 정작 중요한 일에 써야 할 집중력은 바닥을 드러낸다.

더욱 심각한 것은 이러한 디지털 환경이 뇌의 도파민 보상 회로를 교묘하게 납치한다는 점이다. 소셜 미디어의 알고리즘이나 메신저의 확인 기능은 예측 불가능한 보상을 제공한다. 우리가 스마트폰을 켜는 행위는 슬롯머신의 레버를 당기는 것과 유사하다. 어떤 새로운 정보나 자극적인 콘텐츠가 나올지 모른다는 기대감은 도파민을 분비시키고, 이는 행동을 반복하게 만든다. 예민한 뇌는 이러한 자극에 더욱 취약하여 쉽게 중독적인 패턴에 빠져들 수 있다. 그러나 이러한 도파민 분비는 만족감을 주는 것이 아니라, 더 많은 자극을 갈구하게 만드는 결핍의 도파민이다. 결국 뇌는 끊임없이 정보를 섭취하지만 포만감을 느끼지 못하고 피로감만 쌓이는 악순환에 갇히게 된다.

또한 디지털 기기가 제공하는 멀티태스킹 환경은 예민한 뇌의 전두엽 기능을 치명적으로 저하시킨다. 우리는 음악을 들으며 뉴스를 보고, 메신 저로 대화하며 업무를 처리하는 것을 능력이라고 착각한다. 하지만 뇌는 한 번에 두 가지 이상의 주의를 요하는 작업을 동시에 처리할 수 없다. 단 지 아주 빠르게 작업 간 전환을 하고 있을 뿐이다. 이를 주의 잔류 현상이 라고 하는데, 하나의 작업에서 다른 작업으로 주의를 돌릴 때 이전 작업 에 대한 주의가 뇌에 찌꺼기처럼 남아 인지적 과부하를 일으키는 것이다. 예민한 뇌는 이러한 전환 비용을 일반인보다 훨씬 크게 치른다. 작업이 전환될 때마다 뇌는 에너지를 태우고, 결과적으로 전두엽은 조기에 지쳐 충동 조절이나 감정 제어 기능을 상실하게 된다.

■ 물리적인 디지털 디톡스 전략이 필요

그렇다면 우리는 어떻게 이 디지털 감옥에서 예민한 뇌를 구출할 수 있 을까? 핵심은 뇌가 정보를 처리하지 않아도 되는 공백의 시간을 의도적으 로 만들어 주는 것이다. 이를 위해서는 구체적이고 물리적인 디지털 디톡 스 전략이 필요하다.

가장 먼저 실천해야 할 것은 물리적 거리 두기이다. 예민한 뇌는 눈에 보이는 자극을 무시하는 데 에너지를 쓴다. 스마트폰이 책상 위에 엎어져 있는 것만으로도 뇌는 그것을 의식하고 억제하느라 인지 자원을 소모한 다. 따라서 집중이 필요하거나 휴식을 취할 때는 스마트폰을 시야에서 완 전히 차단된 곳, 예를 들어 다른 방이나 서랍 속에 넣어 두어야 한다. 눈

예민한 뇌, 이제 괜찮습니다

에서 멀어지면 뇌의 경계 태세도 한결 누그러진다.

두 번째는 방해 금지 시간의 설정이다. 하루 중 특정 시간, 특히 기상 직후와 취침 전 1시간은 디지털 기기의 접속을 완전히 차단해야 한다. 아침에 눈을 뜨자마자 스마트폰을 확인하는 것은 뇌가 부팅되기도 전에 수만 가지의 정보를 쏟아부어 과부하 상태로 하루를 시작하게 만드는 최악의 습관이다. 반대로 취침 전의 스마트폰 사용은 블루라이트로 멜라토닌 분비를 억제할 뿐만 아니라, 각성 뇌파인 베타파를 활성화하여 수면의 질을 떨어뜨린다. 이 골든타임만이라도 뇌를 디지털 자극에서 해방시켜야 한다.

세 번째는 알림의 선별적 차단이다. 꼭 필요한 전화나 문자를 제외한 모든 앱의 푸시 알림을 끄는 것이다. 내가 원할 때 정보를 확인하는 주체적인 사용자가 되어야지, 기기가 부를 때마다 반응하는 수동적인 수신자가 되어서는 안 된다. 알림을 끄는 것만으로도 예민한 뇌가 받는 예측 불가능한 자극의 빈도를 획기적으로 줄일 수 있다.

■ 완벽주의를 버리자

디지털 디톡스와 함께 병행되어야 할 것은 전반적인 스트레스 요인의 관리이다. 예민한 뇌를 가진 사람들은 완벽주의 성향이 강해 모든 상황을 통제하려 드는 경향이 있다. 그러나 우리가 통제할 수 없는 스트레스 요인까지 붙들고 씨름하는 것은 뇌의 에너지를 낭비하는 지름길이다. 스트레스 요인을 종이에 적어 보고, 내가 통제할 수 있는 것과 없는 것을 명확히 구분하는 작업이 필요하다. 날씨, 타인의 기분, 이미 벌어진 과거의 일은 통제 불가능한 영역이다. 이 영역에 대해서는 해결하려 하기보다 수용하는 태도를 연습해야 한다. 반면 나의 반응, 생활 습관, 업무 처리 방식 등 통제 가능한 영역에 집중함으로써 뇌의 효능감을 높이고 불안을 낮출 수 있다.

■ 멍 때리는 시간 갖기

또한 예민한 뇌에게는 의도적인 심심함이 필요하다. 현대인은 잠시라도 뇌가 비어 있는 것을 견디지 못한다. 엘리베이터를 기다리는 짧은 순간조차 스마트폰을 꺼내 뇌를 채운다. 하지만 뇌는 아무런 외부 자극 없이 멍하니 있을 때 비로소 디폴트 모드 네트워크를 가동하여 기억을 정리하고, 감정을 소화하며, 창의적인 연결을 만들어 낸다. 멍 때리는 시간은 낭비가 아니라 예민한 뇌가 열을 식히고 시스템을 점검하는 필수적인 유지 보수 시간이다. 하루에 단 10분이라도 아무것도 하지 않고 창밖을 바라보거나 산책을 하며 뇌에게 온전한 쉼을 허락해야 한다.

■ 정보의 다이어트

마지막으로, 정보의 다이어트를 권한다. 우리가 먹는 음식이 몸을 만들듯, 우리가 소비하는 정보가 뇌를 만든다. 자극적이고 부정적인 뉴스, 타인과의 비교를 유발하는 소셜 미디어 콘텐츠는 예민한 뇌에 독소로 작용

예민한 뇌, 이제 괜찮습니다

한다. 불안을 유발하는 뉴스는 하루에 한 번 정해진 시간에만 확인하고, 나에게 부정적인 감정을 주는 소셜 미디어 계정은 과감히 정리해야 한다. 대신 뇌를 편안하게 하는 자연의 소리, 긍정적인 영감을 주는 책, 정서적 지지를 주는 사람들과의 대화로 그 빈자리를 채워야 한다.

환경과 생활 습관을 바꾸는 것은 뇌의 배선을 바꾸기 위한 기초 공사이다. 끊임없이 자극을 쏟아붓는 수도꼭지를 잠그지 않고서는, 아무리 좋은 치료나 훈련으로 물을 퍼내도 뇌는 다시 과부하의 늪에 빠지게 된다. 스마트폰을 내려놓고, 소음을 차단하고, 불필요한 정보로부터 거리를 두는 것. 그것은 단순히 기계를 멀리하는 것이 아니라, 당신의 예민한 뇌를 보호하고 그 고유한 기능을 회복시키기 위한 가장 적극적이고 강력한 치료 행위임을 기억해야 한다. 이제 잠시 화면에서 눈을 떼고, 당신의 뇌가 깊은숨을 쉴 수 있도록 허락해 주자.

뇌 건강을 위한 수면의 질 확보와 패턴

예민한 뇌를 가진 사람들에게 수면은 단순한 휴식이 아니다. 그것은 생존을 위한 필수적인 정비 시간이자, 과열된 신경 회로를 식히고 재설정하는 유일한 구원이다. 일반적인 뇌를 가진 사람들에게 하루이틀의 밤샘은 피곤함 정도의 문제로 그칠 수 있지만, 감각의 역치가 낮고 정보 처리량이 많은 예민한 뇌에게 수면 부족은 시스템 전체의 붕괴를 의미한다. 잠을 제대로 자지 못한 다음 날, 작은 소리에도 소스라치게 놀라고 타인의 사소한 말 한마디에 깊은 상처를 받거나 걷잡을 수 없는 짜증이 밀려오는 경험은 예민한 뇌가 수면을 통해 회복되지 못했을 때 나타나는 전형적인 증상이다. 따라서 예민한 뇌의 부하도를 낮추기 위한 가장 강력하고 기초적인 전략은 바로 수면의 질을 확보하고 규칙적인 패턴을 만드는 것이다.

■ 예민한 뇌가 잠을 필요로 하는 이유, '뇌 청소 시간'

왜 예민한 뇌에게 수면이 그토록 중요한지를 이해하기 위해서는 우리가 잠든 사이 뇌 안에서 벌어지는 놀라운 청소 작업을 들여다보아야 한다. 우리 몸의 다른 장기들은 림프계라는 하수도 시스템을 통해 노폐물을 배출한다. 그러나 뇌에는 이러한 림프관이 없다. 대신 뇌는 글림프 시스템이라는 독자적인 노폐물 제거 시스템을 가동한다. 이 시스템은 뇌척수액을 뇌세포 사이로 강력하게 순환시켜 낮 동안 쌓인 독소들을 씻어 낸다. 여기서 중요한 사실은 이 청소 작업이 오직 우리가 깊은 잠에 빠져 있을 때만 작동한다는 것이다. 우리가 잠들면 뇌세포들은 크기를 줄여 세포 사이의 공간을 넓히고, 그 사이로 세척액이 흐르며 치매의 원인 물질인 베타 아밀로이드나 타우 단백질, 그리고 각종 대사 부산물을 청소한다.

예민한 뇌는 깨어 있는 동안 일반 뇌보다 훨씬 많은 에너지를 소모하고 더 많은 신경 전달 물질을 사용한다. 이는 필연적으로 더 많은 대사 노폐물을 만들어 낸다는 뜻이다. 마치 손님이 많이 다녀간 식당일수록 치워야 할 쓰레기가 많은 것과 같다. 만약 수면 시간이 부족하거나 수면의 질이 떨어져 깊은 잠에 들지 못하면, 이 청소차는 제대로 운행되지 못한다. 뇌

　　　　　　　　　　　　　　　　　　예민한 뇌, 이제 괜찮습니다

속에 쌓인 노폐물은 신경세포의 기능을 떨어뜨리고 염증 반응을 유발한다. 이 염증은 다시 뇌를 더욱 예민하게 만들고 인지 기능을 저하시켜 브레인 포그를 유발한다. 결국 잘 자지 못하면 뇌는 쓰레기 더미 속에서 과부하된 채로 다음 날을 시작해야 하는 것이다.

■ 잠이 감정을 씻어 내는 시간, 렘수면의 힘

또한 수면은 감정의 해독제 역할을 한다. 렘수면 단계에서 뇌는 낮 동안 겪었던 사건들의 기억을 정리하고 그 기억에 붙어 있는 강렬한 감정의 껍질을 벗겨 낸다. 우리가 힘든 일을 겪고 나서 한숨 자고 일어나면 기분이 한결 나아지는 이유가 바로 여기에 있다. 수면은 사건이라는 팩트만 남기고, 당시의 불안이나 공포, 분노와 같은 감정적 독성은 배설해 버린다. 하지만 예민한 뇌가 불면증에 시달려 렘수면이 부족해지면, 이 감정 해독 과정이 실패한다. 어제의 불쾌한 감정이 정화되지 않은 채 오늘로 이월되고, 이것이 누적되면 만성적인 불안과 우울증으로 발전하게 된다. 예민한 뇌가 감정 조절에 실패하고 충동적으로 변하는 것은 성격 탓이 아니라, 뇌가 감정을 소화할 시간을 갖지 못했기 때문이다.

■ 예민한 뇌를 재우는 과학적 수면 설계법

문제는 예민한 뇌를 가진 사람들이 역설적으로 가장 잠들기 어려워한다는 점이다. 뇌의 각성 시스템이 항상 켜져 있기 때문이다. 잠자리에 누워도 오늘 있었던 실수에 대한 후회와 내일 일어날 일에 대한 걱정이 꼬리를 물고 이어진다. 이는 교감신경계를 활성화하여 심장을 뛰게 하고 체온을 높여 수면 진입을 방해한다. 따라서 예민한 뇌를 재우기 위해서는 의지력이 아니라 정교한 생체 리듬의 설계가 필요하다.

• 오늘 밤의 잠은 아침에 결정된다: 기상 시간의 힘

수면의 질을 높이기 위한 첫 번째 원칙은 기상 시간의 고정이다. 많은 불면증 환자들이 잠자리에 드는 시간에 집착한다. 하지만 우리 뇌의 생체 시계는 아침에 눈을 뜨고 빛을 보는 순간 세팅된다. 아침에 눈을 통해 들어온 햇빛은 뇌의 시교차 상핵을 자극하여 수면 호르몬인 멜라토닌의 분비를 멈추게 하고, 각성 호르몬인 코르티솔과 세로토닌의 분비를 촉진한다. 그리고 이 시점으로부터 약 15시간에서 16시간 뒤에 멜라토닌이 다시 분비되도록 예약 타이머를 맞춘다. 즉, 오늘 밤의 잠은 오늘 아침에 결정되는 것이다. 주말이라고 늦잠을 자면 이 타이머가 뒤로 밀리게 되고, 일요일 밤에는 잠이 오지 않아 월요병을 겪는 사회적 시차증이 발생한다. 예민한 뇌일수록 이 리듬의 변화에 취약하므로, 주말과 휴일에도 기상 시간을 일정하게 유지하여 뇌에게 예측 가능한 리듬을 선물해야 한다.

• 잠을 부르는 체온의 비밀: 서늘함이 만드는 깊은 잠

두 번째는 체온 조절을 통한 수면 유도이다. 우리 몸은 심부 체온이 약

예민한 뇌, 이제 괜찮습니다

1도 정도 떨어질 때 졸음을 느끼고 깊은 잠에 들어갈 수 있다. 자기 전에 따뜻한 물로 샤워하거나 족욕을 하는 것이 좋은 이유는, 체온을 높이기 위해서가 아니라 오히려 낮추기 위해서이다. 따뜻한 물로 몸을 데우면 확장된 말초 혈관을 통해 열이 발산되면서 샤워 후 체온이 자연스럽게 떨어지는 급경사를 만들 수 있다. 이 체온 하강의 기울기가 뇌에게 이제 자야할 시간이라는 강력한 신호를 보낸다. 따라서 침실의 온도 또한 너무 따뜻한 것보다는 약간 서늘한 것이 뇌의 열을 식히고 숙면을 취하는 데 유리하다.

• 빛과 소리를 지우면 뇌가 잠든다: 완전 암흑의 힘

세 번째는 침실을 철저한 암흑과 정적의 공간으로 만드는 것이다. 예민한 뇌는 아주 미세한 빛이나 소리에도 각성 뇌파가 반응한다. 창밖의 가로등 불빛이나 전자기기의 대기 전력 불빛조차 수면을 얕게 만들 수 있다. 암막 커튼을 사용하여 빛을 완벽하게 차단하고, 필요하다면 귀마개를 사용하여 청각적 자극을 최소화해야 한다. 또한 침대는 오직 잠을 자는 용도로만 사용해야 한다. 침대에서 책을 읽거나 스마트폰을 하고, 고민을 하는 습관이 들면 뇌는 침대를 활동이나 고민의 장소로 인식하게 된다. 침대에 누우면 바로 잠이 온다는 조건 반사를 만들기 위해서는 졸릴 때만 침대에 눕고, 잠이 오지 않으면 과감히 밖으로 나와 뇌가 침대와 불면의 고통을 연결하지 않도록 해야 한다.

마지막으로 알코올과 카페인에 대한 엄격한 통제가 필요하다. 많은 사람들이 술 한 잔이 잠을 잘 오게 한다고 착각한다. 알코올은 진정 작용이 있어 잠에 빨리 들게 할 수는 있지만, 수면의 구조를 처참하게 파괴한다. 알코올은 뇌의 회복에 필수적인 렘수면을 억제하고, 수면 중간에 자주 깨게 만들며, 이뇨 작용으로 탈수를 유발한다. 술을 마시고 잔 다음 날 머리가 멍하고 피곤한 것은 뇌가 제대로 된 청소 시간을 갖지 못했기 때문이다. 카페인 또한 아데노신이라는 수면 유도 물질의 작용을 막아 뇌를 강제로 깨어 있게 한다. 예민한 뇌는 카페인 분해 능력이 떨어지는 경우가 많으므로, 점심시간 이후에는 디카페인 음료를 선택하는 것이 뇌의 휴식을 위한 최소한의 예의이다.

수면은 낭비되는 시간이 아니라 내일의 뇌를 위한 가장 확실한 투자이다. 예민한 뇌를 가진 당신이 하루 종일 세상의 자극과 싸우느라 고생한 뇌에게 줄 수 있는 최고의 보상은 바로 질 좋은 잠이다. 7시간 이상의 충분한 수면 시간, 규칙적인 수면 패턴, 그리고 수면을 방해하는 요인들을 제거한 청정한 수면 환경은 그 어떤 영양제나 약물보다 강력한 치유력을 가진다. 오늘 밤부터 당신의 뇌가 깊은 휴식의 바다에서 마음껏 헤엄치며 스스로를 치유할 수 있도록, 수면이라는 성역을 지키는 파수꾼이 되어 주어야 한다.

우리가 매일 섭취하는 음식은 단순히 배고픔을 해결하거나 미각을 만족시키는 수단을 넘어, 뇌의 화학적 환경을 조성하고 신경 회로의 작동 방식을 결정짓는 가장 강력한 원료이다. 예민한 뇌를 가진 사람들은 종종 자신의 기분이나 컨디션이 외부 상황에 의해 좌우된다고 생각하지만, 실제로는 뇌에 공급되는 영양소의 불균형이나 특정 음식에 대한 과민 반응이 뇌의 예민도를 증폭시키는 숨은 주범일 가능성이 높다. 뇌는 우리 몸 무게의 2퍼센트에 불과하지만, 우리가 섭취하는 전체 에너지의 20퍼센트 이상을 소비하는 대식가이다. 특히 고성능 엔진처럼 쉼 없이 정보를 처리하고 감각을 분석하는 예민한 뇌에게 있어, 질 좋은 연료를 공급하는 것은 엔진의 과열을 막고 부드러운 주행을 가능하게 하는 필수 조건이다. 따라서 식단을 조절하는 것은 단순한 건강 관리가 아니라, 뇌의 신경전달물질 균형을 맞추고 자율신경계를 안정화시키는 적극적인 치료 행위로 간주해야 한다.

■ 장은 '제2의 뇌'

음식과 뇌의 관계를 이해하기 위해서는 먼저 장은 '제2의 뇌'라는 말처럼 장과 뇌가 긴밀하게 연결되어 있다는 사실을 기억해야 한다. 현대 의학에서는 이를 장 뇌 축이라고 부른다. 장은 제2의 뇌라고 불릴 정도로 수많은 신경세포가 존재하며, 뇌와 미주신경이라는 고속도로를 통해 실시간으로 정보를 주고받는다. 놀랍게도 행복 호르몬이라 불리는 세로토닌의 95퍼센트가 뇌가 아닌 장에서 만들어진다. 우리가 섭취한 음식물이 장내 미생물에 의해 분해되고 발효되는 과정에서 뇌의 정서적 안정에 필수적인 신경전달물질들이 생성되는 것이다. 만약 장내 환경이 좋지 않아 유해균이 득세하거나 염증이 발생하면, 이 신호는 즉각적으로 미주신경을 타고 뇌로 전달되어 불안, 우울, 그리고 인지 기능 저하를 유발한다. 따라서 예민한 뇌를 진정시키기 위해서는 가장 먼저 장을 편안하게 하는 식단을 구성해야 한다.

■ 단 음식이 불안을 키운다: 예민한 뇌의 혈당 스파이크 경보

예민한 뇌를 가진 사람들이 가장 먼저 경계해야 할 것은 혈당의 급격한 변동, 즉 혈당 스파이크이다. 정제된 탄수화물인 설탕, 흰 빵, 과자, 탄산음료 등을 섭취하면 혈당이 급격히 치솟는다. 이때 우리 몸은 혈당을 낮추기 위해 인슐린을 과도하게 분비하고, 그 결과 혈당이 다시 급격하게 떨어지는 저혈당 상태에 빠지게 된다. 뇌에게 저혈당은 에너지 공급이 끊기는 비상사태와 같다. 뇌는 생존을 위해 아드레날린과 코르티솔 같은 스트레스 호르몬을 긴급하게 분비하여 혈당을 다시 끌어올리려 한다. 이 과정에서 심장이 두근거리고, 식은땀이 나며, 극도의 불안과 짜증이 밀려오게 된다. 이는 공황 발작의 신체 증상과 매우 유사하다. 예민한 뇌는 이러한 생리적 변화를 실제 위협으로 오인하여 편도체를 더욱 활성화시킨다. 즉, 단 음식으로 스트레스를 풀려는 습관이 실제로는 뇌를 만성적인 전투 태세로 몰아넣는 것이다. 따라서 혈당을 서서히 올리고 일정하게 유지해 주는 복합 탄수화물, 즉 현미, 통밀, 귀리, 콩류 등을 주식으로 삼는 것이 뇌의 감정 기복을 줄이는 첫 번째 전략이다.

■ 뇌 속 염증을 잠재우는 힘: 오메가3의 항염 전략

또한 예민한 뇌는 만성적인 미세 염증에 시달리고 있을 가능성이 크다. 뇌 속의 염증 반응은 신경전달물질의 생성을 방해하고 신경세포 간의 신호 전달 효율을 떨어뜨려 브레인 포그와 우울감을 유발한다. 이러한 염증을 줄이기 위해서는 오메가3 지방산의 섭취가 필수적이다. 뇌세포의 막은 대부분 지방으로 이루어져 있는데, 오메가3는 세포막을 유연하게 만들어 신경 신호가 원활하게 전달되도록 돕는다. 또한 오메가3는 강력한 항염증 작용을 하여 과열된 뇌를 식히는 냉각수 역할을 한다. 고등어, 연어와 같은 등 푸른 생선, 들기름, 호두, 아마씨 등에 풍부한 오메가3를 꾸준히 섭취하는 것은 뇌의 하드웨어를 튼튼하게 보강하는 것과 같다. 반면 튀긴 음식이나 가공식품에 많은 트랜스 지방과 옥수수유, 콩기름에 많은 오메가6 지방산의 과도한 섭취는 염증을 유발하므로 섭취를 제한해야 한다.

■ 신경계의 천연 진정제 — 마그네슘

신경계의 천연 진정제라고 불리는 마그네슘 또한 예민한 뇌에 없어서는 안 될 핵심 영양소이다. 마그네슘은 흥분성 신경전달물질인 글루타메이트가 뇌세포를 과도하게 자극하는 것을 막아 주는 차단막 역할을 한다. 마그네슘이 부족하면 신경세포가 사소한 자극에도 쉽게 흥분하게 되어 눈 밑 떨림, 근육 경련, 불면증, 불안감 등이 증폭된다. 스트레스를 받으면 우리 몸은 마그네슘을 소변으로 빠르게 배출시키기 때문에, 예민한 사람일수록 만성적인 마그네슘 결핍 상태일 확률이 높다. 시금치, 근대와 같은 짙은 녹색 잎채소, 아몬드, 호박씨, 다시마, 바나나 등 마그네슘이 풍부한 음식을 매끼 챙겨 먹는 것은 과민해진 신경계에 브레이크를 달아 주는 것과 같다.

■ 세로토닌의 재료를 채우는 법: 트립토판의 힘

정서적 안정과 수면을 유도하는 세로토닌과 멜라토닌의 원료가 되는 트립토판의 섭취도 중요하다. 트립토판은 체내에서 합성이 불가능한 필수 아미노산이므로 반드시 음식을 통해 섭취해야 한다. 닭고기, 달걀, 우유, 치즈, 두부, 견과류 등에 트립토판이 풍부하게 들어 있다. 특히 트립토판이 뇌 장벽을 통과하여 세로토닌으로 전환되기 위해서는 탄수화물과 비타민 B6, 마그네슘의 도움이 필요하다. 따라서 단백질 위주의 식사보다는 적절한 복합 탄수화물과 채소를 곁들인 균형 잡힌 식사가 뇌의 화학적 안정을 돕는다. 아침에 달걀과 통밀빵을 먹거나, 저녁에 따뜻한 우유 한 잔을 마시는 것은 뇌에게 행복과 휴식의 재료를 공급하는 좋은 습관이다.

예민한 뇌, 이제 괜찮습니다

■ 장 건강이 뇌를 다스린다: 프로바이오틱스와 프리바이오틱스의 힘

장내 미생물 생태계를 복원하는 것도 빼놓을 수 없다. 장내 유익균은 뇌의 염증을 줄이고 가바와 같은 진정 신경전달물질을 생성하는 데 도움을 준다. 김치, 된장, 요거트, 낫토와 같은 발효 식품은 훌륭한 천연 프로바이오틱스이다. 또한 유익균의 먹이가 되는 식이섬유, 즉 프리바이오틱스가 풍부한 채소, 과일, 버섯, 해조류를 충분히 섭취해야 한다. 장이 편안해지면 미주신경을 통해 뇌로 전달되는 신호가 긍정적으로 바뀌고, 이는 곧 뇌의 불안 수준을 낮추는 결과로 이어진다.

■ 예민한 뇌가 피해야 할 음식들: 카페인, 알코올, 인공첨가물

반면, 예민한 뇌가 반드시 피해야 할 독소 같은 음식들도 있다. 대표적인 것이 카페인이다. 커피, 에너지 드링크, 초콜릿 등에 들어 있는 카페인은 교감신경계를 직접적으로 자극하여 심박수를 높이고 뇌를 각성시킨다. 일반인에게는 적당한 활력이 될 수 있지만, 이미 각성 수준이 높은 예민한 뇌에게 카페인은 불에 기름을 붓는 것과 같다. 카페인은 아데노신 수용체를 차단하여 뇌가 피로를 느끼지 못하게 강제하는데, 이는 결국 뇌를 혹사시켜 만성 피로와 불안을 가중시킨다. 또한 알코올은 일시적으로 긴장을 풀어 주는 것처럼 보이지만, 실제로는 뇌의 억제 기능을 마비시키고 수면의 구조를 파괴하며 세로토닌 수치를 장기적으로 떨어뜨려 우울감을 유발한다. 식품 첨가물이나 인공 감미료 또한 뇌신경을 교란시킬 수 있으므로, 가급적 원재료 형태의 자연식품을 섭취하는 것이 안전하다.

■ 먹는 방식이 뇌를 만든다: 규칙적이고 천천히, 마음챙김 식사

무엇을 먹느냐 만큼이나 중요한 것은 어떻게 먹느냐이다. 예민한 뇌를 가진 사람들은 식사 시간조차 불규칙하거나 급하게 먹는 경향이 있다. 그러나 불규칙한 식사는 혈당의 변동성을 키우고, 급한 식사는 위장에 부담을 주어 미주신경을 자극, 소화불량과 불안을 유발한다. 정해진 시간에 규칙적으로 식사하는 것은 뇌에게 예측 가능성을 부여하여 안정감을 준다. 또한 음식을 천천히 오래 씹어 먹는 저작 운동은 뇌로 가는 혈류량을 늘리고 세로토닌 분비를 촉진하는 효과가 있다. 식사 시간만큼은 스마트폰이나 업무에서 벗어나 온전히 음식의 맛과 향에 집중하는 마음챙김 식사를 실천한다면, 그 시간 자체가 뇌를 위한 훌륭한 명상 시간이 될 수 있다.

결론적으로 예민도를 낮추는 식단은 특별한 비법이 있는 것이 아니다. 뇌를 자극하는 가공식품과 단순 당, 카페인을 줄이고, 뇌의 원료가 되는 양질의 단백질, 좋은 지방, 복합 탄수화물, 비타민과 미네랄을 골고루 섭취하는 것이다. 당신이 오늘 먹은 음식이 내일 당신의 뇌가 느끼는 감정과 생각의 토대가 된다. 자극적인 맛으로 뇌를 괴롭히는 대신, 순하고 영양가 있는 음식으로 뇌를 위로하고 보살피는 것, 그것이 바로 뇌의 부하를 낮추고 평온함을 되찾는 가장 기본적이면서도 확실한 처방이다.

   예민한 뇌, 이제 괜찮습니다

제2절: 스스로 뇌를 훈련하는 방법

자율신경계를 조절하는 호흡법과 명상

우리는 심장을 멈추게 하거나 위장의 소화 속도를 의지로 조절할 수 없다. 체온을 마음대로 올리거나 내리는 일 또한 불가능하다. 생명 유지에 필수적인 이러한 기능들은 우리의 의식 밖에서 자율신경계에 의해 자동적으로 조절되기 때문이다. 그래서 자율신경계가 고장 나 과도한 긴장과 불안을 만들어 낼 때, 우리는 속수무책으로 당하고만 있다는 무력감에 빠지기 쉽다. 제멋대로 뛰는 심장과 가빠지는 호흡 앞에서 내가 할 수 있는 일은 아무것도 없는 것처럼 느껴진다. 그러나 조물주는 인간에게 이 철옹성 같은 자율신경계의 문을 열 수 있는 단 하나의 열쇠를 남겨두었다. 그것이 바로 호흡이다. 호흡은 자율신경계의 기능 중 유일하게 우리가 의식적으로 통제할 수 있는 영역이다. 우리는 무의식적으로 숨을 쉬지만, 동시에 의도적으로 숨을 멈추거나, 깊게 들이마시거나, 길게 내뱉을 수 있다. 이 호흡이라는 다리를 건너 우리는 무의식의 영역인 자율신경계에 접속하여, 과열된 엔진을 식히고 폭주하는 뇌를 진정시킬 수 있다. 호흡과 명상은 단순한 심신의 수양이 아니라, 예민한 뇌를 가진 사람들이 반드시 익혀야 할 생존 기술이자 가장 강력한 자율신경 조절 장치이다.

■ 복식 호흡으로 예민한 뇌를 진정시키는 법

예민한 뇌가 자율신경실조에 빠졌을 때 가장 먼저 나타나는 신체 변화는 호흡의 변질이다. 불안하고 긴장된 상태에서 사람은 흉식 호흡, 즉 얕고 빠른 가슴 호흡을 하게 된다. 이는 교감신경이 활성화되었을 때 나타나는 전형적인 패턴이다. 얕은 호흡은 산소와 이산화탄소의 교환 효율을 떨어뜨리고, 뇌에게 지금 비상 상황이니 계속 긴장하라는 잘못된 신호를 피드백한다. 반면 우리가 깊은 잠에 빠져 있거나 가장 편안한 상태일 때의 호흡을 관찰해 보면, 숨을 들이마실 때 배가 불룩하게 나오고 내뱉을 때 들어가는 복식 호흡을 하고 있음을 알 수 있다. 복식 호흡은 횡격막을 상하로 크게 움직이며 폐의 용적을 최대한 활용하는 호흡법이다. 중요한 것은 횡격막의 움직임이 자율신경계의 핵심인 미주신경을 물리적으로 자극한다는 사실이다. 미주신경은 뇌간에서 시작하여 심장, 폐, 위장관으로 뻗어나가는 부교감신경의 대동맥이다. 우리가 숨을 깊게 들이마시고 천천히 내뱉을 때, 횡격막의 움직임은 미주신경을 활성화하여 심박수를 늦추고 혈압을 떨어뜨리며 근육을 이완시킨다. 즉, 의도적인 복식 호흡은 뇌에게 지금 상황은 안전하다는 강력한 생화학적 신호를 보내는 행위인 것이다.

■ 지구에서 가장 저렴한 신경안정제

특히 날숨, 즉 숨을 내뱉는 과정은 부교감신경을 활성화하는 핵심 열쇠이다. 들숨이 교감신경을 약간 항진시킨다면, 날숨은 부교감신경을 항진시킨다. 예민한 뇌를 진정시키기 위해서는 들이마시는 숨보다 내뱉는 숨을 더 길고 부드럽게 가져가야 한다. 4-7-8 호흡법이나 5-5 호흡법과 같은 리듬 호흡이 효과적인 이유가 여기에 있다. 4초간 코로 들이마시고, 7초간 숨을 멈춘 뒤, 8초간 입으로 천천히 내뱉는 과정을 반복하면, 강제적으로 날숨의 비율을 높여 부교감신경의 브레이크를 밟게 된다. 이러한 호흡 훈련을 하루에 10분씩만 꾸준히 해도 편도체의 과민성이 낮아지고 스트레스 호르몬인 코르티솔 수치가 유의미하게 감소한다는 연구 결과는 수없이 많다. 호흡은 언제 어디서나 돈을 들이지 않고 즉시 사용할 수 있는 천연 신경 안정제이다. 갑작스러운 공황 발작이 오거나 극심한 분노가 치밀어 오를 때, 혹은 잠이 오지 않아 괴로울 때, 뇌의 주의를 호흡의 리듬에 고정하고 천천히 숨을 내뱉는 것만으로도 우리는 통제 불능의 상태에서 벗어날 수 있다.

■ 지구에서 가장 잘 듣는 신경안정제

호흡이 자율신경계라는 하드웨어를 조절하는 기술이라면, 명상은 뇌라는 소프트웨어의 오류를 수정하는 기술이다. 예민한 뇌를 가진 사람들은 명상을 하려고 눈을 감으면 오히려 잡생각이 더 많이 떠올라 괴롭다고 호소한다. 이는 지극히 정상적인 반응이다. 뇌는 원래 생각을 만들어 내는 기계이며, 특히 예민한 뇌는 생존을 위해 끊임없이 시뮬레이션을 돌리는 디폴트 모드가 과활성화되어 있기 때문이다. 명상의 목적은 생각을 멈추는 것이 아니라, 생각에 휘둘리지 않고 그것을 알아차리는 데 있다. 이를 마음챙김이라고 한다. 마음챙김 명상은 지금 이 순간, 여기에 머무르는 훈련이다. 예민한 뇌는 항상 과거나 미래에 가 있다. 과거의 실수를 후회하거나 미래의 불안을 미리 당겨 와 걱정하느라 현재를 놓친다. 명상은 타임머신을 타고 과거나 미래로 떠나려는 뇌를 붙잡아 현재라는 안전한 항구에 정박시키는 닻과 같다.

명상 중에서도 특히 예민한 뇌에 효과적인 것은 바디 스캔 명상이다. 예민한 사람들은 신체 감각에 과도하게 예민하거나, 반대로 스트레스로 인해 신체 감각을 차단하고 머리로만 사는 해리 상태를 겪기도 한다. 바디 스캔은 발끝에서부터 머리끝까지 신체 각 부위의 감각을 순차적으로 느끼며 관찰하는 기법이다. 왼쪽 엄지발가락의 느낌, 발바닥이 바닥에 닿는 압력, 종아리의 긴장감 등을 판단하지 않고 그저 있는 그대로 느끼는 것이다. 이 과정은 뇌의 주의력을 불안한 생각에서 구체적인 신체 감각으로 이동시킨다. 또한 만성적으로 긴장되어 있던 근육을 자각하고 이완할 수 있는 기회를 제공한다. 뇌섬엽이라는 뇌 부위는 신체 내부의 감각을 인지하는 역할을 하는데, 바디 스캔 명상은 이 뇌섬엽과 전두엽의 연결을 강화하여 자신의 감정과 신체 상태를 객관적으로 바라보는 능력을 키워 준다. '내가 지금 화가 났구나', '어깨가 긴장되어 있구나'를 알아차리는 것만으로도 감정의 파도에 휩쓸리지 않고 서핑을 할 수 있는 여유가 생긴다.

• MRI로 입증해 낸 명상의 놀라운 효과

명상이 뇌에 일으키는 변화는 단순한 기분 전환을 넘어선다. 8주간의

 예민한 뇌, 이제 괜찮습니다

마음챙김 명상 프로그램(MBSR)에 참여한 사람들의 뇌를 MRI로 촬영한 결과, 공포와 불안을 담당하는 편도체의 크기가 줄어들고, 감정 조절과 이성적 판단을 담당하는 전두엽의 피질 두께가 두꺼워졌다는 연구 결과는 명상이 뇌의 구조를 물리적으로 변화시킬 수 있음을 증명한다. 이를 신경 가소성이라고 한다. 우리가 근육 운동을 하면 근육이 커지듯이, 마음의 근육을 쓰는 훈련을 반복하면 뇌의 회로가 변하는 것이다. 예민한 뇌는 타고난 기질일 수 있지만, 훈련을 통해 그 예민함을 조절하고 관리하는 능력은 후천적으로 획득할 수 있다. 명상은 예민한 뇌가 가진 불안이라는 잡음을 걷어 내고, 그 밑에 깔려 있는 직관과 통찰이라는 보석을 발견하게 해 주는 도구이다.

물론 처음부터 호흡과 명상이 쉬운 것은 아니다. 평생을 긴장 속에 살아온 뇌에게 이완은 낯설고 때로는 불안한 경험일 수 있다. 호흡에 집중하려 하면 가슴이 답답해지거나, 명상을 하려 하면 억눌려 있던 감정이 터져 나올 수도 있다. 이것은 굳어 있던 자율신경계가 풀리면서 나타나는 명현 현상과도 같다. 중요한 것은 잘하려고 애쓰지 않는 태도이다. 호흡이 얕으면 얕은 대로, 잡생각이 나면 나는 대로 그저 바라보는 것이다. 잡생각이 났다는 것을 알아차리고 다시 호흡으로 주의를 돌리는 그 순간이 바로 뇌의 근육이 단련되는 순간이다. 하루 5분이라도 좋다. 잠들기 전이나 아침에 일어났을 때, 혹은 업무 중 스트레스를 받을 때 잠시 하던 일을 멈추고 자신의 호흡을 바라보는 습관을 들여야 한다.

호흡과 명상은 예민한 뇌를 가진 당신이 세상의 속도에 휘말리지 않고 자신만의 속도를 찾을 수 있게 해 주는 가장 안전한 피난처이다. 외부의 자극을 차단하고 내면으로 주의를 돌릴 때, 비로소 뇌는 휴식하고 회복할 수 있다. 우리는 폭풍을 멈추게 할 수는 없지만, 폭풍 속에서도 평온을 유지하며 항해하는 법을 배울 수는 있다. 자율신경계를 조절하는 호흡과 명상이 바로 당신의 뇌를 치유할 수 있는 가장 강력한 힘임을 깨달아야 한다.

뉴로피드백의 원리와 자기 조절 능력 향상

우리는 거울을 보지 않고서는 자신의 얼굴에 무엇이 묻었는지, 표정이 어두운지 밝은지 정확히 알 수 없다. 거울은 시각 정보를 통해 현재의 상태를 객관적으로 보여 줌으로써 우리가 스스로를 단장하고 표정을 고칠 수 있게 도와준다. 뇌도 마찬가지이다. 예민한 뇌를 가진 사람들은 자신의 뇌가 과열되어 있는지, 혹은 멍하니 멈춰 있는지 주관적인 느낌으로만 짐작할 뿐, 실제 뇌가 어떤 전기적 신호를 내보내고 있는지 알지 못한다. 만약 뇌의 활동 상태를 거울처럼 실시간으로 비춰 볼 수 있다면 어떨까. 뇌가 스스로 자신의 상태를 인지하고, 잘못된 패턴을 수정할 수 있지 않을까. 이것이 바로 뉴로피드백의 핵심 원리이다. 뉴로피드백은 약물이나 외부의 물리적 자극 없이, 뇌가 스스로 학습하는 능력을 이용하여 신경망을 재구조화하는 가장 과학적이고 능동적인 뇌 훈련법이다.

예민한 뇌, 이제 괜찮습니다

■ 뉴로피드백의 작동 원리

뉴로피드백의 작동 원리를 이해하기 위해서는 먼저 우리 뇌가 학습하는 방식인 조작적 조건화를 알아야 한다. 이는 19세기 심리학자 스키너가 정립한 이론으로, 행동에 대해 즉각적인 보상을 주면 그 행동의 빈도가 증가한다는 학습 원리이다. 서커스단 곰이 재주를 넘을 때마다 사육사가 맛있는 간식을 주면, 곰은 간식이라는 보상을 얻기 위해 재주 넘기를 반복하고 결국에는 그것을 완전히 습득하게 된다. 뉴로피드백은 이 원리를 뇌파 조절에 적용한 것이다. 뇌파 측정 센서를 머리에 부착하고 컴퓨터와 연결하면, 사용자의 뇌파 상태가 모니터 화면 속의 게임이나 영상으로 변환되어 나타난다.

예를 들어, 주의력 결핍 과잉 행동 장애(ADHD) 성향이 있는 예민한 뇌를 가진 사람이 화면 속의 우주선 게임을 한다고 가정해 보자. 이 뇌는 평소에 집중할 때 나와야 하는 뇌파인 베타파가 부족하고, 멍할 때 나오는 세타파가 과도하게 나오는 특징이 있다. 훈련 프로그램은 뇌가 순간적으로 집중하여 베타파 수치가 올라가고 세타파 수치가 떨어지는 그 찰나의 순간을 포착한다. 이때 화면 속의 우주선은 속도를 내며 날아가고, 띵동 하는 경쾌한 효과음과 함께 점수가 올라간다. 이것이 뇌에게 주어지는 보상이다. 반대로 집중력이 흩어져 다시 세타파가 증가하면 우주선은 멈추고 소리도 나지 않는다.

처음에는 뇌가 우주선을 어떻게 움직여야 할지 몰라 당황한다. 하지만 우연한 집중의 순간에 보상이 주어지는 경험을 수십 번, 수백 번 반복하면서 뇌는 무의식적으로 깨닫게 된다. 아, 내가 이런 상태를 유지할 때 우주선이 움직이고 기분이 좋아지는구나. 뇌는 점차 보상을 얻기 위해 스스로 뇌파를 조절하여 집중 상태를 유지하려 노력하게 되고, 이 과정이 반복되면서 약해져 있던 집중력 회로가 강화된다. 즉, 뉴로피드백은 뇌에게 '너는 지금 잘하고 있어' 혹은 '지금은 딴생각을 하고 있어'라는 정보를 실시간으로 피드백해 줌으로써, 뇌가 스스로 최적의 상태를 찾아가도록 유도하는 내비게이션과 같다.

■ 뉴로피드백이 특히 효과적인 이유

예민한 뇌를 가진 사람들에게 뉴로피드백이 특히 효과적인 이유는 이들이 가진 문제가 구조적인 결함이라기보다는 기능적인 연결성의 문제인 경우가 많기 때문이다. 앞서 살펴보았듯이, 불안장애는 편도체와 전두엽의 연결이 약해져 있고, 불면증은 각성 뇌파가 과도하게 활성화된 상태이며, 우울증은 전두엽의 비대칭성이 심화된 상태이다. 뉴로피드백은 정량화 뇌파 검사(QEEG)를 통해 개개인의 뇌가 가진 고유한 뇌파 불균형 지도를 먼저 작성한다. 그리고 과도하게 활성화된 부위는 진정시키고, 활동이 저하된 부위는 깨우는 맞춤형 훈련 프로토콜을 적용한다.

불안과 긴장이 높은 예민한 뇌의 경우, 긴장을 유발하는 하이 베타파를 억제하고 편안한 이완 상태인 알파파를 강화하는 훈련을 진행한다. 환자가 눈을 감고 편안한 소리에 귀를 기울일 때, 뇌가 충분히 이완되어 알파파가 나오면 아름다운 음악 소리가 커지거나 화면의 풍경이 선명해지는

예민한 뇌, 이제 괜찮습니다

식이다. 이 훈련을 통해 환자는 긴장을 푼다는 것이 어떤 느낌인지, 뇌가 쉴 때는 어떤 상태가 되는지를 감각적으로 체득하게 된다. 약물은 강제로 신경 전달 물질을 조절하여 증상을 억제하지만, 뉴로피드백은 뇌가 스스로 긴장을 낮추는 방법을 학습하게 하므로 부작용이 거의 없고 효과가 장기적으로 지속된다는 장점이 있다.

■ 뉴로피드백의 궁극적인 목표는 자기 조절 능력의 향상

뉴로피드백의 궁극적인 목표는 자기 조절 능력의 향상이다. 훈련 초기에는 컴퓨터 화면과 소리라는 외부 피드백에 의존하여 뇌파를 조절하지만, 훈련이 거듭될수록 환자는 기계의 도움 없이도 스스로 뇌의 상태를 인지하고 조절할 수 있는 내재화된 힘을 갖게 된다. 이를 뇌의 항상성 회복이라고 한다. 자전거 타기를 배울 때 처음에는 뒤에서 잡아 주고 보조 바퀴에 의지하지만, 균형 감각을 익히고 나면 보조 장치 없이도 자유롭게 달릴 수 있는 것과 같다. 충분한 훈련을 거친 뇌는 스트레스 상황이 닥쳐도 예전처럼 즉각적으로 패닉에 빠지거나 과민 반응하지 않고, 스스로 브레이크를 걸어 안정을 되찾는 탄력성을 발휘하게 된다.

■ 뉴로피드백은 신경세포들을 굵고 튼튼하게 만들어 준다

또한 뉴로피드백은 신경 가소성 원리에 기반을 두고 있다. 신경 가소성이란 뇌가 새로운 경험과 학습에 의해 끊임없이 변화하고 성장하는 성질을 말한다. 도널드 헵의 법칙에 따르면 함께 발화하는 신경세포들은 서로 연결된다. 뉴로피드백 훈련을 통해 특정 뇌파 상태를 반복적으로 유지하면, 그와 관련된 신경세포들의 연결이 굵고 튼튼해진다. 마치 숲속에 처음에는 길이 없었지만, 사람이 계속 다니면 오솔길이 되고 나중에는 대로가 되는 것과 같다. 예민한 뇌가 가진 불안의 도로는 잡초가 무성해져 폐쇄되도록 두고, 평온과 집중의 도로를 새롭게 닦고 포장하는 과정이 바로 뉴로피드백이다. 연구에 따르면 주 2회에서 3회, 총 20회에서 40회 정도의 훈련을 지속했을 때 뇌의 물리적인 연결망에 유의미한 변화가 일어나며, 그 효과는 훈련 종료 후에도 오랫동안 유지되는 것으로 밝혀졌다.

뉴로피드백은 단순히 뇌파만 조절하는 것이 아니라, 예민한 뇌를 가진 사람들의 무너진 자존감을 회복시키는 심리적 치료 효과도 가진다. 많은 환자들이 자신의 예민함이나 주의력 부족을 성격적 결함이나 의지 부족 탓으로 돌리며 자책한다. 그러나 뇌파 검사를 통해 자신의 증상이 뇌의 전기적 오작동 때문임을 눈으로 확인하는 순간, 그들은 죄책감에서 벗어나게 된다. 그리고 훈련을 통해 스스로 화면 속의 우주선을 움직이고 영상을 변화시키는 경험을 하면서, 나도 내 뇌를 통제할 수 있다는 강력한 효능감을 맛보게 된다. 내가 뇌의 주인으로서 핸들을 잡고 운전할 수 있다는 자신감은 예민한 뇌가 세상을 살아가는 데 있어 가장 큰 무기가 된다.

■ 뉴로피드백은 근육을 만드는 것과 같다

물론 뉴로피드백이 만병통치약은 아니다. 이것은 마법처럼 한순간에

예민한 뇌, 이제 괜찮습니다

뇌를 바꾸는 것이 아니라, 헬스장에서 근육을 만들듯 꾸준한 시간과 노력이 필요한 훈련 과정이다. 또한 심각한 뇌전증이나 기질적인 뇌 손상이 있는 경우에는 전문가의 세심한 지도가 필요하다. 하지만 약물 치료에 거부감이 있거나, 약물로 해결되지 않는 잔여 증상이 있는 경우, 혹은 임산부나 어린이처럼 약물 사용이 제한적인 경우에 뉴로피드백은 매우 안전하고 효과적인 대안이 될 수 있다.

현대 과학은 이제 뇌를 들여다보는 것을 넘어, 뇌와 대화하고 뇌를 변화시키는 단계에 이르렀다. 뉴로피드백은 예민한 뇌가 보내는 전기적 신호에 귀를 기울이고, 그 신호를 건강한 리듬으로 조율해 주는 뇌의 지휘자와 같다. 당신의 뇌가 제멋대로 연주하는 불협화음 때문에 괴롭다면, 뉴로피드백이라는 거울을 통해 뇌를 비춰 보라. 그리고 뇌에게 올바른 연주법을 가르쳐 주라. 당신의 뇌는 생각보다 훨씬 더 유연하고, 배울 준비가 되어 있으며, 스스로 치유할 능력을 갖추고 있다. 뉴로피드백은 그 잠재력을 깨워 당신이 뇌의 진정한 주인이 되도록 도와줄 것이다.

침치료로 뇌의 부하도를 낮출 수 있다

현대 뇌과학과 신경학의 발달은 침치료가 뇌의 신경 회로를 조절하고 자율신경계의 균형을 맞추는 매우 정교하고 강력한 생체 자극 요법임을 증명하고 있다. 예민한 뇌를 가진 사람들에게 침치료는 과열된 뇌의 열기를 식히고, 꽉 막힌 신경 고속도로의 소통을 원활하게 하며, 고장 난 자율 신경계의 브레이크를 수리하는 가장 직접적이고 효과적인 물리 치료 수단이 될 수 있다. 뇌의 부하도를 낮추는 침치료의 기전은 막연한 믿음이 아니라 명확한 신경생리학적 근거를 바탕으로 한다.

■ 심박변이도(HRV)를 통한 증명 — 자율신경계의 재조정

예민한 뇌를 가진 환자들에게 침치료가 제공하는 첫 번째이자 가장 중요한 효과는 자율신경계의 즉각적인 재조정이다. 앞서 우리는 예민한 뇌가 만성적인 교감신경 항진 상태, 즉 투쟁 도피 반응이 꺼지지 않는 상태에 놓여 있음을 확인했다. 연구에 따르면 특정 경혈, 예를 들어 손목 안쪽의 내관혈이나 머리 정수리의 백회혈, 다리의 족삼리혈 등을 자극했을 때 부교감신경의 활성도를 나타내는 심박 변이도가 유의미하게 증가하고 심박수가 안정되는 것이 관찰된다. 이는 침 자극이 뇌간에 위치한 미주신경 핵을 활성화하여 강제로 부교감신경이라는 브레이크를 작동시키기 때문이다. 환자들이 침을 맞고 나면 몸이 나른해지고 잠이 쏟아지거나 머리가 맑아지는 느낌을 받는 것은 기분 탓이 아니라, 침 자극이 뇌에게 이제 안전하니 긴장을 풀어도 좋다는 강력한 생체 신호를 보냈기 때문이다. 끊임없이 달리기만 하던 과열된 엔진에 냉각수를 붓고 시동을 잠시 끄게 만드는 힘, 그것이 바로 침치료가 가진 자율신경 조절 능력이다.

예민한 뇌, 이제 괜찮습니다

■ 침치료는 엔도르핀, 세로토닌, 도파민을 분비시킨다

　두 번째 효과는 뇌 내 신경전달물질의 분비 조절이다. 침치료는 뇌의 보상 회로와 진통 시스템을 자극하여 엔도르핀, 세로토닌, 도파민과 같은 유익한 신경전달물질의 분비를 촉진한다. 특히 베타 엔도르핀은 천연 마약이라고 불릴 정도로 강력한 진통 효과와 항스트레스 효과를 가지고 있다. 예민한 뇌는 작은 통증이나 자극도 크게 증폭해서 받아들이는데, 침치료를 통해 분비된 엔도르핀은 뇌의 통증 민감도를 낮추고 정서적 안정을 유도한다. 또한 행복 호르몬인 세로토닌의 분비를 도와 우울감을 개선하고 수면의 질을 높이며, 도파민 시스템을 조절하여 의욕 저하나 중독 성향을 완화하는 데 기여한다. 약물이 외부에서 화학물질을 주입하여 농도를 조절한다면, 침치료는 뇌가 스스로 필요한 물질을 만들어 내도록 공장을 가동하는 스위치 역할을 한다고 볼 수 있다. 이는 약물에 대한 부작용이나 의존성 걱정 없이 뇌의 화학적 균형을 맞출 수 있는 안전한 방법이다.

■ 기능적 자기공명영상(fMRI)을 통한 증명 — 변연계의 진정 작용

　세 번째는 과활성화된 변연계의 진정 작용이다. 기능적 자기공명영상(fMRI)을 이용한 연구들은 침치료가 공포와 불안을 담당하는 편도체와 해마의 과도한 활동을 억제한다는 사실을 보여 준다. 예민한 뇌를 가진 사람은 편도체가 항상 붉게 달아올라 있어 사소한 자극도 위협으로 간주한다. 이때 진정 작용이 있는 경혈을 자극하면 편도체로 가는 혈류량이 줄어들고, 반대로 이성적 판단과 감정 조절을 담당하는 전두엽의 활성도는 높아지는 변화가 나타난다. 즉, 침치료는 뇌의 연결성을 변화시켜 감정의 폭주를 막고 이성의 통제력을 회복시키는 신경학적 재배선 과정을 돕는다. 특히 합곡혈이나 태충혈과 같이 사관혈이라 불리는 자리는 뇌의 기저핵과 변연계의 소통을 원활하게 하여, 꽉 막힌 감정이나 스트레스로 인한 신체화 증상을 풀어 주는 데 탁월한 효과를 보인다. 환자들이 침을 맞고 나서 가슴이 뻥 뚫리는 것 같다거나 꽉 쥐고 있던 주먹이 펴지는 느낌이라고 표현하는 것은 이러한 뇌의 변화를 감각적으로 느끼는 것이다.

■ 침치료는 뇌의 긴장을 해소해 준다

네 번째는 근육과 근막의 이완을 통한 뇌의 긴장 해소이다. 몸과 마음은 하나로 연결되어 있다. 뇌가 긴장하면 어깨가 솟고 목이 뻣뻣해지며 턱에 힘이 들어간다. 반대로 근육이 딱딱하게 굳으면 근육 내의 감각 수용체들이 뇌에게 지속적으로 불편함과 긴장 신호를 보내 뇌를 더욱 예민하게 만든다. 이를 신체화된 불안이라고 한다. 침치료는 굳어 있는 근육다발, 즉 트리거 포인트를 직접적으로 자극하여 근육을 즉각적으로 이완시킨다. 근육이 풀리면 그 안에 갇혀 있던 혈관과 신경이 해방되면서 혈류가 개선되고 통증 신호가 차단된다. 몸이 이완되면 뇌는 더 이상 신체로부터 경고 신호를 받지 않게 되고, 비로소 안심하고 휴식 모드로 진입할 수 있다. 특히 뒷목과 어깨의 승모근, 흉쇄유돌근을 풀어 주는 것은 뇌

 예민한 뇌, 이제 괜찮습니다

로 가는 혈류량을 늘리고 뇌압을 낮추어 브레인 포그나 만성 두통을 해결하는 열쇠가 된다. 몸을 풀어 줌으로써 뇌를 푼다는 이 원리는 예민한 뇌 치료에 있어 매우 직관적이고 강력한 접근법이다.

■ 침치료는 미주신경을 자극하여 뇌를 깨끗하게 청소해 준다

다섯 번째는 뇌의 미세 염증 조절이다. 최근 연구들은 만성 스트레스가 뇌의 면역 세포인 미세아교세포를 자극하여 뇌에 미세 염증을 일으키고, 이것이 우울증이나 만성 피로의 원인이 된다고 보고한다. 침치료는 미주신경을 자극하여 전신적인 항염증 반응을 유도하는 것으로 밝혀졌다. 침 자극이 부신을 자극하여 천연 항염증제인 코르티솔의 분비를 적절히 조절하고, 과도한 면역 반응을 진정시켜 뇌의 염증 수치를 낮추는 것이다. 이는 뇌를 깨끗하게 청소하고 신경세포가 건강하게 활동할 수 있는 최적의 환경을 만들어 주는 것과 같다.

침치료의 또 다른 장점은 개개인의 상태에 맞춘 맞춤형 치료가 가능하다는 점이다. 같은 불면증이라도 생각이 너무 많아 잠들지 못하는 사람, 가슴이 답답하고 열이 나서 잠들지 못하는 사람, 몸이 너무 차고 기운이 없어 잠들지 못하는 사람의 치료 혈자리는 모두 다르다. 한의학은 이를 변증이라고 하는데, 이는 환자의 뇌와 몸이 현재 어떤 불균형 상태에 있는지를 파악하여 정밀 타격하는 방식이다. 심장의 열을 내리는 소부혈, 머리의 기운을 아래로 끌어내리는 용천혈, 정신을 안정시키는 신문혈 등 수백 개의 경혈 중에서 환자의 현재 뇌 상태에 딱 맞는 조합을 찾아 자극함으로써 치료 효율을 극대화할 수 있다.

침치료는 단순히 찌르는 행위가 아니다. 그것은 환자의 몸을 통해 뇌와 대화하는 언어이자, 뇌의 잘못된 습관을 교정하는 훈련이다. 침대에 누워 침을 맞고 있는 15분에서 20분의 시간은, 뇌가 외부의 모든 자극을 차단하고 오롯이 자신의 신체 감각에 집중하며 내부의 치유력을 회복하는 명상의 시간과도 같다. 또한 침을 놓는 위치나 방법에 따라 교감신경이 항진되기도 하고, 부교감신경이 항진되기도 한다. 능동적인 훈련이나 운동조차 버거울 정도로 에너지가 고갈된 예민한 뇌를 가진 사람들에게, 침치료는 가장 적은 노력으로 뇌의 부하를 낮추고 회복의 발판을 마련해 주는 고마운 휴식처가 될 수 있다. 무서운 도구가 아닌, 뇌를 쓰다듬고 달래 주는 섬세한 손길로서 침치료를 받아들인다면, 당신의 예민한 뇌는 그 어떤 약보다 따뜻한 위로와 치유를 경험하게 될 것이다.

뜸치료로 자율신경 조절하기

진료실에서 예민한 뇌를 가진 환자들을 진찰하다 보면 한 가지 공통적이고 뚜렷한 신체적 특징을 발견하게 된다. 그것은 바로 머리와 가슴은 뜨거운데 정작 생명의 뿌리가 되어야 할 아랫배와 손발은 얼음장처럼 차갑다는 것이다. 이는 한의학에서 말하는 상열하한의 상태이자, 현대 의학적으로는 자율신경실조증의 전형적인 패턴이다. 스트레스를 받으면 교

　　　　　　　　　　　　예민한 뇌, 이제 괜찮습니다

감신경이 과도하게 항진되어 혈액을 뇌와 심장, 근육으로만 집중시키고 소화기관과 말초 혈관으로는 보내지 않기 때문에 발생하는 현상이다. 몸이 차갑다는 것은 곧 혈액 순환이 정체되어 있고, 신경계가 긴장되어 있으며, 면역력이 떨어져 있다는 신호이다. 이때 필요한 것이 바로 따뜻한 열기로 굳어 버린 생명력을 깨우고 자율신경계의 균형을 바로잡는 뜸치료이다. 뜸은 침과 더불어 한의학의 양대 산맥을 이루는 치료법으로, 단순히 몸을 데우는 온열 요법을 넘어 뇌와 신경계를 조절하는 강력한 생체 조절자 역할을 한다.

■ 뜸치료가 자율신경계에 미치는 영향

뜸치료가 자율신경계에 미치는 영향은 현대 과학의 시각에서 피부 내장 반사 이론과 심박 변이도(HRV) 연구를 통해 명확하게 설명될 수 있다. 우리 몸의 피부, 그중에서도 경혈이 위치한 부위는 내부 장기 및 자율신경계와 밀접하게 연결되어 있다. 피부에 가해지는 열 자극은 척수 신경을 타고 뇌의 시상하부로 전달된다. 시상하부는 체온, 식욕, 수면 등을 관장하는 자율신경계의 최고 사령탑이다. 뜸의 온열 자극이 시상하부에 도달하면, 뇌는 이를 휴식과 회복의 신호로 받아들여 부교감신경을 활성화하라는 명령을 내린다. 이는 마치 긴장된 상태에서 따뜻한 목욕물에 들어갔을 때 우리 몸이 저절로 이완되며 나른해지는 것과 같은 원리이다. 하지만 뜸은 전신 목욕보다 훨씬 더 정교하고 강력하다. 특정 경혈에 60도에서 70도 사이의 집중적인 열 자극을 가함으로써, 해당 경혈

과 연결된 특정 장기나 신경절의 기능을 선택적으로 조절할 수 있기 때
문이다.

■ 뜸치료가 자율신경계를 조절하는 과학적 근거

실제로 뜸치료가 자율신경계의 균형을 회복시킨다는 사실은 다수의
임상 연구를 통해 입증되었다. 심박 변이도는 우리 몸의 자율신경계가 얼
마나 유연하게 작동하는지를 보여 주는 가장 객관적인 지표이다. 건강한
사람은 심박동의 간격이 불규칙하게 변하며 환경 변화에 민감하게 적응
하지만, 스트레스를 받아 교감신경이 항진된 사람은 심박동이 기계처럼
일정해지며 심박 변이도가 떨어진다. 다수의 연구 논문에 따르면, 족삼리
혈이나 관원혈과 같은 주요 경혈에 뜸치료를 시행했을 때 피험자들의 심
박 변이도가 유의미하게 증가하는 것으로 나타났다. 특히 교감신경의 활
성도는 낮아지고 부교감신경의 활성도는 높아지는 결과가 관찰되었는데,
이는 뜸치료가 투쟁 도피 반응으로 과열된 뇌의 스위치를 끄고 휴식 소화
반응의 스위치를 켜는 물리적인 브레이크 역할을 한다는 것을 과학적으
로 증명한다.

뜸치료가 예민한 뇌에 미치는 또 다른 중요한 영향은 장 뇌 축의 회복
이다. 앞서 여러 차례 강조했듯이 장은 제2의 뇌이며, 행복 호르몬인 세
로토닌의 대부분이 장에서 만들어진다. 배가 차갑고 딱딱하게 굳어 있
는 것은 장의 운동성이 떨어져 있고 효소 활동이 저하되어 있다는 뜻이

 예민한 뇌, 이제 괜찮습니다

다. 이런 환경에서는 세로토닌 생성이 원활하지 않아 뇌의 불안과 우울감이 증폭된다. 복부의 관원혈, 기해혈, 중완혈 등에 뜸을 뜨면 심부 체온이 상승하면서 장으로 가는 혈류량이 즉각적으로 증가한다. 연구에 따르면 복부 온도를 1도만 올려도 장내 효소 활성도는 40퍼센트 이상 증가하고 면역력은 5배까지 높아진다고 한다. 따뜻해진 장은 연동 운동을 회복하고, 이는 미주신경을 통해 뇌로 편안함과 포만감의 신호를 쏘아 올린다. 배가 따뜻하면 마음이 놓인다는 옛말은 단순한 느낌이 아니라, 장에서 뇌로 전달되는 신경전달물질의 긍정적인 변화를 표현한 과학적인 사실이다.

■ 수승화강을 알면 머리가 맑아진다

한의학적으로 뜸치료는 수승화강이라는 인체의 이상적인 에너지 흐름을 만들어 내는 가장 탁월한 방법이다. 수승화강이란 차가운 물의 기운은 위로 올라가 머리를 식히고, 뜨거운 불의 기운은 아래로 내려가 복부와 하체를 데운다는 원리이다. 예민한 뇌를 가진 사람들은 이 흐름이 역전되어 머리는 뜨겁고 발은 차가운 상태에 놓여 있다. 이때 인체의 중심인 단전에 뜸을 떠서 강력한 열원을 만들어 주면, 마치 보일러가 돌아가듯 따뜻한 기운이 아래로 퍼지고, 그 반작용으로 머리에 몰려 있던 열기가 아래로 내려오는 대류 현상이 일어난다. 머리는 맑고 시원해지며 손발은 따뜻해지는 이 상태가 되었을 때, 뇌는 비로소 과부하 상태에서 벗어나 안정을 되찾는다. 환자들이 뜸을 뜨는 동안 깊은 잠에 빠지거나 머리가 맑아지는 느낌을 받는 것은 바로 이 수승화강의 원리가 몸에서 구현되고 있기 때문이다.

물론 뜸치료를 할 때는 몇 가지 주의가 필요하다. 예민한 뇌를 가진 사람들은 피부 감각 또한 예민하여 화상을 입기 쉽거나 연기에 민감할 수 있다. 과거에는 살을 직접 태우는 직접구가 성행했지만, 자율신경 조절을 위해서는 화상을 입지 않으면서 따뜻한 열기를 지속적으로 주입하는 간접구 방식이 훨씬 효과적이고 안전하다. 너무 뜨거우면 오히려 교감신경이 자극되어 긴장을 유발할 수 있으므로, 기분 좋은 따뜻함을 유지하는 것이 핵심이다. 최근에는 연기가 나지 않는 무연 뜸이나 전자 뜸 등 다양한 형태의 뜸이 개발되어 안전하게 사용할 수 있다.

결론적으로 뜸치료는 차갑게 식어 버린 몸을 데워 과열된 뇌를 식히는 역설의 미학을 가진 치료법이다. 그것은 과학적으로 입증된 신경 반사 작용을 통해 자율신경계의 균형을 맞추고, 면역 물질을 생성하며, 장 뇌 축을 회복시키는 전방위적인 솔루션이다. 약물처럼 뇌의 화학적 조성을 강제로 바꾸는 것이 아니라, 몸이 스스로 균형을 찾도록 돕는 자연 친화적인 방법이기에 부작용 없이 장기간 시행할 수 있다는 점도 큰 장점이다. 예민한 뇌 때문에 하루하루가 살얼음판을 걷는 듯 불안하고 긴장된다면, 뜸이라는 따뜻한 친구를 곁에 두기를 권한다. 그 작은 쑥 한 줌이 태워 올리는 온기가 당신의 굳어 버린 신경을 녹이고, 잃어버린 몸과 마음의 평온을 되찾아 줄 것이다.

우리의 손끝에는 뇌를 치유하는 보이지 않는 힘이 숨겨져 있다. 만약 당신이 별다른 도구 없이 오직 손가락 두세 개를 이용해 톡톡 두드리는 것만으로 극심한 불안이나 공포, 혹은 오래된 트라우마를 지울 수 있다고 한다면 믿을 수 있겠는가. 마치 마법처럼 들리겠지만 이것은 현대 심리학과 한의학의 경락 이론이 결합하여 탄생한 감정 자유 기법, 즉 EFT에 관한 이야기이다.

EFT는 침을 사용하지 않는 침술이라고 불리기도 한다. 예민한 뇌를 가진 사람들은 부정적인 감정이나 스트레스를 뇌 속에 가둬 두고 끊임없이 재생산하는 경향이 있다. 이때 EFT는 꽉 막힌 감정의 하수구를 뚫어 주고 꼬여 버린 신경 회로의 매듭을 풀어 주는 가장 빠르고 직관적인 도구가 된다. 복잡한 상담이나 오랜 수련 없이도 누구나 즉시 배울 수 있으며, 그 효과가 매우 즉각적이고 강력하다는 점에서 EFT는 예민한 뇌를 위한 훌륭한 비상약이자 영양제가 될 수 있다.

■ EFT의 기본 원리

EFT의 기본 원리를 이해하기 위해서는 우리 몸에 흐르는 에너지 시스템을 먼저 받아들여야 한다. 한의학에서는 인체에 기가 흐르는 통로인 경락이 있다고 본다. 건강한 상태에서는 이 기가 강물처럼 막힘없이 흐르지만, 충격적인 사건을 겪거나 스트레스가 누적되면 경락의 흐름이 차단되거나 교란된다. 이렇게 에너지 시스템에 혼란이 생기면 그것이 곧 부정적인 감정이나 신체적인 통증으로 나타난다는 것이 EFT의 핵심 전제이다. 예민한 뇌는 외부 자극에 취약하기 때문에 이러한 에너지 교란이 빈번하게 발생한다. EFT는 손가락으로 경락의 주요 지점인 타점들을 두드림으로써 막힌 에너지를 소통시키고, 뇌와 신체의 전기적 신호를 정상화하여 부정적 감정을 해소한다. 이는 마치 낡은 텔레비전 화면이 지지직거릴 때 톡톡 쳐 주면 다시 화면이 선명하게 나오는 것과 유사한 원리라고 볼 수 있다.

■ EFT의 효과에 관한 뇌과학적 설명

EFT가 단순한 플라시보 효과가 아님은 뇌과학적으로도 설명된다. 우리가 불안이나 공포를 느낄 때 뇌의 편도체는 비상경보를 울리고 투쟁 도피 반응을 일으킨다. 이때 우리가 공포의 대상을 떠올리면서 동시에 신체의 경혈점을 두드리면, 뇌는 혼란에 빠지게 된다. 생각은 위험하다고 하는데, 신체 감각을 통해 들어오는 신호는 안전하고 리듬감이 있기 때문이다. 경혈을 두드리는 물리적 자극은 피부의 감각 수용체를 통해 뇌로 전달되는데, 이 신호는 뇌간을 거쳐 편도체로 이동하며 흥분을 가라앉히는 작용을 한다. 즉, 두드리기라는 행위가 편도체에게 진정하라는 강력한 신호를 보내는 것이다. 결과적으로 뇌는 공포스러운 기억과 신체적인 긴장 반응 사이의 연결 고리를 끊어 버리게 된다. 이를 탈조건화라고 한다. EFT를 하고 나면 트라우마가 되었던 기억은 여전히 남아 있지만, 그 기억

예민한 뇌, 이제 괜찮습니다

을 떠올렸을 때 느껴지던 가슴 떨림이나 식은땀, 공포감은 사라지는 신비한 경험을 하게 된다. 기억은 팩트로 남고, 감정은 증발하는 것이다.

■ EFT의 구체적인 방법

EFT의 구체적인 방법은 매우 간단하면서도 체계적이다. 먼저 자신이 해결하고 싶은 구체적인 문제를 선정한다. 예를 들어 '막연히 불안하다'보다는 '내일 있을 발표 때문에 심장이 터질 것 같이 불안하다'처럼 구체적일수록 좋다. 그리고 그 고통의 정도를 0에서 10 사이의 숫자로 매겨 본다. 그다음은 EFT의 가장 중요한 단계인 수용 확언을 하는 것이다. 손날 부위, 즉 태권도에서 격파할 때 쓰는 부위를 반대편 손가락으로 계속 두드리면서 준비된 문장을 소리 내어 세 번 말한다. 비록 나는 내일 있을 발표 때문에 심장이 터질 것 같이 불안하지만, 이런 나 자신을 마음속 깊이 진심으로 받아들이고 사랑합니다. 이 문장은 예민한 뇌가 가진 자기 비난의 회로를 차단하는 핵심 열쇠이다. 예민한 사람들은 자신의 부정적인 감정을 부끄러워하거나 억누르려고 애쓴다. 그러나 감정은 저항할수록 강해지는 속성이 있다. 수용 확언은 현재의 부정적인 상태를 있는 그대로 인정하고, 그럼에도 불구하고 나 자신은 소중한 존재임을 확인함으로써 심리적 반전을 꾀하는 과정이다. 이 과정을 통해 뇌의 무의식적인 저항이 허물어지고 치유가 일어날 준비 상태가 된다.

준비 과정이 끝나면 본격적으로 뇌의 경락을 자극하는 연속 두드리기 과정으로 넘어간다. 정수리, 눈썹 안쪽, 눈가, 눈 밑, 코 밑, 입술 아래, 쇄

골, 겨드랑이 아래 순서로 이어지는 8개에서 14개의 타점들을 손가락 끝으로 톡톡 두드린다. 각 타점을 5회에서 7회 정도 두드리면서, 내가 느끼는 고통이나 부정적인 감정을 짧은 단어로 되뇌는데 이를 상기 어구라고 한다. 예를 들어 발표 불안, 심장이 떨림, 실수할까 봐 무서움과 같이 현재 느끼는 감정을 솔직하게 묘사한다. 이 과정은 뇌가 문제 상황에 집중하게 함으로써, 두드리기 자극이 엉뚱한 곳이 아닌 바로 그 문제의 회로에 작용하도록 조준하는 역할을 한다. 한 사이클을 돌고 나면 심호흡을 하고 다시 고통지수를 확인한다. 놀랍게도 수치가 현저히 떨어져 있음을 발견하게 될 것이다. 수치가 0이 될 때까지 이 과정을 반복하면 된다.

■ EFT의 적용범위

EFT는 예민한 뇌가 겪는 다양한 증상에 광범위하게 적용될 수 있다. 갑작스러운 공황 발작이 찾아왔을 때, 약을 찾기 전에 쇄골 타점을 두드리며 심호흡을 하면 급격히 치솟던 교감신경의 흥분이 가라앉는 것을 느낄수 있다. 밤에 잠이 오지 않아 괴로울 때도 EFT는 탁월한 효과를 발휘한다. 잠을 못 잘까 봐 걱정되는 마음을 수용하고 두드리기를 반복하면, 뇌파가 안정되면서 스르르 잠에 빠져들게 된다. 또한 만성적인 통증에도 효과적이다. 예민한 뇌는 통증에 대한 두려움 때문에 통증을 더 크게 느끼는 경향이 있는데, EFT는 통증과 결합된 부정적 정서를 해소함으로써 순수한 통증 자체를 줄여 준다. 심지어 억눌려 있던 분노나 죄책감, 수치심과 같은 깊은 무의식의 상처를 치유하는 데에도 EFT는 강력한 도구가 된다.

예민한 뇌, 이제 괜찮습니다

■ 하버드도 인정한 전 세계적 돌풍인 EFT

물론 EFT를 처음 접하는 사람들은 거부감을 느낄 수도 있다. 혼잣말을 중얼거리며 몸을 두드리는 모습이 우스꽝스럽거나 비과학적으로 보일 수 기 때문이다. 하지만 EFT는 전 세계적으로 수많은 임상 사례와 연구를 통해 그 효과가 입증된 기법이다. 하버드 의대를 비롯한 유수의 기관들에서 EFT가 코르티솔 수치를 낮추고 뇌의 긍정적인 변화를 유도한다는 사실을 밝혀냈다. 중요한 것은 겉모습이 아니라 내가 느끼는 변화이다. 남들의 시선이 두렵다면 화장실이나 혼자만의 공간에서 조용히 시도해 보면 된다. 예민한 뇌를 가진 사람들은 타인의 시선에 민감하지만, EFT는 바로 그 타인의 시선에 대한 두려움조차 두드림의 대상으로 삼아 해소할 수 있게 해 준다.

EFT가 가진 또 하나의 장점은 인지적 재구성을 자연스럽게 유도한다는 것이다. 두드리기를 반복하다 보면 처음에는 불안하고 화가 났던 마음이 점차 차분해지면서 상황을 다른 관점에서 보게 되는 통찰이 일어난다. '발표 때문에 떨리던 마음이 잘하고 싶은 열정이었구나'라는 긍정적인 인식으로 바뀌거나, '나를 화나게 했던 사람도 나름의 사정이 있었겠지'라는 이해의 마음이 생겨나기도 한다. 이는 억눌려 있던 감정 에너지가 해소되면서 전두엽의 기능이 되살아나 합리적이고 유연한 사고가 가능해졌기 때문이다. 굳이 긍정적인 생각을 하려고 애쓰지 않아도, 부정적인 감정이 걷히면 뇌는 본래의 긍정성과 회복 탄력성을 되찾게 된다.

■ 강력한 효과를 가진 EFT는 뇌에게 주는 선물

강력한 효과를 가진 EFT는 예민한 뇌를 가진 당신에게 주어진 선물과도 같다. 언제 어디서나 내 손만 있으면 뇌를 리셋할 수 있다는 사실은 엄청난 안도감을 준다. 스트레스 상황이 닥쳐도 나에게는 이것을 해결할 도구가 있다는 믿음, 즉 자기 조절 효능감이 생기는 것이다. 예민함은 저주가 아니다. 단지 에너지가 섬세하고 흐름이 막히기 쉬울 뿐이다. EFT라는 도구를 통해 그 막힌 댐을 열어 주기만 한다면, 당신의 예민함은 풍부한 감성과 직관이라는 거대한 에너지가 되어 삶을 흐르게 할 것이다. 이제 당신의 손끝을 믿어 보라. 가볍게 두드리는 그 작은 리듬 속에 당신의 뇌를 춤추게 할 자유가 기다리고 있다.

신체 활동과 운동이 뇌의 예민도를 낮추는 과학적 이유

■ 운동의 가장 일차적인 수혜자는 근육이 아니라 뇌이다

많은 사람들이 운동을 단순히 근육을 키우거나 체중을 감량하기 위한 수단으로 생각한다. 하지만 진화생물학적 관점에서 볼 때, 운동의 가장 일차적인 수혜자는 근육이 아니라 뇌이다. 우리 조상들은 먹이를 찾고 포식자를 피하기 위해 끊임없이 움직여야 했다. 즉, 인간의 뇌는 움직이는 신체를 제어하고 변화하는 환경에 적응하기 위해 발달해 온 것이다. 그러

　예민한 뇌, 이제 괜찮습니다

나 현대 사회에 접어들며 신체 활동은 급격히 줄어들었고, 뇌는 움직임이 사라진 상태에서 과도한 정보 처리만을 강요받게 되었다. 예민한 뇌가 겪는 수많은 오작동은 어쩌면 움직임이라는 가장 본질적인 기능을 상실한 데서 오는 필연적인 결과일지 모른다. 운동은 예민한 뇌에게 선택이 아닌 필수적인 생존 조건이며, 가장 부작용이 적고 강력한 신경 안정제이자 뇌 회복제이다.

■ 운동은 스트레스 호르몬을 쫓아내 준다

신체 활동이 뇌의 예민도를 낮추는 첫 번째 과학적 근거는 스트레스 호르몬의 물리적 배출에 있다. 예민한 뇌는 사소한 자극에도 투쟁 도피 반응을 일으켜 혈액 속에 코르티솔과 아드레날린을 쏟아 낸다. 원시 시대라면 이 호르몬들은 당장 맹수로부터 도망치거나 맞서 싸우는 데 사용되어 신체 활동을 통해 자연스럽게 소진되었을 것이다. 하지만 현대인의 스트레스는 직장 상사의 말이나 미래에 대한 걱정처럼 신체적 움직임을 동반하지 않는 정신적 자극에서 온다. 결과적으로 생성된 스트레스 호르몬은 사용되지 못한 채 체내에 잔류하여 독소처럼 작용한다. 이것이 혈관을 수축시키고, 근육을 긴장시키며, 뇌세포를 공격한다. 운동은 인위적으로 심박수를 높이고 근육을 사용함으로써, 우리 몸이 마치 맹수로부터 도망친 것처럼 스트레스 상황을 종료했다고 인식하게 만든다. 땀을 흘리고 숨이 찰 정도의 운동을 하고 나면 개운함을 느끼는 것은 기분 탓이 아니라, 실제로 혈액 속에 쌓여 있던 스트레스 호르몬이 대사되어 사라졌기 때문이

다. 운동은 뇌에게 이제 상황이 종료되었으니 경계 태세를 해제해도 좋다
는 가장 확실한 생화학적 신호를 보낸다.

■ 운동은 뇌가 회복탄력성을 갖게 해 준다

두 번째 근거는 뇌 유래 신경 영양 인자, 즉 BDNF의 생성이다. 하버드
의대 존 레이티 교수는 BDNF를 뇌의 기적적인 비료라고 불렀다. 예민한
뇌가 만성 스트레스에 시달리면 기억과 감정 조절을 담당하는 해마가 위
축되고, 이성적 판단을 하는 전두엽의 기능이 떨어진다. 이때 운동은 뇌
에서 BDNF의 분비를 폭발적으로 촉진한다. BDNF는 뇌세포가 죽는 것
을 막고, 새로운 뇌세포의 생성을 도우며, 신경세포 간의 연결을 강화하
는 역할을 한다. 즉, 운동을 통해 뇌의 물리적 구조 자체를 리모델링하는
것이다. 꾸준한 유산소 운동은 위축된 해마의 크기를 키워 기억력을 회복
시키고, 전두엽과 편도체 사이의 연결 회로를 튼튼하게 보수하여 감정 조
절 능력을 향상시킨다. 예민한 뇌를 가진 사람이 운동을 하면 단순히 기
분이 좋아지는 것을 넘어, 뇌가 스트레스에 대항할 수 있는 기초 체력, 즉
뇌의 회복 탄력성을 갖게 되는 것이다.

■ 운동은 천연항우울제, 천연진통제, 천연각성제

세 번째는 신경전달물질의 균형 회복이다. 예민한 뇌는 세로토닌,
도파민, 노르에피네프린 같은 신경전달물질의 불균형을 겪는 경우가

　　　　　　　　　　　　　예민한 뇌, 이제 괜찮습니다

많다. 우울증 약이나 불안장애 약물들이 주로 이 물질들을 조절하는 역할을 하는데, 운동은 이러한 약물과 유사한 효과를 자연스럽게 낸다. 규칙적인 운동은 뇌 내의 세로토닌 수치를 높여 마음을 평온하게 하고, 도파민 분비를 촉진하여 긍정적인 동기를 부여한다. 또한 운동 중 생성되는 엔도르핀은 천연 진통제로서 뇌의 고통을 줄이고 행복감을 느끼게 한다. 약물은 때로 부작용을 동반하거나 내성이 생길 수 있지만, 운동을 통해 생성된 신경전달물질은 뇌가 스스로 만들어 낸 것이기에 가장 안전하고 자연스러운 방식으로 뇌화학적 균형을 맞춰 준다. 특히 도파민 부족으로 인한 ADHD 성향이나 의욕 저하를 겪는 예민한 뇌에게 운동은 즉각적인 각성과 집중력을 선물하는 최고의 처방전이다.

■ 운동은 브레이크 성능을 강화해 준다

네 번째는 자율신경계의 재조정 효과이다. 예민한 뇌는 교감신경이 과항진되어 있어 항상 엑셀을 밟고 있는 자동차와 같다. 운동을 하는 동안에는 교감신경이 활성화되어 심장이 빨리 뛰지만, 운동이 끝나고 나면 우리 몸은 이에 대한 보상 작용으로 부교감신경을 급격히 활성화시킨다. 이를 반동 효과라고 한다. 격렬한 운동 후 찾아오는 깊은 이완과 나른함이 바로 부교감신경이 우위를 점하는 순간이다. 규칙적인 운동은 심박 변이도를 높여 자율신경계가 스트레스 상황과 휴식 상황 사이를 유연하게 오갈 수 있도록 훈련시킨다. 마치 고무줄을 당겼다 놓으면 탄력이 생기는 것처럼, 의도적으로 심박수를 높이는 운동은 뇌가 스스로를 진정시키는 브레이크 성능을 강화하는 훈련이 된다.

■ 운동은 지구에서 가장 강력한 소염제

다섯 번째는 뇌 염증의 감소이다. 최근 연구들은 우울증이나 브레인 포그, 만성 피로가 뇌의 미세 염증 반응과 관련이 깊다는 것을 밝혀내고 있다. 예민한 뇌는 만성 스트레스로 인해 뇌 속 면역 세포인 미세아교세포가 과민해져 염증성 사이토카인을 뿜어내는 상태일 가능성이 높다. 근육에서 분비되는 마이오카인이라는 물질은 혈뇌장벽을 통과하여 뇌의 염증을 억제하고 신경세포를 보호하는 항염증 작용을 한다. 우리가 몸을 움직여 근육을 수축시킬 때마다, 뇌를 치유하는 소염제가 혈관을 타고 뇌로 공급되는 셈이다.

그러나 예민한 뇌를 가진 사람들에게 운동을 권할 때는 주의가 필요하다. 이들은 에너지가 쉽게 고갈되고 감각적으로 예민하기 때문에, 일반적인 고강도 운동이 오히려 독이 될 수 있다. 크로스핏이나 격렬한 경쟁 스포츠처럼 심박수를 극한까지 올리는 운동은 예민한 뇌에게 또 다른 형태의 스트레스 상황, 즉 생존 위협으로 인식될 수 있다. 이는 코르티솔 수치를 오히려 높여 운동 후 극심한 피로감이나 불면증을 유발하기도 한다. 따라서 예민한 뇌를 위한 운동은 강도보다 빈도와 리듬이 중요하다.

예민한 뇌, 이제 괜찮습니다

■ 가장 추천하는 운동은?

가장 추천하는 운동은 걷기, 가벼운 달리기, 수영, 자전거 타기와 같은 리듬감 있는 유산소 운동이다. 일정한 리듬으로 몸을 움직이는 행위는 뇌파를 안정시키고 세로토닌 분비를 극대화한다. 특히 야외에서의 산책은 햇볕을 쬐며 세로토닌 합성을 돕고, 시각적 흐름효과를 통해 뇌의 불안 회로를 진정시키는 효과가 탁월하다. 우리가 걸을 때 눈앞의 풍경이 뒤로 흘러가는 시각적 자극은 뇌에게 내가 앞으로 나아가고 있다는 긍정적인 신호를 주어, 편도체의 공포 반응을 억제한다는 연구 결과도 있다.

근력 운동 또한 중요하다. 근육은 제2의 뇌라고 불릴 만큼 뇌 건강과 밀접하다. 허벅지와 엉덩이 근육이 튼튼하면 스트레스에 대한 저항력이 높아진다. 다만, 무거운 무게를 드는 고중량 운동보다는 자신의 체중을 이용한 스쿼트나 요가, 필라테스처럼 호흡과 동작에 집중할 수 있는 운동이 예민한 뇌의 감각 통합 능력을 키우는 데 도움이 된다. 운동의 강도는 옆 사람과 대화할 수 있을 정도, 혹은 약간 숨이 차지만 기분 좋은 정도인 중강도를 유지하는 것이 좋다. 운동 후 상쾌함보다 피로감이 더 크다면 강도를 낮춰야 한다.

운동은 뇌가 가장 좋아하는 놀이이자 휴식이다. 하루 종일 책상에 앉아 복잡한 생각과 씨름하느라 뜨거워진 뇌를 식히기 위해서는, 생각의 스위치를 끄고 감각의 스위치를 켜야 한다. 발바닥이 지면에 닿는 느낌, 심장이 힘차게 뛰는 박동, 폐로 들어오는 신선한 공기의 감각에 집중하며 몸을 움직일 때, 뇌는 비로소 복잡한 회로의 얽힘을 풀고 본연의 생명력을 회복한다. 예민한 뇌를 가진 당신이 지금 당장 해야 할 일은 더 많은 정보를 검색하거나 걱정하는 것이 아니라, 운동화 끈을 매고 밖으로 나가는 것이다. 당신의 발걸음 하나하나가 뇌 속에 새로운 길을 내고, 무너진 균형을 다시 세우는 가장 확실한 공사 작업임을 기억해야 한다.

생활습관을 바꾸면 뇌가 편안해진다

■ 나에게 맞는 방법을 찾는 것이 중요하다

우리는 지금까지 예민한 뇌의 부하도를 낮추기 위한 다양한 방법들을 살펴보았다. 호흡과 명상, 뉴로피드백, 운동, 침치료, 뜸, 그리고 EFT에 이르기까지 이 모든 도구들은 각각의 고유한 방식으로 과열된 뇌를 식히고 균형을 맞추는 데 기여한다. 하지만 여기서 중요한 점은 모든 사람에게 똑같은 처방이 통용되지 않는다는 사실이다. 예민한 뇌라고 해서 모두가 같은 증상을 겪는 것은 아니다. 어떤 이는 불안과 공포가 주된 문제일 수 있고, 어떤 이는 우울과 무기력이, 또 다른 이는 충동성과 산만함이 가장 큰 고통일 수 있다. 마치 옷을 맞출 때 각자의 체형과 치수에 따라 재단해야 몸에 딱 맞는 옷이 나오듯, 뇌를 치유하는 과정 또한 개인의 고유한 특성과 현재 상태에 맞춘 정교한 맞춤형 전략이 필요하다. 이것은 단순히 증상을 없애는 것을 넘어, 나라는 사람의 뇌가 가진 독특한 설계도를 이해하고 그에 맞는 최적의 운전 매뉴얼을 만드는 과정이다. 정신적

예민한 뇌, 이제 괜찮습니다

접근, 신경전달물질의 균형, 그리고 생활 습관이라는 세 가지 축을 중심
으로 나만의 맞춤형 솔루션을 설계해 보자.

■ 걱정 시간을 따로 두기

먼저 정신적 차원에서의 접근은 자신의 인지 패턴을 파악하고 수정하
는 것에서 시작한다. 예민한 뇌를 가진 사람들은 크게 두 가지 유형의 인
지적 오류에 빠지기 쉽다. 하나는 파국화이다. 작은 실수를 전체의 실패
로 확대 해석하고, 미래에 일어날 수 있는 최악의 시나리오를 끊임없이
상상하는 것이다. 이런 유형의 사람들에게 필요한 전략은 인지적 거리 두
기와 현실 검증이다. 불안한 생각이 들 때마다 그것을 사실이 아닌 하나
의 가설로 취급하는 훈련이다. '내 생각이 100퍼센트 사실인가?'라는 질
문을 던지고, 그에 대한 증거를 찾아보는 과정을 통해 뇌의 편도체가 울
리는 허위 경보를 잠재울 수 있다. 이를 위해 걱정 시간을 따로 정해 두는
것도 효과적이다. 하루 종일 걱정하는 대신, 오후 7시부터 30분간만 걱정
하겠다고 선언하고 그 외의 시간에 떠오르는 불안은 메모해 두었다가 그
시간에만 처리하는 것이다. 이는 뇌에게 걱정을 통제할 수 있다는 효능감
을 심어 준다.

■ 목표의 80퍼센트만 달성해도 충분하다고 스스로에게 허용하는 연습

또 다른 유형은 완벽주의적 강박이다. 모든 것을 통제해야 하고 빈틈이

없어야 한다는 강박은 뇌를 항상 긴장 상태로 몰아넣는다. 이런 유형에게 필요한 정신적 전략은 의도적인 실수하기와 80퍼센트 법칙이다. 일부러 사소한 실수를 저지르거나, 목표의 80퍼센트만 달성해도 충분하다고 스스로에게 허용하는 연습이다. 실수를 해도 세상이 무너지지 않는다는 것을 뇌가 경험적으로 학습하게 되면, 만성적인 긴장도가 현저히 낮아진다. 또한 자기 자비의 태도를 기르는 것이 중요하다. 예민한 사람들은 타인에게는 관대하면서 자신에게는 가혹한 경우가 많다. 힘들어하는 친구를 위로하듯, 지친 자신의 뇌에게 '괜찮아, 그럴 수 있어'라고 말해 주는 내면의 목소리를 키우는 것이야말로 가장 강력한 정신적 보호막이 된다.

■ 아침에 눈을 뜨면 커튼을 열자

세로토닌이 부족한 유형은 주로 우울감, 짜증, 불면증, 탄수화물 폭식을 경험한다. 아침에 일어나기가 힘들고 날씨가 흐리면 기분이 바닥을 친다. 이들에게 가장 필요한 것은 햇빛과 리듬이다. 아침에 눈을 뜨자마자 커튼을 걷고 햇빛을 쬐는 것이 세로토닌 공장을 가동하는 스위치가 된다. 또한 걷기, 씹기, 호흡하기와 같은 리듬감 있는 운동은 세로토닌 분비를 촉진한다. 식단에서는 트립토판이 풍부한 붉은 고기, 치즈, 바나나 등을 챙겨 먹고, 장내 환경을 개선하여 세로토닌 생성을 돕는 것이 필수적이다. 이 유형에게는 명상보다는 가벼운 산책이나 요가처럼 몸을 움직이는 정적인 활동이 더 효과적일 수 있다.

예민한 뇌, 이제 괜찮습니다

■ 소중한 작은 성취를 많이 모아라

도파민이 부족한 유형은 의욕 저하, 만성 피로, 집중력 부족, 그리고 자극적인 것에 대한 탐닉을 보인다. 해야 할 일을 자꾸 미루거나, 스마트폰과 게임에 쉽게 중독된다. 이들에게 필요한 전략은 작은 성취와 새로운 자극의 통제이다. 거창한 목표 대신 당장 실천할 수 있는 아주 작은 목표, 예를 들어 이불 개기나 물 한 잔 마시기 등을 수행하고 스스로를 칭찬함으로써 도파민 보상 회로를 건강하게 자극해야 한다. 또한 지루함을 견디는 힘을 길러야 한다. 끊임없이 새로운 자극을 찾는 대신, 한 가지 일에 몰입하는 경험을 늘려 가야 한다. 운동 중에서도 인터벌 트레이닝처럼 강도가 변화하는 운동이나, 새로운 기술을 배우는 취미 활동이 도파민 분비를 건강하게 유도할 수 있다.

■ 녹색 잎채소를 먹고 커피를 멀리하라

가바가 부족한 유형은 항상 긴장되어 있고, 근육이 뭉치며, 생각이 멈추지 않아 불안해한다. 사소한 소리에도 예민하고 가슴이 자주 두근거린다. 이들은 뇌의 브레이크가 고장 난 상태이므로, 강제적인 이완 전략이 필요하다. 마그네슘이 풍부한 녹색 잎채소나 견과류를 섭취하고, 카페인을 철저히 제한해야 한다. 커피 한 잔이 이들에게는 불안을 유발하는 독약이 될 수 있다. 또한 따뜻한 목욕, 아로마 테라피, 그리고 앞서 언급한 복식 호흡과 점진적 근육 이완법이 가장 필요한 유형이다. 이들은 뇌를 흥분시키는 격렬한 운동보다는 스트레칭이나 태극권과 같이 천천히 움직이며 호흡에 집중하는 운동이 적합하다.

■ 루틴을 만들어라

마지막으로 생활 습관별 전략은 자신의 하루 일과와 환경을 예민한 뇌에 맞게 최적화하는 것이다. 여기서 핵심은 예측 가능성과 감각 통제이다. 예민한 뇌는 불확실성을 가장 싫어한다. 따라서 기상 시간, 식사 시간, 취침 시간을 일정하게 유지하는 루틴을 만드는 것이 중요하다. 규칙적인 생활은 뇌가 다음 상황을 예측할 수 있게 하여 불필요한 에너지 소모를 줄여 준다. 자신만의 의식을 만드는 것도 좋다. 출근 전 차를 한 잔 마시거나, 잠들기 전 일기를 쓰는 등의 작은 의식은 뇌에게 지금은 안심해도 되는 시간이라는 신호를 준다.

■ 오감이 편안해야 뇌가 편안하다

감각 통제 전략은 자신이 어떤 감각에 특히 예민한지를 파악하여 환경을 조절하는 것이다. 청각이 예민한 사람은 소음 차단 헤드폰을 활용하거나 백색 소음을 이용해 불쾌한 소리를 중화시킬 수 있다. 시각이 예민한 사람은 집안의 조명을 은은한 간접 조명으로 바꾸고, 어지러운 물건들을 정리하여 시각적 노이즈를 줄여야 한다. 촉각이 예민한 사람은 옷의 소재를 까다롭게 고르고, 침구류의 촉감을 자신에게 가장 편안한 것으로 바꾸

예민한 뇌, 이제 괜찮습니다

는 투자를 아끼지 말아야 한다. 후각이 예민하다면 인공적인 방향제 대신 천연 아로마 오일을 활용하여 뇌를 진정시키는 도구로 삼을 수 있다. 이렇게 오감을 편안하게 만드는 환경 조성은 뇌가 쉴 수 있는 안전지대를 구축하는 것과 같다.

■ 거절하는 법을 배워라

또한 사회적 관계에서의 전략도 필요하다. 예민한 사람들은 타인의 감정에 전염되기 쉽다. 따라서 에너지를 뺏어 가는 사람이나 부정적인 감정을 쏟아 내는 사람과는 물리적, 심리적 거리를 두는 결단이 필요하다. 반대로 정서적 지지를 주는 사람과의 깊은 유대감은 옥시토신을 분비시켜 스트레스를 완화한다. 거절하는 법을 배우는 것도 중요하다. 타인의 부탁을 거절하지 못해 자신의 에너지를 고갈시키는 것은 예민한 뇌를 학대하는 행위이다. 나의 한계를 인정하고 정중하게 거절하는 것은 이기적인 것이 아니라, 나를 보호하기 위한 필수적인 생존 기술임을 명심해야 한다.

■ 경영자 마인드 가지기

맞춤형 접근법의 핵심은 뇌가 보내는 신호에 귀를 기울이고, 그에 맞는 반응을 해 주는 것이다. 내가 오늘 유난히 불안하다면 '가바가 부족한 상태이니 따뜻한 물로 목욕을 하고 일찍 자야겠구나'라고 생각하고, 의욕이 없다면 '도파민이 부족하니 아주 작은 청소부터 시작해서 성취감을 느껴

봐야겠구나'라고 판단하는 것이다. 이것은 내가 나의 뇌를 관리하는 주체적인 경영자가 되는 과정이다. 남들이 좋다는 방법을 무작정 따라 하는 것이 아니라, 나에게 맞는 방법을 찾아내고 실험하며 수정해 나가는 과정 자체가 뇌의 회복 탄력성을 높이는 훈련이 된다.

우리는 모두 저마다 다른 뇌를 가지고 태어났다. 어떤 뇌는 둔감하고 튼튼하지만 섬세함이 부족할 수 있고, 어떤 뇌는 유리처럼 깨지기 쉽지만 보석처럼 빛나는 통찰력을 가질 수 있다. 예민한 뇌를 가진 당신에게 필요한 것은 뇌를 둔감하게 만드는 개조 수술이 아니라, 그 예민함을 보호하고 잘 활용할 수 있는 맞춤형 사용 설명서이다. 정신적 태도를 바꾸고, 부족한 신경전달물질을 채워 주며, 뇌가 편안해하는 생활 환경을 만들어 준다면, 당신의 예민한 뇌는 고통의 원천이 아니라 당신의 삶을 풍요롭게 만드는 가장 강력한 무기가 될 것이다. 이제 당신만의 전략을 짜고 실천할 시간이다. 당신의 뇌는 당신의 보살핌을 기다리고 있다.

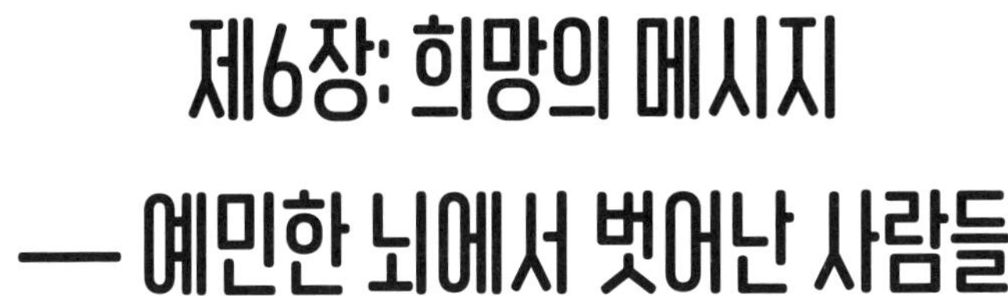

제6장: 희망의 메시지
— 예민한 뇌에서 벗어난 사람들

사례 1: 10년 넘게 약물에 의존했던 40대 직장인

주머니 속의 작은 알약이 없으면 무너지는 세상

40대의 대기업에 다니시는 김○○ 님의 아침은 언제나 바지 오른쪽 주머니를 확인하는 것으로 시작되었다. 손끝에 딱딱한 플라스틱 약통의 감촉이 느껴져야 비로소 그는 현관문을 열 용기가 생겼다. 그가 10년 넘게 복용해 온 신경안정제는 그에게 단순한 약이 아니라 생명 줄이자 부적이었다. 30대 초반, 고속도로 터널 안에서 처음 겪었던 그 끔찍한 공포는 그의 뇌에 지울 수 없는 낙인을 찍었다. 운전 중 갑자기 심장이 흉곽을 뚫고 나올 듯이 요동치기 시작했고, 시야는 좁아지며 터널의 어둠이 그를 집어삼킬 것만 같았다. 숨을 들이마셔도 폐 속으로 공기가 들어오지 않는 질식감에 그는 차를 버리고 도망치고 싶은 충동에 휩싸였다. 그날 이후, 이 환자분의 삶은 완전히 달라졌다.

겉으로 보기에 그는 건실한 대기업의 부장으로 남부러울 것 없는 삶을 사는 듯했지만, 그의 속은 이미 까맣게 타들어 가고 있었다. 가장 고통스러운 순간은 월요일 오전 회의 시간이었다. 회의실 문이 닫히고 밀폐된 공간에 사람들이 가득 차면, 그의 뇌 속에 있는 편도체는 미친 듯이 비상벨을 울려 댔다. 식은땀이 등줄기를 타고 흐르고, 손끝이 미세하게 떨리기 시작하면 그는 필사적으로 테이블 아래로 주먹을 꽉 쥐며 제발 이 순간이 지나가기를 기도했다. '내가 여기서 쓰러지면 어떡하지', '사람들이

예민한 뇌, 이제 괜찮습니다

내가 미쳤다고 생각하면 어떡하지'라는 생각이 꼬리를 물고 이어지면, 눈앞의 프레젠테이션 화면은 하얗게 번져 보이지 않았다.

그는 일상에서도 수많은 제약을 안고 살았다. 카페인이 들어간 커피는 입에도 대지 못했고, 술자리 회식은 핑계를 대고 도망쳐야 했다. 주말에 가족들과 여행을 갈 때도 그가 운전대를 잡는 일은 없었으며, 터널이나 다리 위를 지날 때면 눈을 질끈 감고 뒷좌석 손잡이를 생명 줄처럼 움켜쥐었다. 약을 먹으면 잠시나마 평화가 찾아왔지만, 약효가 떨어질 즈음이면 더 큰 불안이 쓰나미처럼 밀려왔다. 약 없이는 단 하루도, 아니 단 한 시간도 버틸 수 없다는 무력감은 그를 깊은 우울의 늪으로 밀어 넣었다. 그의 뇌는 세상 모든 자극을 위협으로 해석하는 거대한 공포 공장이 되어 24시간 풀가동되고 있었다.

뇌를 다시 가르치는 5개월의 여정

이 환자분 치료는 단순히 증상을 없애는 것이 아니라, 10년 동안 왜곡되어 굳어진 뇌의 회로를 뜯어고치고 재배열하는 대공사였다. 치료 기간은 총 5개월로 잡았다. 처음 3개월은 집중 치료기로 매주 2회씩 내원하여 무너진 자율신경계의 균형을 잡는 데 주력했고, 이후 2개월은 주 1회로 내원하며 약물을 줄이고 스스로 뇌를 조절하는 힘을 기르는 훈련에 집중했다.

치료의 가장 단단한 기둥이자 기본이 된 것은 한약 치료였다. 10년 넘게 신경안정제에 의존해 온 그의 뇌는 스스로 신경전달물질을 조절하는 능력이 바닥난 상태였다. 무턱대고 양약을 끊는 것은 뇌에 더 큰 혼란을 줄 수 있었기에, 우리는 양약과 한약을 병행하는 전략을 세웠다. 심장의 기운을 돕고 담력을 키워 주는 가미온담탕 계열의 한약을 처방하여 뇌의 기초 체력을 보강하는 동시에, 서서히 양약을 줄여 나가는 단약 프로그램을 진행했다. 이는 마치 다리가 부러진 사람이 목발을 짚고 걷다가, 다리 근육이 붙으면서 서서히 목발에 의지하는 힘을 줄여 나가는 과정과 같았다. 한약은 뇌가 스스로 불안을 견딜 수 있는 힘을 길러 주었고, 그 힘이 차오르는 속도에 맞춰 양약의 용량을 아주 미세하게 줄여 나감으로써 금단 현상이나 반동 불안을 최소화했다.

침치료는 단순히 경혈을 자극하는 것을 넘어, 뇌의 인지 구조를 바꾸는 융합 치료의 시간으로 활용되었다. 침을 꽂고 유침하는 15분 동안, 김○○ 님은 헤드폰을 끼고 단계별 치료 명상 프로그램을 청취했다. 멍하니 누워 있는 것이 아니라 침 자극으로 뇌가 이완된 최적의 상태에서 긍정적인 메시지를 뇌에 입력하는 과정이었다. 프로그램은 매주 다르게 진행되었다. 초기에는 호흡에 집중하며 신체 긴장을 푸는 이완 명상으로 시작해, 중기에는 불안한 감정을 객관적으로 바라보는 마음챙김 명상으로, 후기에는 자신을 사랑하고 신뢰하는 자존감 회복 명상으로 확장되었다. 침이 교감신경의 스위치를 끄는 동안, 귓가에 들리는 명상 가이드는 부교감신경의 스위치를 켜고 뇌의 소프트웨어를 업데이트하는 역할을 했다.

이와 더불어 뇌의 과부하를 물리적으로 해소하기 위해 두부 뜸치료와 추나, 약침 치료가 입체적으로 시행되었다. 김○○ 님의 경우 상체로 열

   예민한 뇌, 이제 괜찮습니다

이 뻗치는 증상이 있었지만, 역설적으로 머리의 정수리 부위인 백회혈에 뜸을 뜨는 치료를 집중적으로 진행했다. 이는 단순히 열을 가하는 것이 아니라, 뇌의 가장 높은 곳에서 자율신경의 중심축을 바로잡고 막혀 있는 기운을 소통시켜 머리를 맑게 하는 순환의 스위치를 켜는 과정이었다. 또한 오랜 긴장으로 인해 비틀어진 경추의 정렬을 바로잡아 뇌로 가는 혈류와 신경 통로를 확보하는 추나 요법과, 돌처럼 딱딱하게 굳은 뒷목과 어깨 근육에 한약 추출물을 직접 주입하여 즉각적으로 이완시키는 약침 치료를 병행했다. 구조적인 비틀림을 교정하고 화학적인 긴장을 풀어 주는 이 복합 치료는 뇌가 신체로부터 받는 물리적 스트레스를 획기적으로 줄여 주었고, 한약과 명상 치료의 효과가 뇌 깊숙이 전달될 수 있는 최적의 신체 환경을 조성하여 단약 과정을 든든하게 뒷받침했다.

마지막으로 심리적 트라우마와 순간적인 공포를 잠재우기 위해 EFT 치료도 매회 시행되었다. 김○○ 님은 회의실에 들어갈 때 느끼는 구체적인 공포를 상기 어구로 만들었다. '비록 나는 회의실 문이 닫히면 질식해 죽을 것 같은 공포를 느끼지만, 이런 나 자신을 깊이 이해하고 받아들입니다.' 이 말을 반복하며 경혈점을 두드리는 과정은 공포라는 감정과 신체 반응 사이의 연결 고리를 끊어 내는 신경학적 절단기 역할을 했다. 그는 병원에서 배운 EFT를 집이나 회사에서도 불안이 올라올 때마다 적용하며, 약물 없이도 스스로를 진정시키는 강력한 도구로 활용했다.

치료가 순탄하기만 했던 것은 아니다. 치료 시작 3개월 차, 약물을 절반으로 줄였을 때 위기가 찾아왔다. 회사에서 중요한 임원 보고가 잡혔는데, 발표 직전 극심한 예기 불안이 덮쳐 온 것이다. 약을 줄였다는 심리적 부담감 때문에 불안은 평소보다 더 크게 느껴졌다. 결국 그 환자분은 참지 못하고 비상약으로 가지고 있던 신경안정제를 털어 넣었다. 그날 상담실에 들어온 그는 깊은 패배감에 젖어 있었다. "선생님, 저는 안 되나 봅니다. 결국 또 약을 먹었어요." 10년간의 습관은 끈질겼고, 뇌의 공포 회로는 호시탐탐 예전으로 돌아갈 기회를 엿보고 있었다. 이것은 금단 현상과도 같은 뇌의 반동 작용이었다. 약을 줄이는 과정에서 오는 신체적 감각의 변화를 뇌가 위험 신호로 오인하여 더 큰 공포를 만들어 낸 것이다. 이때가 치료의 성패를 가르는 가장 중요한 분기점이었다.

드라마 같은 반전과 거짓말 같은 회복

우리는 이 실패를 비난하는 대신, 뇌가 변화에 적응하는 과정에서 겪는 성장통으로 재정의했다. 그리고 약을 먹은 것은 실패가 아니라 위기 상황에서의 대처였음을 인정하고, 다시 훈련에 집중했다. 반전은 4개월 차부터 일어났다. 지하철을 탔는데 가슴이 답답해지기 시작했다. 예전 같으면 바로 다음 역에서 내려 약을 찾았겠지만, 그는 배운 대로 속으로 되뇌었다. '이건 심장마비가 아니야. 내 뇌가 보내는 가짜 신호일 뿐이야.' 5분 정도 지났을까, 거짓말처럼 심장이 차분해지고 호흡이 편안해졌다.

그 순간 김○○ 님은 전율을 느꼈다고 했다. 약 없이 내 힘으로 공황을 이겨 냈다. 그 작은 성공의 경험이 그의 뇌를 완전히 바꿔 놓았다. 그는 더 이상 공포에 압도당하는 피해자가 아니었다. 그는 자신의 뇌를 관찰하고 조절할 수 있는 통제권자가 되어 가고 있었다. 안개가 걷히듯 머리가 맑아졌고, 늘 어깨를 짓누르던 긴장감이 사라지면서 비로소 주변의 풍경이 눈에 들어오기 시작했다. 그는 진료실에서 처음으로 환하게 웃으며 말했다. "원장님, 이제는 터널에 들어가도 터널 끝의 빛이 보일 거라는 믿음이 생깁니다."

재발 방지의 노력과 현시점의 모습

치료를 마친 지 1년이 지난 지금, 이 환자분 주머니에는 더 이상 약통이 없다. 물론 스트레스가 심한 날에는 여전히 가슴이 두근거리기도 한다. 하지만 그는 그것을 병의 재발로 여기지 않는다. 그저 '오늘 내 뇌가 좀 피곤하구나, 좀 쉬어 줘야겠네'라고 받아들이며 퇴근 후 따뜻한 물로 목욕을 하고 일찍 잠자리에 든다.

그는 재발 방지를 위해 자신만의 철저한 뇌 관리 루틴을 지키고 있다. 3~4주에 한 번씩 병원에 내원해 관리를 받고, 증상이 조금씩 올라올 때면 얼려 두었던 비상약을 꺼내 먹는다. 아침에 일어나면 10분간 햇볕을 쬐며 세로토닌 샤워를 하고, 출근길에는 명상 음악을 듣는다. 점심시간에는 사무실을 벗어나 20분간 산책을 하며 뇌를 환기시킨다. 무엇보다 그는 자신의 예민함을 억누르는 대신, 그 섬세함을 업무에 활용하는 지혜를 얻었다. 디테일을 놓치지 않는 꼼꼼함과 타인의 감정을 읽어 내는 공감 능력은 이제 그의 약점이 아니라 강점이 되었다. 10년 넘게 그를 가두었던 감옥의 문은 열렸고, 그는 이제 두려움 없이 핸들을 잡고 자신의 인생이라는 고속도로를 달리고 있다.

예민한 뇌, 이제 괜찮습니다

사례 2: 집중력 부족과 과잉 행동으로 고통받던 ADHD 아이

고장 난 로봇처럼 제멋대로 움직이는 몸과 마음

40분 수업 시간 동안 초등학교 3학년인 민재(가명)에게 의자는 가시방석과도 같았다. 수업 시작 5분 만에 몸을 비틀기 시작해, 연필을 떨어뜨리고 줍느라 책상 밑으로 기어들어 가기 일쑤였고, 선생님 몰래 지우개를 조각내어 앞자리 친구에게 던지며 장난을 쳤다. 선생님이 "민재야, 자리에 앉자"라고 주의를 줘도 그때뿐, 1분을 넘기지 못하고 다시 일어서서 교실 뒤편 사물함으로 걸어 나갔다. 민재의 머릿속은 마치 TV 채널이 1초마다 바뀌는 것 같아서, 선생님의 설명은 귓가에서 웅웅거리는 소음으로만 들릴 뿐, 칠판 글씨는 외계어처럼 보였다.

더 심각한 것은 '충동 조절'이었다. 급식 줄을 서다가도 앞에 있는 친구가 느리게 가면 참지 못하고 밀치거나 소리를 질렀고, 수업 시간에 불쑥불쑥 엉뚱한 질문을 던져 아이들의 비웃음을 샀다. 민재의 책가방은 그야말로 '블랙홀'이었다. 알림장, 가정통신문, 짝 잃은 양말, 과자 부스러기가 뒤섞여 있었고, 숙제는 가져갔지만 다시 학교로 가져오는 법이 없었다. 매일같이 걸려 오는 담임 선생님의 전화에 어머니는 죄인처럼 사과해야 했고, 친구들 사이에서 '같이 놀기 싫은 애'로 따돌림당하는 민재는 "난 어차피 나쁜 애야"라며 스스로를 비하하기 시작했다. 민재의 뇌는 멈춰야 할 때 멈추는 브레이크가 고장 난 채, 엑셀만 밟으며 폭주하는 꼬마 자동차와 같았다.

민재의 치료는 총 5개월간 진행되었다. 성장기 청소년의 뇌는 가소성이 뛰어나 변화의 속도가 빠르다는 장점이 있지만, 동시에 학업 스트레스와 사춘기의 호르몬 변화라는 변수가 있어 섬세한 접근이 필요했다. 치료의 가장 큰 목표는 과열된 뇌의 열기를 식혀 틱 증상을 완화하고, 발달이 지연된 전두엽의 기능을 깨워 스스로 충동을 조절할 수 있는 힘을 길러 주는 것이었다.

치료의 가장 근본이 되는 것은 한약 치료였다. 민재의 맥은 빠르고 팽팽했으며, 혀는 붉고 설태가 끼어 있었다. 이는 한의학적으로 간양상항, 즉 간의 뜨거운 기운이 머리로 치솟아 뇌를 흥분시키는 상태였다. 이를 진정시키기 위해 억간산 계열의 처방을 기본으로 하되, 머리를 맑게 하고 집중력을 높여 주는 총명탕의 재료인 석창포와 원지를 가미했다. 한약은 뇌의 과도한 흥분성 신경전달물질인 도파민과 글루타메이트의 불균형을 조절하여 틱 충동을 줄이고, 뇌가 차분하게 정보를 처리할 수 있는 화학적 토양을 만드는 역할을 했다.

침치료는 주 2회 시행되었는데, 어른들과 달리 지루함을 못 견디는 청소년의 특성을 고려하여 특화된 뉴로인지 치료를 병행했다. 머리의 정수리인 백회혈과 이마의 인당혈, 그리고 손발의 주요 경혈에 침을 놓은 상태에서, 민재는 헤드폰을 통해 청소년 전용 뉴로인지치료를 시행했다. 이 프로그램은 지루한 호흡 관찰 대신, 뇌 속의 스위치를 상상하거나 게임 캐릭터처럼 자신의 에너지를 조절하는 시각화 기법을 활용했다. 예를 들어 화가 날 때는 머릿속의 빨간 버튼을 파란 버튼으로 바꾸는 상상을 하거나, 몸 안의 나쁜 기운을 입으로 내뱉는 검은 연기로 시각화하는 식이었다. 침이 신경계를 물리적으로 안정시키는 동안, 뉴로인지치료는 뇌가 스스로 감정을 조절하는 소프트웨어를 연습하는 시간이었다.

굳어 버린 목과 어깨 근육을 풀어 주기 위해 약침 치료와 추나 치료도 병행되었다. 민재는 틱 증상 때문에 목 주변 근육이 돌처럼 딱딱하게 굳어 있었고, 이는 뇌로 가는 혈류를 방해하여 집중력을 더 떨어뜨리는 요인이 되었다. 근육을 이완시키는 한약재에서 추출한 약침을 경결점에 주입하여 즉각적인 이완을 유도했고, 추나 요법을 통해 거북목과 척추의 부정렬을 교정했다. 특히 상부 경추의 교정은 뇌척수액의 순환을 돕고 뇌압을 조절하여 머리가 맑아지는 물리적 환경을 조성해 주었다.

그리고 민재에게는 성인 환자와 달리 뉴로피드백 훈련이 추가되었다. 이는 민재의 뇌파를 실시간으로 모니터링하며, 스스로 뇌 기능을 조절하는 법을 배우는 뇌파 게임 훈련이었다. 검사 결과 민재는 각성 상태에서 나와야 할 빠른 뇌파인 베타파가 부족하고, 멍할 때 나오는 느린 뇌파인 세타파가 과도했다. 훈련은 화면 속의 우주선을 움직이는 게임 형식으로 진행되었다. 민재가 집중하여 베타파를 활성화하고 세타파를 억제하면 우주선이 빠르게 날아가고 점수가 올라갔다. 반대로 딴생각을 하거나 멍해지면 우주선은 멈췄다. 처음에는 어려워하던 민재도 점차 점수를 올리기 위해 뇌를 어떻게 써야 하는지 감각적으로 터득하기 시작했다. 이것은 뇌의 전두엽 근육을 키우는 헬스 트레이닝과 같았다. 뉴로피드백은 민재에게 노력하면 뇌를 바꿀 수 있다는 강력한 시각적 증거와 효능감을 선물했다.

치료 중의 난관과 장애물

치료 2개월 차에 접어들었을 때, 민재는 강한 저항감을 드러냈다. 치료의 일환으로 스마트폰 게임 시간을 하루 30분으로 제한하자, 이에 대한 반발심으로 폭발한 것이다. 이는 뇌가 즉각적인 도파민 보상(게임)이 사라지자 겪는 '금단 현상'이자 저항이었다. 우리는 어머니에게 이것이 뇌가 리셋되는 과정에서 겪는 '명현 반응'임을 안심시키고, 아이와 싸우지 말 것을 당부했다. 그리고 민재에게는 "게임 대신 레고 조립을 완성하면 병원에서 칭찬 스티커를 주고, 다 모으면 원하는 장난감을 사 주겠다"는 새로운 보상 체계를 제안했다. 의사 선생님과의 약속을 중요하게 여기는 아이들의 심리를 이용하여, 고비를 넘기고 다시 치료 궤도로 돌아올 수 있었다.

전두엽의 억제 기능이 살아나고 있다는 결정적인 신호

고비를 넘기고 4개월 차가 되자, 학교에서 먼저 연락이 왔다. "어머니, 민재가 요즘 수업 태도가 정말 좋아졌어요. 오늘 수행평가 시간에는 끝까지 앉아서 다 쓰고 나갔습니다." 알림장에는 준비물이 빠짐없이 적혀 있었고, 짝꿍과 지우개를 빌려주며 사이좋게 지낸다는 이야기도 들려왔다.

민재는 진료실에 들어와서 자랑스럽게 말했다. "원장님, 저 이제 엉덩이에 본드 붙였어요. 40분 동안 안 일어났어요!" 아이의 눈빛에서 산만함

    예민한 뇌, 이제 괜찮습니다

은 사라지고, '나도 할 수 있다'는 자신감이 반짝거렸다. 민재는 자신이 고장 난 아이가 아니라, 에너지가 넘치는 아이였고 그 에너지를 조절하는 법을 배웠을 뿐임을 스스로 깨닫게 되었다.

재발 방지의 노력과 현시점의 모습

현재 5학년이 된 민재는 학급 임원을 맡을 정도로 학교생활에 잘 적응하고 있다. 물론 여전히 에너지가 넘쳐 가끔 장난을 치기도 하지만, 선을 넘지 않고 스스로 멈출 줄 안다. 재발 방지를 위해 민재는 태권도를 시작했다. 넘치는 신체 에너지를 땀으로 배출하고, 품새를 외우며 집중력을 기르는 것이 뇌에 최고의 보약이 되고 있다. 또한 집중이 안 될 때는 병원에 가끔씩 들러서 뉴로피드백 훈련을 하고 가기도 한다. 민재는 자신의 예민함과 넘치는 에너지를 창의력으로 승화시켜 디자인 관련 진로를 꿈꾸고 있다. 한때는 통제 불능의 야생마 같았던 민재의 뇌는 이제 넓은 들판을 자유롭고 힘차게 달리는 명마로 거듭났다.

대학원 박사 과정을 밟고 있는 30대 박○○ 씨에게 침실은 휴식의 공간이 아니라 매일 밤 치러야 하는 전쟁터였다. 하루 일과를 마치고 지친 몸을 누이면, 그때부터 뇌는 기지개를 켜고 본격적인 활동을 시작했다. 불을 끄고 눈을 감는 순간, 오늘 낮 지도 교수님에게 들었던 지적, 실험 데이터의 오류, 그리고 불투명한 미래에 대한 걱정이 꼬리에 꼬리를 물고 이어졌다. 아무리 애를 써도 생각의 스위치는 꺼지지 않았고, 오히려 어둠 속에서 그 생각들은 괴물처럼 몸집을 불려 나갔다.

시간이 지나 새벽 2, 3시가 되면 불안감은 공포로 바뀌었다. '내일도 하루 종일 멍한 상태로 실험을 망치면 어떡하지, 이러다 영영 뇌가 망가지는 건 아닐까' 하는 파국적인 생각들이 그를 짓눌렀다. 억지로 잠을 청하려 뒤척일수록 등에서는 식은땀이 나고, 머리에는 열이 올라 뜨거워졌으며, 다리는 근질거려 가만히 있을 수가 없었다. 겨우 잠이 들었다 싶어도 1시간 간격으로 깨어나 시계를 확인해야 했고, 아침 알람이 울릴 때쯤이면 마치 밤새도록 누군가에게 두들겨 맞은 것처럼 온몸이 무겁고 머릿속에는 짙은 안개가 낀 듯했다. 낮에는 좀비처럼 멍하게 있다가도 밤만 되면 뇌가 각성되어 눈이 말똥말똥해지는 이 지옥 같은 패턴은 3년 넘게 지속되고 있었다.

박○○ 님의 치료는 총 6개월간 진행되었다. 그의 뇌는 낮과 밤의 경계가 허물어져 각성 호르몬과 수면 호르몬의 분비 리듬이 완전히 뒤바뀐 상태였다. 치료의 목표는 강제로 뇌를 재우는 것이 아니라, 뇌가 스스로 밤을 인식하고 이완 모드로 진입할 수 있도록 생체 시계를 재설정하고 과열된 각성 시스템을 진정시키는 데 두었다.

치료의 중심축은 한약 치료였다. 박○○ 님의 맥은 빠르고 가늘었으며, 혀끝이 매우 붉었다. 이는 한의학적으로 심장의 피가 말라 정신을 담아 두지 못하는 심혈허, 그리고 가슴의 화기가 치성한 심화항성 상태였다. 이를 해결하기 위해 산조인이라는 약재를 주재료로 한 처방을 사용했다. 산조인은 묏대추의 씨앗으로, 심장의 열을 내리고 뇌의 과도한 흥분을 가라앉히는 천연 신경 안정제 역할을 한다. 여기에 밤새 소모된 진액을 보충해 주는 숙지황과 당귀 등을 배합하여, 뇌가 푹 잠길 수 있는 영양분 가득한 혈액을 공급했다. 이 한약은 수면제처럼 뇌를 기절시키는 것이 아니라, 낮 동안 과열된 뇌의 열기를 식혀 밤이 되면 자연스럽게 졸음이 오도록 유도하는 역할을 했다.

대학원 박사과정을 밟고 있던 그녀였기에 침치료는 주말을 이용할 수밖에 없었다. 침치료는 주 1회 시행되었는데, 박○○ 님에게는 침을 맞는 30분의 시간이 곧 뇌를 훈련하는 시간이었다. 머리의 안정을 돕는 백회혈, 귀 뒤의 안면혈, 손목의 신문혈에 침을 놓고, 동시에 불면증 환자를 위해 특수 제작된 치료 명상 프로그램을 들려주었다. 이 명상은 잠을 자려고 애쓰는 마음을 내려놓고, 호흡을 통해 부교감신경을 활성화하는 데 초점을 맞추었다. 침 자극이 신경계의 물리적인 긴장을 푸는 동안, 명상 가이드는 '잠이 오지 않아도 괜찮다, 누워 있는 것만으로도 휴식이다'라는 메시지를 뇌에 입력하여 수면에 대한 강박을 해소했다. 처음에는 침대 위에서도 잠들지 못했던 그가, 진료실 베드 위에서는 침을 맞으며 코를 골고 자는 경험을 하게 되었는데, 이는 뇌가 이완하는 법을 다시 기억해 냈다는 중요한 신호였다.

이와 함께 상체로 쏠린 열을 내리기 위한 뜸치료와 약침 치료, 추나 요법이 입체적으로 적용되었다. 박○○ 님은 뒷목과 어깨가 항상 돌처럼 굳어 있었는데, 이는 뇌로 가는 혈류를 방해하고 뇌압을 높여 각성을 유지시키는 원인이었다. 경추 주변의 근육을 풀어 주는 약침을 주입하고, 틀어진 목뼈를 바로잡는 추나 치료를 통해 뇌로 가는 통로를 시원하게 뚫어 주었다.

그녀에게 적용된 특이적인 치료법은 수면 제한 요법이었다. 이는 침대 위에 누워 있는 시간과 실제 잠자는 시간을 일치시키는 행동 치료 기법이다. 박○○ 님은 잠을 보충하기 위해 밤 10시부터 누워 있거나 주말에 늦잠을 자곤 했는데, 이는 오히려 수면의 질을 떨어뜨리고 있었다. 우리는 그에게 아무리 졸려도 밤 12시 이전에는 눕지 말고, 잠이 안 오면 무조건 침대 밖으로 나오도록 지시했다. 그리고 전날 잠을 한숨도 못 잤더라도 아침 7시에는 무조건 기상하여 햇볕을 쬐도록 했다. 이는 뇌에게 침대는 잠만 자는 곳이라는 강력한 조건 반사를 심어 주고, 수면 압력을 높여 밤에 기절하듯 잠들게 만드는 고강도 훈련이었다.

　　　　　　　　　예민한 뇌, 이제 괜찮습니다

한 달 만에 그녀는 내 진료실에서 울었다

치료 시작 한 달 차, 수면 제한 요법을 시작하면서 최대의 고비가 찾아왔다. 억지로 깨어 있어야 하는 낮 시간 동안 환자분은 극심한 피로와 두통, 졸음을 호소했다. 연구실에서 꾸벅꾸벅 조느라 교수님께 지적을 받기도 했고, 실험에 집중할 수 없어 실수가 잦아졌다. 그는 "원장님, 이러다 정말 쓰러질 것 같아요. 그냥 수면제 먹고 자면 안 될까요?"라며 치료 포기를 호소했다. 몸은 천근만근인데 밤이 되면 뇌가 다시 깨어나는 고통은 그를 한계까지 몰아붙였다. 이것은 뇌의 생체 리듬이 정상화되기 직전에 겪는 명현 반응이자, 잘못된 습관이 저항하는 과정이었다. 이때 이 환자분의 고통에 깊이 공감하면서도, 지금 약을 먹으면 다시 원점이라는 단호한 태도로 그녀를 붙잡아 주었다. 낮잠을 자고 싶은 유혹을 이겨 내기 위해 점심시간마다 산책을 권하고, 저녁에는 족욕을 하며 뇌를 달래는 방법을 코칭하며 이 힘든 시기를 함께 버텨 냈다.

변화는 예고 없이 찾아왔다

지옥 같은 3주가 지나고 2달 차에 접어들자, 변화는 예고 없이 찾아왔다. 어느 날 아침, 그녀는 알람 소리도 듣지 못하고 푹 잤다는 느낌을 받으며 눈을 떴다. 시계를 보니 6시간을 내리 잔 것이었다. 지난 3년 동안 한 번도 느껴보지 못한 개운함이었다. 머리를 짓누르던 안개가 걷히고 세상이 선명하게 보였다. 그날 그는 진료실에 들어와 상기된 목소리로 말했다. "원장님, 제가 잤어요. 중간에 한 번도 안 깨고요. 아침에 일어났는데 머리가 안 아픈 게 너무 신기해요."

그날의 성공 경험은 뇌에게 강력한 자신감을 심어 주었다. 잠은 노력해서 얻는 것이 아니라, 뇌의 균형이 맞으면 저절로 찾아오는 선물이라는 것을 깨닫게 된 것이다. 이후로는 잠이 안 와도 불안해하지 않았다. '오늘 못 자면 내일 더 잘 자겠지'라는 여유가 생기자, 역설적으로 잠은 더 쉽게 찾아왔다. 밤에 대한 공포가 사라지자 뇌의 각성 스위치는 서서히 꺼졌고, 침대에 누우면 20분 안에 잠드는 기적 같은 일상이 자리 잡기 시작했다.

재발 방지의 노력과 현시점의 모습

현재 박○○ 님은 수면제 없이 매일 7시간 정도의 숙면을 취하고 있다. 그녀는 재발 방지를 위해 자신만의 철저한 수면 의식을 지키고 있다. 오후 2시 이후에는 커피를 마시지 않고, 저녁 식사 후에는 스마트폰을 멀리하며 조명을 어둡게 한다. 잠들기 1시간 전에는 따뜻한 물로 샤워를 하고, 스트레칭과 복식 호흡으로 몸의 긴장을 푼 뒤 침대에 눕는다.

그녀는 이제 침실을 신성한 공간으로 여긴다. 침대에서는 절대 책을 읽거나 영상을 보지 않는다. 잠이 오지 않으면 거실로 나와 명상 음악을 듣거나 가벼운 에세이를 읽으며 졸음이 올 때를 기다린다. 박○○ 님은 불

　　　　　　　　　　　예민한 뇌, 이제 괜찮습니다

면증이라는 긴 터널을 지나오며, 뇌를 혹사시키는 삶에서 뇌를 돌보는 삶으로 전환하는 법을 배웠다. 잘 자는 것이야말로 깨어 있는 시간을 가장 가치 있게 만드는 비결임을 깨달은 그는, 이제 매일 밤 편안한 휴식의 세계로 여행을 떠나고 있다.

사례 4: 틱 장애로 위축되었던 초등학생

준수(가명)가 어느 날 수업 시간, 칠판을 보고 있으면 눈꺼풀 안쪽에 마치 모래알이 굴러다니는 것 같은 까끌까끌하고 간질거리는 느낌이 든다고 부모님께 말했다. 이것은 틱이 나오기 직전에 느껴지는 전조 충동이었지만, 당시에는 누구도 그것을 알지 못했다. 준수가 처음 눈을 깜빡거리기 시작했을 때, 부모님은 아이가 눈이 간지러워서 그런 것이라 여겨 급히 안과를 찾았다. 안과 의사는 대수롭지 않게 알레르기라고 진단하며 알레르기 약을 처방해 주었다. 준수는 낫고 싶은 마음에 한 달 동안 꼬박꼬박 약을 먹었지만, 눈을 깜빡이는 증상은 사라지기는커녕 눈을 질끈 감았다 떠야 할 정도로 더욱 심해져만 갔다.

단순한 눈병이 아님을 직감할 무렵, 뇌는 곧이어 더 강한 자극을 요구했다. 눈을 깜빡이는 것만으로는 부족해 코를 찡긋거려야 했고, 급기야는 고개를 획 젖히며 쿵 소리를 내야만 가슴속이 뻥 뚫리는 듯한 시원함을 느낄 수 있었다. 정작 문제는 그 시원함이 1초도 가지 않는다는 점이었다. 조용한 교실에서 준수가 쿵 소리를 낼 때마다 선생님의 훈계와 친구들의 키득거리는 웃음소리가 뒤따랐다. 준수는 자신의 의지와 상관없이 튀어 나가는 몸의 움직임이 너무나 부끄러웠다. 틱을 참아 보려 입술을 깨물고 책상 아래로 주먹을 꽉 쥐며 버텨 보았지만, 참으면 참을수록 몸 안의 압력은 풍선처럼 부풀어 올랐다. 억지로 참았던 틱은 쉬는 시간에 화장실로 달려가 숨어 있을 때 더 크고 격렬한 움직임으로 몰아서 터져 나왔다. 목을 하도 젖혀서 뒷목은 항상 뻐근했고, 밤이 되면 온몸이 두들겨 맞은 듯 아팠다.

준수의 뇌는 운동 조절 회로인 기저핵의 거름망이 고장 난 상태였다. 뇌는 쉴 새 없이 움직이라는 명령을 내보냈고, 이를 걸러 내야 할 브레이크는 작동하지 않았다. 친구들은 준수를 이상한 아이라며 피했고, 준수는 점점 위축되어 발표는커녕 친구들과 눈도 마주치지 못하는 아이가 되어 가고 있었다. 집에서도 안심할 수 없었다. TV를 보거나 게임을 할 때 증상은 더욱 심해졌고, 그럴 때마다 "그만 좀 해라, 너 일부러 그러는 거지?"라며 다그치는 부모님의 목소리는 준수의 불안을 기름을 붓듯 증폭시켰다. 준수에게 세상은 자신의 몸조차 마음대로 할 수 없는 통제 불능의 공간이었다.

브레이크를 고치고 마음을 다독이는 5개월

준수의 치료는 총 5개월간 진행되었다. 성장기 아동의 뇌는 유연해서 변화가 빠르지만, 동시에 학교생활과 가정환경이라는 외부 변수에 민감하게 반응하므로 입체적인 치료 계획이 필요했다. 치료의 목표는 과열된 뇌의 운동 회로를 진정시켜 틱 충동을 줄이고, 아이 스스로 증상을 조절할 수 있다는 자신감을 심어 주는 것이었다.

치료의 근본은 한약 치료였다. 준수의 뇌는 흥분성 신경전달물질인 도파민이 과도하게 활동하고 있었다. 한의학적으로는 간의 기운이 울체되어 풍을 일으키는 간울화풍의 상태였다. 이를 해결하기 위해 억간산과 작약감초탕을 합방한 처방을 사용했다. 억간산은 뇌의 흥분을 가라앉히고 예민해진 신경을 이완시키며, 작약감초탕은 틱으로 인해 경직된 근육을 풀어 주는 천연 근육 이완제 역할을 했다. 이 한약은 뇌의 도파민 수용체 민감도를 조절하여 전조 충동의 빈도와 강도를 낮추는 화학적 베이스를 만들어 주었다.

침치료는 아이가 공포감을 느끼지 않도록 통증이 거의 없는 얇은 침을 사용하여 주 2회 시행했다. 머리의 정수리인 백회혈과 마음을 안정시키는 손목의 신문혈, 그리고 틱 증상이 나타나는 눈 주변과 목 주변의 경혈을 자극했다. 침을 맞는 15분 동안은 준수만을 위한 명상 치료가 병행되었다. 아이들이 지루해하지 않도록 스토리텔링 방식의 명상을 적용했다. 몸속에 날뛰는 야생마를 부드럽게 쓰다듬어 재우는 상상을 하거나, 몸 안의 나쁜 에너지가 검은 연기가 되어 입으로 빠져나가는 시각화 훈련을 했다. 이 시간 동안 준수는 자신의 몸을 적으로 여기는 대신, 돌봐야 할 친구로 인식하게 되었다.

틱으로 인해 돌처럼 굳은 목과 어깨 근육을 풀어 주기 위해 약침 치료와 추나 요법이 필수적이었다. 반복적인 근육 수축은 뇌로 가는 혈류를 방해하고 틱을 악화시키는 통증 유발점이 된다. 근육 이완 효과가 뛰어난 한약재 추출물을 경결점에 주입하여 즉각적인 이완을 유도했고, 추나 요법을 통해 틱 동작으로 인해 틀어진 경추와 흉추의 정렬을 바로잡았다.

예민한 뇌, 이제 괜찮습니다

척추가 바르게 정렬되자 신경 전달이 원활해지면서 뇌의 긴장도 함께 풀렸다.

준수의 내면에 쌓인 상처를 치유하기 위해 EFT 치료도 매주 진행되었다. 준수는 틱 때문에 친구들에게 놀림당했던 기억과 부모님에게 혼났던 억울함이 가득했다. "비록 나는 눈을 깜빡이고 이상한 소리를 내지만, 나는 세상에서 제일 소중한 아이입니다." 준수는 고사리 같은 손으로 자신의 타점을 두드리며 이 확언을 반복했다. 처음에는 쑥스러워하던 준수도 나중에는 학교에서 속상했던 일을 털어놓으며 눈물을 흘리기도 했다. EFT는 틱 증상과 결합된 부정적인 정서 기억을 지워 줌으로써, 틱이 발생할 때 느끼는 불안과 수치심을 획기적으로 줄여 주었다.

마지막으로 뇌의 자기 조절 능력을 키우기 위해 뉴로피드백 훈련을 진행했다. 검사 결과 준수는 움직임을 억제하는 뇌파인 SMR파가 부족하고, 산만함을 유발하는 세타파가 과도했다. 훈련은 준수가 좋아하는 자동차 경주 게임 형식으로 진행되었다. 준수가 몸의 움직임을 멈추고 뇌를 차분하게 집중하여 SMR파를 활성화하면 화면 속의 자동차가 빠르게 질주했다. 반대로 몸을 움직이거나 딴생각을 하면 자동차는 멈췄다. 준수는 게임을 하듯 즐겁게 훈련에 참여했고, 점차 자신의 뇌 상태를 스스로 모니터링하고 조절하는 감각을 익혔다. 이는 전두엽과 기저핵의 연결성을 강화하여 뇌가 보내는 잘못된 운동 신호를 스스로 차단하는 힘을 길러 주었다.

치료 3개월 차, 증상이 절반가량 줄어들었을 때 위기가 찾아왔다. 새 학기가 시작되면서 반이 바뀌고 새로운 선생님을 만나게 된 것이다. 낯선 환경과 새로운 친구들에 대한 긴장은 뇌의 편도체를 다시 자극했고, 잠잠하던 틱이 폭발적으로 증가했다. 준수의 어머니는 치료가 실패했다며 불안해했고, 아이를 다그치기 시작했다. "왜 다 나아 가다가 다시 그러니, 학교에서 친구들이 보면 어쩌려고 그래." 어머니의 불안은 고스란히 준수에게 전해져 증상을 악화시키는 기폭제가 되었다.

틱 치료에 있어 가장 큰 장애물은 증상의 기복에 일희일비하는 부모의 태도였다. 우리는 어머니에게 틱은 파도와 같아서 호전되는 과정에서도 반드시 악화되는 시기가 있음을 인지시켰다. 그리고 아이의 틱을 못 본 척해 주는 무관심 요법을 철저히 지키도록 교육했다. 준수에게는 이것은 네 잘못이 아니라 뇌가 새 학기에 적응하느라 힘이 들어서 그런 것이니 곧 괜찮아질 거라고 안심시켰다.

겨울이 가면 반드시 봄이 온다

학기 초의 적응 기간이 지나고 꾸준한 치료가 이어지자 다시 안정이 찾아왔다. 4개월 차에 접어들면서 준수는 전조 충동을 다루는 법을 알게 되었다. 예전에는 눈이 간질거리면 즉시 깜빡여야 했지만, 이제는 그 느낌이 들면 심호흡을 하거나 뉴로피드백 때 배운 뇌의 느낌을 떠올리며 충동을 흘려보낼 수 있게 되었다. 틱이 나오더라도 작게 하거나 다른 동작으로 바꾸는 여유가 생겼다.

어느 날 준수가 진료실에서 말했다. "선생님, 이제는 틱이 괴물이 아니라 그냥 제 친구 같아요. 가끔 놀러 오지만 제가 조용히 하라고 하면 말을 들어요." 틱을 적으로 규정하고 싸우던 긴장감이 사라지자 뇌는 훨씬 더 편안해졌다. 준수는 다시 방과 후 축구 교실에 나가기 시작했고, 수업 시간에도 40분 동안 자리를 지키며 집중할 수 있게 되었다. 자신이 고장 난 아이가 아니라는 확신은 준수의 표정을 밝게 만들었다.

재발 방지의 노력과 현시점의 모습

현재 중학생이 된 준수는 틱 증상이 거의 눈에 띄지 않을 정도로 호전되었다. 아주 피곤하거나 시험 기간에는 가끔 눈을 깜빡이기도 하지만, 준수나 가족 모두 그것을 대수롭지 않게 여긴다. 준수는 재발 방지를 위해 마그네슘이 풍부한 견과류와 바나나를 즐겨 먹고, 도파민을 과도하게 자극하는 스마트폰 게임 시간을 스스로 제한하고 있다.

무엇보다 준수는 운동을 통해 뇌의 에너지를 건강하게 발산하는 법을 배웠다. 매일 줄넘기를 하거나 주말에는 아빠와 배드민턴을 치며 리듬감 있는 운동을 한다. 땀을 흘리고 나면 뇌가 상쾌해지는 것을 스스로 느끼기 때문이다. 틱은 준수에게 뇌를 관리하는 법을 일찍 깨닫게

해 준 계기가 되었다. 춘수는 이제 자신의 예민한 뇌를 원망하는 대신, 그 섬세함을 이용하여 로봇을 조립하고 그림을 그리는 창의적인 활동에 몰두하고 있다.

예민한 뇌, 이제 괜찮습니다

사례 5: 욱하는 성격을 참지 못하는 분노 조절 장애

정말 성격의 문제일까?

중학교 3학년 민호(가명)의 집은 매일 밤 고성이 오가는 전쟁터였다. 현관문을 열고 들어오는 순간부터 민호의 뇌는 전투 태세에 돌입했다. 거실에 앉아 있던 엄마의 한마디, "학원 숙제는 다 했니?" 혹은 "옷 좀 똑바로 걸어라"라는 일상적인 잔소리는 민호의 뇌관을 건드리는 기폭제였다. 남들에게는 평범한 걱정이나 조언으로 들릴 수 있는 그 말들이, 민호에게는 자신을 공격하고 무시하며 통제하려 한다는 비난의 화살로 꽂혔다. 순간 눈앞이 하얗게 변하면서 이성이 마비되었다. 가슴 밑바닥에서 뜨거운 불덩이가 치밀어 오르면, 민호는 자신도 모르게 식탁 위의 물건을 집어 던지거나 방문을 부서져라 쾅 닫고 들어갔다. 벽에는 이미 민호가 주먹으로 내리친 구멍이 여러 개 뚫려 있었다.

학교에서도 상황은 다르지 않았다. 선생님의 지적을 참지 못해 욕설을 내뱉고 교실을 뛰쳐나가거나, 친구들과의 사소한 시비가 주먹다짐으로 번져 선도위원회에 단골로 불려 다녔다. 학교와 가정에서 민호는 구제불능의 비행 청소년이라는 꼬리표를 달고 있었다. 부모님은 아이를 사람 만들어 보겠다며 엄하게 다그치고 체벌도 해 보았지만, 그럴수록 민호의 눈빛은 더욱 매섭게 변해 갔다. "넌 커서 범죄자가 될 거냐"는 엄마의 울분 섞인 비난은 민호의 마음속에 깊은 증오와 절망을 심었다. 사실 민호도 괴로웠다. 화를 내고 나면 밀려오는 죄책감과 허무함에 밤새 잠을 이루지 못했다. 나도 모르게 욱하고 터져 나오는 이 분노를 주체할 수 없었고, 세상 모두가 나를 적으로 대한다는 피해의식에 사로잡혀 있었다. 민호의 뇌는 편도체가 과열되어 아주 작은 자극에도 핵폭탄급 경보를 울리는 상태였고, 이를 제어해야 할 전두엽의 브레이크는 완전히 타 버린 상태였다.

끓어오르는 가마솥을 식히는 12개월의 냉각 작전

민호의 치료는 12개월간 진행되었다. 이 기간은 단순히 아이의 성격을 고치는 것이 아니라, 과열된 뇌의 열기를 물리적으로 식히고 부모와의 관계라는 환경적 독소를 해독하는 과정이었다.

치료의 가장 핵심이자 근본은 한약 치료였다. 민호의 맥은 현맥이라 하여 기타 줄처럼 팽팽하게 긴장되어 있었고, 혀는 붉다 못해 검붉은 색을 띠고 있었다. 이는 한의학적으로 간화상염, 즉 간의 화기가 머리끝까지 치솟아 뇌를 태우고 있는 형국이었다. 이를 끄기 위해 시호, 황련, 치자 등 차가운 성질의 약재를 위주로 한 용담사간탕 계열의 처방을 사용했다. 이 약은 뇌의 흥분성 신경전달물질인 노르에피네프린과 글루타메이트의 폭주를 막고, 뇌를 시원하게 식혀 주어 욱하는 충동이 올라오는 빈도를 줄여 주는 화학적 소방수 역할을 했다.

침치료는 주 2회 시행되었는데, 민호와 같은 청소년 분노 조절 장애 환자에게는 침을 맞는 시간 자체가 인내심을 기르는 훈련이었다. 화기를 내

　　　　　　　　　　　　　　　　예민한 뇌, 이제 괜찮습니다

리는 발등의 태충혈과 행간혈, 머리의 백회혈에 자침한 후, 15분간 유침하는 동안 특화된 청소년 명상 치료를 병행했다. 헤드폰을 통해 들려오는 가이드는 뇌 속에 불타는 숲을 상상하게 하고, 시원한 비가 내려 그 불을 끄는 시각화 훈련을 유도했다. 끓어오르는 냄비 뚜껑을 여는 상상과 함께 입으로 뜨거운 입김을 내뱉는 호흡법을 연습시켰다. 침이 신경계의 흥분을 가라앉히는 동안, 명상은 뇌가 분노라는 감정에 매몰되지 않고 그것을 객관적인 이미지로 바라보게 하는 힘을 길러 주었다.

화병으로 인해 꽉 막힌 가슴과 딱딱하게 굳은 뒷목을 풀어 주기 위해 약침 치료와 추나 요법이 적용되었다. 분노는 근육을 수축시킨다. 민호의 승모근과 흉쇄유돌근은 돌처럼 단단했고, 이는 뇌로 가는 혈류를 막아 뇌압을 높이고 있었다. 황련해독탕 약침을 경결점에 주입하여 열을 내리고 근육을 이완시켰으며, 추나 요법으로 경추를 교정하여 뇌 척수액의 순환을 도왔다. 또한 두부에는 뜸치료를 시행했다. 머리는 뜨겁지만 스트레스로 인해 장 기능이 떨어져 배는 차가운 상태였다.

민호의 깊은 상처와 피해의식을 치유하기 위해 매주 EFT 치료가 진행되었다. 민호는 엄마에 대한 분노가 극에 달해 있었다. 비록 나는 엄마의 잔소리가 죽기보다 싫고 다 부숴 버리고 싶지만, 이런 내 분노를 인정하고 받아들입니다. 민호는 이 말을 하며 타점을 두드렸다. 처음에는 욕설을 섞어 가며 격하게 반응했지만, 회가 거듭될수록 분노 밑에 깔려 있던 인정받고 싶은 욕구, 사랑받지 못한다는 슬픔이 드러나기 시작했다. EFT는 분노라는 단단한 껍질을 깨고 그 안에 숨은 여린 아이를 만나는 열쇠가 되었다.

마지막으로 뇌의 자기 조절 능력을 키우기 위해 뉴로피드백 훈련을 강도 높게 진행했다. 검사 결과 민호는 분노와 불안을 나타내는 하이 베타파가 전두엽 전체를 뒤덮고 있었다. 훈련은 뇌파를 조절하여 화면 속의 활쏘기 게임을 하는 방식으로 이루어졌다. 마음을 차분하게 가라앉히고 하이 베타파를 억제해야만 화살이 과녁 정중앙에 명중했다. 화를 내거나 흥분하면 화살은 빗나갔다. 민호는 게임을 통해 차분함이 곧 능력이라는 것을 뇌로 학습하게 되었다. 이 과정은 전두엽과 편도체 사이의 끊어진 연결로를 복구하여, 감정이 폭발하기 전에 이성이 개입할 수 있는 시간을 벌어 주는 훈련이었다.

돈 들여 치료해 봤자 소용없다, 넌 그냥 싹수가 노랗다

치료 6개월 차, 가장 큰 위기가 찾아왔다. 학교에서 사소한 시비 끝에 민호가 친구에게 의자를 집어 던지는 사건이 발생한 것이다. 학교폭력위원회가 열리고 강제 전학 이야기까지 나오자, 민호의 어머니는 이성을 잃고 민호를 비난했다. "돈 들여 치료해 봤자 소용없다, 넌 그냥 싹수가 노랗다"라는 어머니의 말은 민호의 뇌를 다시 폭발시켰다. 이때부터 민호는 치료를 거부하고 전에 없었던 우울감이 더욱 짙어졌다.

이것은 치료의 실패가 아니라, 환경이 바뀌지 않으면 아이의 뇌도 바뀔 수 없다는 것을 보여 주는 명백한 증거였다. 문제는 민호의 뇌뿐만 아니라 부모의 양육 방식에도 있었다. 우리는 어머니를 따로 불러 면담을 진

　　　　　　　　　예민한 뇌, 이제 괜찮습니다

행했다. 민호의 뇌는 현재 화상을 입은 상태라 스치기만 해도 아픈데, 어머니의 잔소리는 그 상처에 소금을 뿌리는 것과 같음을 설명했다. 그리고 어머니에게도 화를 다스리는 한약을 처방하고 EFT를 교육했다. 부모가 변하지 않으면 아이는 절대 변할 수 없다는 사실을 인지시키고, 가정 내에서 비난과 지적을 멈추는 휴전 협정을 맺게 하는 것이 가장 큰 난관이자 해결책이었다.

화가 나긴 하는데 참을 수 있을 정도예요

어머니가 잔소리를 멈추고, 민호가 다시 병원으로 돌아오면서 회복은 급물살을 탔다. 8개월 차, 민호는 신기한 경험을 고백했다. "선생님, 예전에는 엄마가 잔소리하면 귀에서 삐 소리가 나면서 눈이 돌았는데요, 이제는 그냥 엄마가 또 저러네 하고 들려요. 화가 나긴 하는데 참을 수 있을 정도예요." 이것은 전두엽의 억제 기능이 편도체의 폭주를 막아 내기 시작했다는 신호였다. 자극과 반응 사이에 공간이 생긴 것이다.

민호는 화가 날 때마다 병원에서 배운 호흡법을 하고, 손날 타점을 두드리며 스스로를 진정시켰다. 뇌의 열기가 식으면서 민호의 표정은 부드러워졌고, 날 서 있던 눈빛이 차분해졌다. 자신이 감정의 노예가 아니라 주인이라는 효능감을 느끼게 되면서, 민호는 학교생활에서도 친구들과의 갈등을 주먹이 아닌 말로 풀려는 시도를 하게 되었다. "내가 참은 게 아니라, 그냥 별로 화가 안 났어요"라는 민호의 말은 그의 뇌가 건강한 균형을 되찾았음을 증명했다.

재발 방지의 노력과 현시점의 모습

현재 고등학생이 된 민호는 더 이상 사고뭉치가 아니다. 물론 여전히 욱하는 기질은 남아 있지만, 그것을 파괴적인 행동으로 표출하지 않는다.

민호와 어머니 사이에는 안전한 거리가 생겼다. 서로의 감정을 자극하지 않기 위해 대화 방식을 바꾸었고, 민호가 화가 날 것 같으면 잠시 자리를 피하는 타임아웃 규칙을 정했다. 민호는 이제 자신의 예민함과 에너지를 요리라는 새로운 꿈에 쏟고 있다. 뜨거운 불 앞에서 재료를 다루며 섬세하게 맛을 내는 과정은 민호의 뇌를 몰입과 기쁨으로 채워 주었다.

예민한 뇌, 이제 괜찮습니다

사례 6: 타인의 시선이 두려운 사회공포증 환자

방문 하나를 사이에 두고 단절된 세상

20대 후반의 취업 준비생 이○○ 님에게 집은 휴식처가 아니었다. 그녀의 하루는 방문을 걸어 잠그는 것으로 시작해 잠그는 것으로 끝났다. 거실에서 부모님이 대화하는 소리가 들리면 그녀는 숨조차 크게 쉬지 못했다. 어머니가 방문을 두드리며 저녁 먹으라고 부르면 그녀는 이불을 머리 끝까지 뒤집어쓰고 떨리는 손으로 스마트폰을 켰다. "지금 배 안 고파요. 나중에 먹을게요." 방문 밖의 가족에게조차 목소리를 내는 것이 두려워 그녀는 카카오톡으로 대화를 대신했다. 사람의 눈을 보고 말하는 것, 나의 목소리가 상대방에게 전달되는 그 찰나의 순간이 그녀에게는 발가벗겨진 채 광장에 선 듯한 수치심과 공포를 불러일으켰기 때문이다.

그녀가 어쩔 수 없이 외출해야 하는 날은 재난 영화의 한 장면과 다름없었다. 모자를 푹 눌러쓰고 마스크로 얼굴을 가린 채 버스 정류장으로 향하는 길, 맞은편에서 사람이 걸어오면 심장이 쿵 내려앉아 급히 골목길로 돌아갔다. 가장 끔찍한 고문은 만원 버스를 타는 것이었다. 버스 문이 열리고 사람들의 시선이 자신에게 쏠리는 것 같은 착각이 들면, 그때부터 교감신경은 폭주하기 시작했다. 등줄기에서는 식은땀이 비 오듯 흘러내렸고, 다리는 후들거려 서 있기가 힘들었다. 급기야 속이 울렁거리고 눈앞이 핑 돌며 당장이라도 기절할 것 같은 공포가 엄습했다. 그녀는 결국 목적지에 도착하기도 전에 벨을 누르고 도망치듯 버스에서 내려야 했다.

뇌의 경보 시스템을 재설정하는 6개월의 여정

이○○ 님의 치료는 총 6개월간 진행되었다. 사회공포증 환자들에게 병원이라는 낯선 공간에 발을 들이는 것은 그 자체가 세상에서 가장 힘든 도전이었다. 매주 내원하여 집중적인 치료를 받는 것이 효율적이지만, 그녀에게는 집 밖으로 나오는 것 자체가 엄청난 에너지 소모를 요하는 일이었기에 내원 횟수를 주 1회로 조정했다. 대신 치료에 대한 동기 부여를 지속적으로 심어 주고, 병원이 안전한 공간임을 인식시키는 데 많은 공을 들였다. 그녀의 뇌는 편도체가 극도로 과민해져 있어 사회적 자극을 생존 위협으로 오인하는 상태였다. 치료의 목표는 이 잘못된 경보 시스템의 감도를 낮추고, 타인의 시선에 대한 뇌의 내성을 기르는 것이었다.

치료의 가장 깊은 뿌리가 되는 것은 한약 치료였다. 이○○ 님의 맥은 가늘고 빨랐으며, 혀는 붉고 건조했다. 이는 한의학적으로 심장과 담낭의 기운이 허약해져 작은 자극에도 크게 놀라는 심담허겁의 상태이자, 불안으로 인해 가슴에 열이 쌓인 심화항성 상태였다. 이를 해결하기 위해 온담탕과 시호가용골모려탕을 합방한 처방을 기본으로 사용했다. 이 한약은 뇌의 세로토닌 수용체 감수성을 높여 불안을 진정시키고, 과도하게 분비되는 스트레스 호르몬인 코르티솔 수치를 낮추어 뇌가 차분하게 이성

예민한 뇌, 이제 괜찮습니다

을 찾을 수 있도록 돕는 화학적 안전장치 역할을 했다.

침치료는 그녀가 가장 편안함을 느끼는 1인 치료실에서 이루어졌다. 불안을 가라앉히는 머리의 백회혈과 사신총, 마음을 편안하게 하는 손목의 신문혈과 내관혈에 자침했다. 침을 맞는 20분 동안은 사회공포증 환자를 위한 특수 명상 치료가 병행되었다. 헤드폰을 통해 들려오는 가이드는 사람이 많은 곳에 있어도 나만의 안전한 보호막이 나를 감싸고 있다는 시각화 훈련을 유도했다. 침 자극이 부교감신경을 활성화하여 신체의 긴장을 푸는 동안, 명상은 뇌에게 타인의 시선은 나를 해치지 않는다는 인지적 재구성을 반복적으로 입력했다.

사회공포증 환자들은 긴장으로 인해 몸이 웅크러져 있는 경우가 많다. 이○○ 님 역시 거북목과 굽은 등을 가지고 있었는데, 이러한 자세는 뇌에게 "나는 약하고 위축되어 있다"라는 패배감을 주는 신호로 작용한다. 이를 교정하기 위해 추나 요법으로 흉추를 펴고 경추를 바로잡아 당당한 자세를 만들어 주었다. 또한 딱딱하게 굳은 승모근과 흉쇄유돌근에 약침을 주입하여 즉각적으로 근육을 이완시켰다. 몸이 펴지고 근육이 풀리자 뇌로 가는 혈류량이 늘어났고, 가슴이 펴지면서 호흡이 깊어지는 효과를 얻었다. 장은 제2의 뇌로서 세로토닌의 대부분을 생성하는데, 뜸의 온기가 장 기능을 회복시켜 뇌의 화학적 안정을 도왔다.

이○○ 님의 내면에 뿌리 박힌 수치심과 두려움을 지우기 위해 매주 EFT 치료가 진행되었다. 그녀는 과거 발표 시간에 목소리가 떨려 망신을 당했던 기억, 친척들이 모인 자리에서 비교당했던 상처 등을 떠올리며 타점을 두드렸다. "비록 나는 사람들의 눈이 무서워 숨고 싶지만, 이런 나 자신을 있는 그대로 사랑합니다." 처음에는 이 말을 입 밖으로 내는 것조차 힘들어했지만, 두드리기를 반복할수록 가슴속에 응어리진 감정이 눈물과 함께 터져 나왔다. EFT는 과거의 트라우마가 현재의 사회적 상황을 왜곡하는 고리를 끊어 주었다.

뇌는 변화를 두려워하고 익숙한 고통을 선택하려는 경향이 있다

치료 3개월 차, 이○○ 님 에게 큰 고비가 찾아왔다. 증상이 조금 호전되었다고 느껴 용기를 내어 편의점에 갔다가 계산대 앞에서 카드를 떨어뜨리는 실수를 한 것이다. 뒤에 줄 서 있던 사람들의 시선이 등 뒤로 꽂히는 순간, 과거의 공황 발작 증상이 되살아났다. 그녀는 물건을 사지도 못하고 도망치듯 편의점을 나왔고, 그길로 다시 방 안에 틀어박혔다. 나는 평생 이렇게 살아야 할 운명이라며 절망했다.

이것은 뇌의 항상성, 즉 변화하기 전의 상태로 돌아가려는 관성이 작용한 결과였다. 뇌는 변화를 두려워하고 익숙한 고통을 선택하려는 경향이 있다. 의료진은 실패한 것이 아니라 뇌가 적응하는 과정에서 겪는 일시적인 후퇴임을 강조했다. 다시 내원했을 때 우리는 그 상황을 면밀히 분석했다. 카드를 떨어뜨린 것은 누구나 할 수 있는 실수이며, 사람들은 그저 기다렸을 뿐 비난한 것이 아니라는 사실 검증을 통해 그녀의 왜곡된 인지를 교정해 나갔다.

위기를 넘기고 다시 치료에 매진하자 4개월 차부터는 견고했던 두려움의 벽에 균열이 생기기 시작했다. 어느 날 이○○ 님은 부모님과 식탁에 마주 앉아 저녁을 먹었다. 카톡이 아니라 육성으로 "잘 먹겠습니다"라고 말하는 순간, 그녀는 묘한 해방감을 느꼈다. 가족들의 눈을 보아도 심장이 터질 것 같지 않았다.

그녀는 의료진이 내준 작은 미션들을 하나씩 수행하기 시작했다. 처음에는 마스크를 쓰고 아파트 단지를 한 바퀴 돌고, 다음에는 편의점에서 껌을 하나 사고, 그다음에는 카페에서 주문을 해 보았다. 성공할 때마다 그녀의 뇌에는 '할 수 있다'는 도파민이 분비되었다. 버스를 탔는데 뒷자리에 앉은 사람이 나를 쳐다보는 것 같아 불안했지만, 배운 대로 심호흡을 하고 내관혈을 누르자 증상이 가라앉았다. 예전에는 버스에서 뛰어내렸겠지만, 이번에는 목적지까지 갔다. 버스에서 내리는 순간 다리에 힘이 풀렸지만, 입가에는 미소가 번졌다. 나도 남들처럼 평범하게 살 수 있겠구나 하는 희망이 현실로 다가온 순간이었다.

재발 방지의 노력과 현시점의 모습

치료를 마친 이○○ 님는 이제 더 이상 방 안에 갇혀 있지 않는다. 물론 여전히 사람이 많은 곳은 조금 부담스럽지만, 그것을 피하지 않고 조절할 수 있게 되었다. 그녀는 재발 방지를 위해 매일 아침 거울을 보며 자신의 눈을 바라보고 미소 짓는 연습을 한다. 또한 뇌의 세로토닌 수치를 유지하기 위해 하루 30분씩 햇볕을 쬐며 산책하는 것을 철칙으로 삼고 있다.

현재 그녀는 작은 도서관에서 아르바이트를 시작했다. 사람들과 짧은 대화를 나누고 눈을 맞추는 것이 여전히 떨리지만, 그 떨림을 설렘으로 받아들이려 노력한다. 그녀는 자신이 겪은 고통이 타인의 아픔을 깊이 공감할 수 있는 자산이 되었음을 깨닫고, 심리학 공부를 시작할 계획을 세우고 있다. 세상의 시선이라는 감옥에서 탈출한 그녀는, 이제 자신의 시선으로 세상을 바라보며 새로운 인생의 페이지를 써 내려가고 있다.

사례 7: 확인하고 또 확인하는 강박장애 주부

끝나지 않는 확인의 감옥

30대 후반의 주부 강○○ 님에게 그녀의 하루 중 가장 고통스러운 시간은 현관문을 나서기 직전 30분이었다. 신발을 신기 전, 그녀는 주방으로 달려가 가스 밸브를 확인한다. 분명히 잠겨 있는 것을 눈으로 보고 손으로 만져 보았지만, 뒤돌아서는 순간 뇌 속에서 잠기지 않았을지도 모른다는 의심의 속삭임이 들려왔다. 다시 돌아가 확인하고, 거실의 전기 코드를 뽑았는지 확인하고, 창문이 닫혔는지 확인하는 과정이 무한 반복되었다. 겨우 현관문을 닫고 밖으로 나와도 지옥은 끝나지 않았다. 도어락이 제대로 잠겼는지 확인하기 위해 손잡이를 잡아당기고 또 당겼다. 덜컥거리는 소리를 수십 번 듣고 나서야 엘리베이터 버튼을 눌렀지만, 엘리베이터 문이 닫히는 순간 가스 밸브가 열려 있어 집에 불이 나는 끔찍한 상상이 머릿속을 지배했다.

결국 그녀는 다시 집으로 뛰어들어 가 처음부터 확인 절차를 밟아야 했다. 심할 때는 이 과정을 1시간 넘게 반복하느라 약속 시간에 늦거나 아예 외출을 포기하는 날도 많았다. 그녀의 핸드폰 사진첩에는 가스 밸브와 도어락 사진이 수백 장 저장되어 있었지만, 그 사진들조차 그녀의 불안을 잠재우지는 못했다. 그녀는 자신의 행동이 비합리적이라는 것을 너무나 잘 알고 있었다. 하지만 확인하지 않으면 가슴이 터질 것 같은 불안과 죄책감이 밀려와 견딜 수가 없었다. 뇌의 오류 감지 시스템이 고장 나, 안전하다는 신호를 보내지 않고 계속해서 위험 경보를 울려 대는 통에 그녀는 현관문이라는 감옥에 갇힌 죄수처럼 살아가고 있었다.

뇌의 스위치를 끄고 안전을 입력하는 6개월

치료는 총 6개월간 진행되었다. 그녀의 뇌는 CSTC 회로, 즉 생각과 행동을 조절하는 회로가 특정 구간에 고착되어 무한 루프를 돌고 있는 상태였다. 치료의 목표는 이 고장 난 회로의 스위치를 끄고, 불안이 올라올 때 행동으로 반응하지 않고 생각을 전환하는 힘을 기르는 것이었다.

치료의 가장 근본적인 토대는 한약 치료였다. 강○○ 님의 맥은 빠르고 불규칙했으며, 평소 소화가 안 되고 가슴이 두근거리는 증상을 호소했다. 이는 한의학적으로 심장과 비장의 기운이 약해져 생각이 많아지고 불안해지는 심비양허의 상태였다. 이를 해결하기 위해 귀비탕을 기본으로 하여 심장의 기운을 보강하고 불필요한 잡념을 없애 주는 약재들을 가감하여 처방했다. 이 한약은 뇌의 세로토닌 시스템을 안정시켜 강박적인 충동을 줄이고, 뇌가 불안이라는 감정에 압도되지 않고 버틸 수 있는 기초 체력을 만들어 주었다.

침치료는 주 2회 시행되었는데, 강박적인 사고를 끊어 내는 데 특화된 혈자리들을 선별했다. 정수리의 백회혈과 이마의 신정혈은 정신을 맑게 하고, 손목의 신문혈과 내관혈은 심리적 불안을 진정시키는 역할을 했다.

　　　　　　　　　　　　　　　예민한 뇌, 이제 괜찮습니다

침을 맞고 있는 20분 동안은 강박장애 환자를 위한 이완 명상 치료가 병행되었다. 강○○ 님는 침대에 누워 이어폰을 통해 흐르는 가이드 음성에 따라, 머릿속을 꽉 채운 강박 사고들을 구름에 띄워 보내거나 흐르는 강물에 떠 내려 보내는 시각화 훈련을 했다. 침 자극이 뇌의 과열된 회로를 물리적으로 식혀 주는 동안, 명상은 생각은 사실이 아니라 그저 지나가는 뇌의 파동일 뿐이라는 인지적 거리를 확보해 주는 역할을 했다.

 강박적인 확인 행동으로 인해 강○○ 님의 몸은 극도로 긴장되어 있었다. 확인하느라 웅크린 자세 때문에 굽은 등과 거북목이 심했고, 승모근은 돌처럼 딱딱했다. 이를 해결하기 위해 척추의 정렬을 바로잡는 추나 요법과 굳은 근육을 풀어 주는 약침 치료를 병행했다. 몸의 긴장이 풀리고 뇌로 가는 혈류가 원활해지자, 뇌가 느끼는 막연한 위협감도 줄어들기 시작했다.

 이와 더불어 강○○ 님에게는 특이적으로 사고 중지 및 반응 방지 훈련이 처방되었다. 확인하고 싶은 충동이 들 때마다 마음속으로 '멈춰'라고 크게 외치거나 고무줄로 손목을 튕겨 뇌의 주의를 환기시키는 훈련이었다. 그리고 확인하고 싶은 마음이 들 때 즉시 확인하는 것이 아니라, 1분, 5분, 10분씩 의도적으로 확인을 지연시키는 연습을 했다. 뉴로피드백 훈련은 진행하지 않았지만, 이러한 인지 행동적인 개입과 한의학적 치료의 결합만으로도 뇌의 회로를 재설정하는 데 충분한 효과를 거두었다.

치료 2개월 차, 행동 지연 훈련을 본격화하면서 강○○ 님은 큰 고통을 호소했다. 현관문을 한 번만 확인하고 엘리베이터를 타기로 약속한 날, 그녀는 엘리베이터 안에서 극심한 공황 발작에 가까운 불안을 느꼈다. 당장이라도 뛰쳐 올라가 문을 확인하고 싶은 충동이 쓰나미처럼 밀려왔고, 식은땀이 나며 다리가 후들거렸다. 이것은 뇌가 기존의 강박 회로를 유지하려는 강력한 저항이었다. 확인하지 않으면 불안이 해소되지 않는다는 뇌의 잘못된 믿음이 깨지기 직전의 마지막 발악과도 같았다. 우리는 그녀에게 지금 느끼는 불안은 가짜 신호이며, 남편에게도 협조를 구하여, 그녀가 확인하려 할 때 대신 확인해 주거나 안심시키는 말을 하지 않도록 했다. 그녀 스스로 불안을 견디고, 그 불안이 시간이 지나면 저절로 내려간다는 것을 체험하게 하는 것이 이 시기의 가장 큰 과제였다.

무심함에서 시작된 회복의 신호

고통스러운 인내의 시간을 견뎌내자 3개월 차부터 변화의 싹이 트기 시작했다. 어느 날 강○○ 님이 외출 후 돌아왔는데, 자신이 문을 몇 번 확인했는지조차 기억나지 않을 정도로 무심하게 나왔다는 사실을 깨달았다. 예전 같으면 불안해서 다시 집에 갔겠지만, 그날은 그냥 친구를 만나 커피를 마셨다. 그리고 집에 돌아왔을 때, 집은 불타지 않았고 도둑도 들지 않았다. 아무 일도 일어나지 않았다는 평범한 사실이 그녀에게는 기적 같은 깨달음으로 다가왔다.

확인하지 않아도 안전하다는 데이터가 뇌에 쌓이기 시작하자, 강박 사고는 힘을 잃었다. '문을 잠갔나?' 하는 생각이 들 때마다 그녀는 웃어넘길 수 있게 되었다. '아, 또 내 뇌가 장난을 치네. 속지 말아야지.' 생각을 적으로 여기고 싸우는 것이 아니라, 그저 지나가는 소음으로 치부할 수 있는 여유가 생겼다. 그녀는 비로소 현관문 앞에서 서성이는 시간이 줄어들었고, 그 시간을 자신을 꾸미고 약속 장소로 이동하는 즐거운 시간으로 채울 수 있게 되었다.

재발 방지의 노력과 현시점의 모습

치료를 종결한 지 1년이 지난 지금, 그녀는 더 이상 현관문 앞에서 씨름하지 않는다. 물론 아주 피곤하거나 스트레스를 많이 받는 날에는 문을 두세 번 당겨 보기도 하지만, 그것이 그녀의 일상을 방해하지는 않는다. 그녀는 재발 방지를 위해 나만의 외출 의식을 만들었다. 현관문을 나설 때 문을 잠그며 '잠김'이라고 소리 내어 말하고, 그 순간의 손끝 감각에 온전히 집중하는 것이다. 행위에 대한 명확한 기억을 심어 줌으로써 뇌의 의심을 사전에 차단하는 방법이다.

또한 그녀는 강박은 에너지가 고여서 생기는 병임을 알기에, 매일 30분씩 걷기 운동을 하며 뇌의 에너지를 순환시키는 것도 잊지 않는다. 집 안에만 갇혀 있던 그녀는 이제 문화센터에서 그림을 배우며 새로운 취미 생활을 즐기고 있다. 확인과 의심으로 낭비되던 뇌의 에너지를 창조적이고 생산적인 활동에 쓰게 되면서, 그녀의 삶은 예전보다 훨씬 풍요롭고 자유로워졌다.

예민한 뇌, 이제 괜찮습니다

사례 8: 머리가 맑지 않은 브레인 포그와 만성 피로

젖은 솜처럼 무거운 몸과 안갯속을 헤매는 뇌

10년 차 프리랜서 작가인 30대 정○○ 님에게 뇌는 생계수단이자 자부심이었다. 어느 날부턴가 머릿속에 짙은 안개가 낀 것 같은 멍한 상태가 지속되기 시작했다. 모니터 앞에 앉아 깜빡이는 커서를 바라보지만, 예전 같으면 10분이면 써 내려갔을 문장 하나를 완성하는 데 한 시간이 걸렸다. 더 심각한 것은 단어가 생각나지 않는 명명 실어증 증세였다. '냉장고'라는 단어가 떠오르지 않아 "그 차가운 거 있잖아"라고 말하거나, 방금 하려고 했던 말이 혀끝에서 맴돌기만 할 뿐 입 밖으로 나오지 않아 대화 도중 꿀 먹은 벙어리가 되기 일쑤였다.

그를 괴롭히는 것은 인지 기능 저하뿐만이 아니었다. 자고 일어나도 해소되지 않는 극심한 만성 피로는 그의 일상을 무너뜨렸다. 아침에 눈을 뜨면 몸이 마치 물먹은 솜처럼 무거워 침대에서 일어나는 것 자체가 고역이었다. 억지로 몸을 일으켜 책상에 앉아도 뇌가 부팅되지 않는 느낌, 마치 오래된 컴퓨터가 윙윙거리는 소음만 내며 화면을 띄우지 못하는 것 같은 답답함이 하루 종일 지속되었다. 오후가 되면 눈이 뻑뻑하고 머리가 지끈거려 견딜 수가 없었고, 커피를 서너 잔씩 마셔 가며 억지로 뇌를 깨워 보려 했지만 심장만 두근거릴 뿐 머리는 여전히 멍했다. 그는 자신이 벌써 치매에 걸린 것은 아닌지, 혹은 작가로서의 생명이 끝난 것은 아닌지 깊은 공포에 시달렸다.

뇌의 독소를 씻어 내는 6개월의 해독 프로그램

정○○ 님의 치료는 총 6개월간 진행되었다. 그의 증상은 뇌가 과열된 것을 넘어, 만성적인 염증 물질과 대사 노폐물이 뇌세포 사이에 축적되어 신경 신호 전달을 방해하는 담음 두통 및 뇌 염증 상태였다. 치료의 목표는 뇌로 가는 혈류를 개선하여 쓰레기를 치우고, 염증을 유발하는 장내 환경과 생활 습관을 교정하여 맑은 뇌 환경을 만드는 것이었다.

치료의 가장 근본이 되는 것은 한약 치료였다. 정○○ 님의 혀에는 두꺼운 백태가 끼어 있었고, 맥은 미끄러우면서도 힘이 없었다. 이는 한의학적으로 비장의 운화 기능이 떨어져 몸 안에 습하고 탁한 기운인 습담이 가득 찬 상태였다. 이를 해결하기 위해 반하백출천마탕을 기본으로 하여 뇌의 습기를 말리고 맑은 기운을 머리 위로 올려 주는 약재들을 가감하여 처방했다. 또한 뇌세포의 염증을 억제하고 항산화 작용을 하는 강황과 천마 등의 약재를 고농도로 농축하여 사용했다. 이 한약은 단순히 기운을 북돋는 보약이 아니라, 뇌혈관 장벽을 통과하여 뇌 속에 쌓인 미세 염증을 청소하고 신경세포를 보호하는 뇌 청소부 역할을 했다.

침치료는 주 2회 시행되었는데, 뇌로 가는 혈류량을 늘리는 데 집중했다. 뒷목의 풍지혈, 어깨의 견정혈, 머리의 백회혈과 태양혈에 침을 놓고

 예민한 뇌, 이제 괜찮습니다

전기 자극을 주었다. 침을 맞는 20분 동안은 뇌 휴식 명상 치료가 병행되었다. 정○○ 님의 뇌는 작동을 멈추지 못하고 계속 헛도는 상태였기에, 의도적으로 뇌의 전원을 끄는 훈련이 필요했다. 헤드폰을 통해 들려오는 빗소리나 파도 소리와 함께, 머릿속의 생각들을 흐르는 물에 흘려보내는 시각화 명상을 유도했다. 침 자극이 뇌 혈류를 물리적으로 개선하는 동안, 명상은 뇌파를 안정된 알파파 상태로 유도하여 뇌가 스스로 회복할 수 있는 틈을 만들어 주었다.

브레인 포그 환자들은 대부분 거북목과 굽은 등을 가지고 있다. 정○○ 님 역시 오랜 작가 생활로 인해 목과 어깨가 심하게 굽어 있었고, 이는 뇌로 가는 혈관과 림프관을 압박하여 노폐물 배출을 막는 주원인이었다. 이를 해결하기 위해 추나 요법으로 경추와 흉추의 정렬을 바로잡아 뇌 척수액의 순환 통로를 확보했다. 또한 딱딱하게 굳은 목 주변 근육과 근막에 소염 작용이 뛰어난 봉약침과 자하거 약침을 주입하여 염증을 제거하고 조직을 부드럽게 만들었다.

정○○ 님의 불안과 강박을 해소하기 위해 EFT 치료도 매주 진행되었다. 그는 글이 써지지 않는다는 것에 대한 공포와 자책감이 심했다. "비록 나는 머리가 멍하고 바보가 된 것 같아 두렵지만, 이런 나 자신을 깊이 이해하고 사랑합니다." 그는 이 말을 반복하며 타점을 두드렸다. 자신이 무능력해서가 아니라 뇌가 지쳐서 파업을 한 것임을 인정하고, 조급해하는 마음을 내려놓는 과정이었다. EFT는 스트레스로 인해 발생하는 코르티솔 수치를 낮추어 뇌의 염증 반응을 억제하는 데에도 기여했다.

이 외에 정○○ 님에게 특이적으로 적용된 것은 뇌 해독 식단 요법이었다. 뇌 염증을 유발하는 가장 큰 원인인 밀가루(글루텐), 설탕, 가공식품을 철저히 제한하고, 뇌에 좋은 지방인 오메가3와 항산화 물질이 풍부한 채소 위주의 식단을 처방했다. 이는 치료라기보다는 생활 습관을 뜯어고치는 훈련에 가까웠지만, 브레인 포그를 걷어 내기 위해 반드시 선행되어야 할 필수 조건이었다.

명현 반응을 무서워하지 말자

치료 시작 한 달 무렵, 정○○ 님는 명현 반응이라 불리는 치유의 위기를 겪었다. 한약을 복용하고 식단을 조절하면서 몸 안의 독소가 배출되는 과정에서 오히려 머리가 더 아프고, 피부에 뾰루지가 올라오며, 견딜 수 없는 무기력감이 찾아온 것이다. 특히 탄수화물과 카페인을 끊으면서 찾아온 금단 증상은 그를 예민하게 만들었다. 글을 써야 하는데 머리가 안 돌아간다며 짜증을 내기도 했다.

이 시기는 뇌가 새로운 에너지원과 균형에 적응하기 위해 몸부림치는 과도기였다. 우리는 정 ○○ 님에게 이것이 뇌가 깨어나는 과정에서 겪는 일시적인 혼란임을 설명하고, 무리하게 글을 쓰려 하지 말고 뇌에게 완전한 휴가를 줄 것을 권유했다. 글을 쓰지 못하는 불안감을 달래기 위해 가벼운 산책과 족욕을 숙제로 내주었고, 그가 스스로를 다그치지 않도록 끊임없이 지지하고 격려했다.

예민한 뇌, 이제 괜찮습니다

고통스러운 한 달 반이 지나고 3개월 차에 접어들자, 짙은 안개가 걷히듯 시야가 맑아지는 경험을 했다. 어느 날 아침, 정○○ 님는 눈을 뜨자마자 머릿속에 문장 하나가 선명하게 떠오르는 것을 느꼈다. 침대에서 일어나는데 몸이 깃털처럼 가벼웠다. 책상에 앉아 키보드에 손을 올리자 막혀 있던 댐이 터지듯 글이 술술 써졌다. 단어가 생각나지 않아 멈칫거리는 일이 사라졌고, 대화 중에 상대방의 말귀를 못 알아듣던 증상도 없어졌다.

그는 진료실에서 눈물을 글썽이며 말했다. "원장님, 다시 제 머리로 돌아온 것 같아요. 아니, 예전보다 더 맑고 예리해진 기분이에요." 뇌가 맑아지자 의욕도 되살아났다. 세상이 다시 다채로운 색깔로 보이기 시작했고, 글을 쓰는 것이 고통이 아니라 기쁨이 되었다. 그는 자신이 겪었던 브레인 포그가 뇌가 멈추라는 신호를 보냈던 것임을 깨닫고, 그 신호를 무시하고 혹사시켰던 지난날을 반성하며 자신의 뇌에게 고마움과 미안함을 동시에 느꼈다.

재발 방지의 노력과 현시점의 모습

치료를 마친 지 1년이 지난 지금, 정○○ 님은 왕성하게 집필 활동을 이어 가고 있다. 하지만 예전과는 일하는 방식이 완전히 달라졌다. 그는

50분 일하면 반드시 10분은 스트레칭을 하거나 창밖을 보며 뇌를 쉬게 한다. 마감이 급해도 밤을 새우는 일은 절대 하지 않으며, 하루 7시간의 수면 시간은 무슨 일이 있어도 사수한다.

그는 재발 방지를 위해 식단 관리에 철저하다. 밀가루와 설탕이 뇌를 녹슬게 한다는 것을 뼈저리게 느꼈기에, 건강한 자연식 위주의 식사를 유지하고 있다. 또한 뇌의 림프 순환을 돕기 위해 매일 아침 20분씩 요가를 하며 하루를 시작한다. 브레인 포그라는 긴 터널을 통과한 그는, 맑은 뇌를 유지하는 것이 작가로서의 생명력을 지키는 길임을 누구보다 잘 알고 있다. 그는 이제 자신의 예민함을 뇌가 보내는 섬세한 신호로 받아들이며, 뇌와 타협하고 공존하는 지혜로운 삶을 살아가고 있다.

사례 9: 아무 이상 없다는데 계속 어지러운 환자

매일 푹신한 스펀지 위를 걷는 기분

은퇴 후 여유로운 노년을 꿈꾸던 60대 남성 오○○ 님에게 세상은 더 이상 단단한 대지가 아니었다. 그의 표현을 빌리자면, 그는 매일 푹신한 스펀지 위를 걷는 기분이었다. 아침에 침대에서 일어나 발을 디디는 순간부터 발바닥에 닿는 감각이 먹먹하고 허공에 붕 뜬 듯한 부유감이 찾아왔다. 평지를 걷고 있는데도 마치 출렁이는 배 갑판 위에 서 있는 것처럼 몸이 좌우로 기우뚱거렸고, 엘리베이터를 탔을 때 바닥이 훅 꺼지는 듯한 울렁거림이 수시로 그를 괴롭혔다. 세상이 빙글빙글 도는 회전성 어지럼증은 아니었지만, 몸의 중심을 잡을 수 없다는 불확실한 감각은 그에게 극심한 공포를 안겨 주었다.

그는 이비인후과, 신경과, 대학병원을 전전하며 뇌 MRI와 전정 기능 검사를 모두 받아 보았지만, 돌아오는 대답은 귀와 뇌에는 아무런 이상이 없다는 허무한 결과뿐이었다. 아무런 이상이 없다는 말은 그에게 사형 선고와도 같았다. 멀쩡한 몸을 가지고도 그는 혼자서는 집 앞 산책조차 나갈 수 없는 처지가 되었다. 걷다가 쓰러져 뇌진탕이라도 걸릴까 봐 지팡이 없이는 한 걸음도 떼지 못했고, 외출할 때는 아내의 팔을 생명 줄처럼 꽉 붙잡고 땅만 보고 걸어야 했다. 은퇴 후 즐기려던 등산과 여행은 꿈도 꿀 수 없게 되었고, 활동 반경이 거실과 안방으로 좁혀지자 우울감과 무기력증이 그를 덮쳤다. 그의 뇌는 중력이라는 기본적인 물리 법칙조차 신뢰하지 못하고, 끊임없이 넘어질지 모른다는 경보를 울리는 과부하 상태에 빠져 있었다.

흔들리는 뇌의 중심을 잡는 6개월의 균형 회복

오○○ 님의 치료는 총 6개월간 진행되었다. 그의 증상은 귀의 전정 기관 자체는 정상이지만, 자율신경실조로 인해 균형 신호를 처리하는 뇌의 소프트웨어가 과민해지고 불안과 결합하여 발생한 심인성 어지럼증이었다. 치료의 목표는 과민해진 전정 신경계를 진정시키고, 하체로 기운을 내려 땅에 뿌리를 박는 힘을 기르는 것이었다.

치료의 가장 굵은 줄기는 한약 치료였다. 오○○ 님의 맥은 붕 뜬 듯하면서도 힘이 없는 부맥이었고, 하체는 차가운데 얼굴로만 열이 오르는 상열하한의 전형을 보였다. 이는 한의학적으로 신장의 양기가 부족하여 뇌수를 채워 주지 못하고, 몸 안의 수액 대사가 원활하지 않아 생긴 담음이 머리를 어지럽히는 신허담훈의 상태였다. 이를 치료하기 위해 반하백출천마탕과 영계출감탕을 합방하여 처방했다. 반하와 천마는 뇌의 어지럼증을 유발하는 탁한 기운인 담음을 제거하고, 계지와 복령은 림프 순환을 돕고 귀 주변의 혈류를 개선하여 평형 감각을 또렷하게 만드는 역할을 했다. 이 한약은 뇌가 느끼는 막연한 부유감을 없애고 머리를 맑게 하는 청량제이자, 하체를 단단하게 만드는 보강제였다.

침치료는 주 2회 시행되었으며, 뇌의 평형 감각을 재조정하는 데 집중했다. 귀 주변의 청궁, 이문혈과 목 뒤의 풍지혈, 그리고 머리의 백회혈에 침을 놓고 전기 자극을 주어 전정 신경핵을 안정시켰다. 침을 맞는 20분 동안은 명상 치료가 병행되었다. 오○○ 님은 침대에 누워 헤드폰에서 들려오는 가이드에 따라 상상을 했다. 자신의 발바닥에서 튼튼한 뿌리가 자라나 땅속 깊은 곳으로 파고들고, 대지의 묵직한 에너지가 다리를 타고 올라와 몸을 단단하게 고정해 주는 시각화 훈련이었다. 침 자극이 신경계의 과민성을 낮추는 동안, 명상은 뇌에게 내 몸은 땅과 단단히 연결되어 있어 안전하다는 인지적 확신을 심어 주었다.

어지럼증 환자들은 균형을 잡기 위해 무의식적으로 목과 어깨에 과도한 힘을 준다. 오○○ 님 역시 목빗근과 후두하근이 돌처럼 굳어 있었는데, 이는 고유 수용성 감각을 교란시켜 어지럼증을 악화시키는 주범이었다. 이를 해결하기 위해 추나 요법으로 틀어진 경추 1번과 2번을 교정하고, 굳은 근육에 약침을 주입하여 즉각적인 이완을 유도했다. 목이 부드러워지자 머리로 가는 혈류가 개선되면서 눈앞이 환해지는 효과가 나타났다. 복부에는 뜸치료를 시행했다. 오○○ 님는 소화가 안 되면 어지럼증이 더 심해지는 경향이 있었는데, 뜸을 떠서 위장 기능을 돕고 하복부를 따뜻하게 하여 기운을 아래로 끌어내렸다. 이는 머리는 차갑고 발은 따뜻하게 하는 두한족열의 원리를 실현하여 뇌의 열기를 식히는 데 결정적인 역할을 했다.

4개월 차에 접어들자, 오○○ 님의 뇌는 안정을 되찾기 시작했다. 증상 자체가 완전히 사라진 것은 아니었지만, 어지럼증을 재난 경보가 아닌, 잠시 쉬어 가라는 신호로 받아들이게 되자 뇌의 과민성은 급격히 떨어졌다. 그는 이제 지팡이 없이도 아내와 함께 공원을 산책할 수 있게 되었고, 버스를 타고 옆 동네 시장에 다녀오는 모험도 즐기게 되었다. 땅이 단단하게 나를 받쳐 주고 있다는 당연한 사실이 그에게는 기적 같은 감사함으로 다가왔다.

재발 방지의 노력과 현시점의 모습

치료를 종료한 지 1년이 지난 지금, 오○○ 님은 다시 등산화 끈을 매고 있다. 물론 높은 산은 아니지만, 동네 뒷산을 오르며 흙을 밟는 기쁨을 만끽하고 있다. 또한 그는 시각적 과부하를 피하기 위해 피곤할 때는 스마트폰을 멀리하고, 눈을 감고 쉬는 습관을 들였다. 어지럼증이 살짝 느껴질 때는 즉시 하던 일을 멈추고 복식 호흡을 하며 뇌의 흥분을 가라앉힌다. 오○○ 님은 어지럼증이라는 불청객을 통해 자신의 몸과 대화하는 법을 배웠다. 흔들리는 세상 속에서도 중심을 잡을 수 있는 힘은 결국 내 안에 있다는 것을 깨달은 그는, 이제 더 이상 땅을 두려워하지 않고 당당하게 두 발로 대지를 딛고 서 있다.

사례 10: 여러 병원을 전전했던 만성 소화 불량 및 통증 환자

증상이 너무 많아서 다 말할 수도 없어요

50대 주부 최○○ 님에게 식사 시간은 즐거움이 아니라 공포 그 자체였다. 숟가락을 들기 전부터 명치 끝이 꽉 막혀 오는 느낌이 들었고, 밥 한 술을 입에 넣으면 마치 모래알을 씹는 것처럼 깔깔했다. 억지로 음식을 삼키면 그 음식물은 위장으로 내려가 소화되는 것이 아니라, 그대로 돌덩이가 되어 뱃속에 턱 하니 걸려 있는 듯했다. 식후 30분이 지나면 어김없이 배가 풍선처럼 부풀어 오르는 복부 팽만감이 찾아왔고, 명치부터 목구멍까지 치밀어 오르는 뜨거운 신물과 트림 때문에 밤잠을 설치기 일쑤였다. 그녀의 배를 만져 보면 마치 판자를 깔아 놓은 것처럼 딱딱했고, 손발은 한여름에도 수면 양말을 신어야 할 정도로 얼음장 같았다.

더욱 그녀를 괴롭히는 것은 소화 불량과 함께 찾아오는 원인 모를 전신 통증이었다. 등이 찢어질 듯이 아프고 어깨에는 항상 곰 세 마리가 앉아 있는 듯한 무거움이 느껴졌다. 두통은 일상이 되어 진통제를 달고 살았고, 아침에 일어나면 온몸이 두들겨 맞은 듯 욱신거려 침대에서 내려오는 데만 한참이 걸렸다. 그녀는 이 고통의 원인을 찾기 위해 내과, 정형외과, 신경과, 대학병원까지 안 가 본 곳이 없었다. 위내시경, 대장내시경, 복부 CT, MRI까지 온갖 검사를 다 해 보았지만, 돌아오는 대답은 한결같았다. "위염이 조금 있지만 깨끗합니다. 신경성입니다. 마음을 편하게 가지세요." 아무 이상이 없다는 의사의 말은 그녀에게 안도가 아닌 절망이었다. 나는 이렇게 아파서 죽을 것 같은데 아무 이상이 없다니, 꾀병 환자가 된 것 같은 억울함과 아무도 내 고통을 알아주지 않는다는 고립감이 그녀를 갉아먹고 있었다. 그녀의 뇌는 24시간 내내 뱃속의 불쾌한 감각에 초집중하며 미세한 자극조차 통증으로 증폭시키는 과민 상태에 빠져 있었다.

자율신경실조로 인한 복합증후군

최○○ 님의 치료는 총 6개월간 진행되었다. 그녀의 증상은 단순한 위장병이 아니라, 오랜 기간 누적된 스트레스로 인해 교감신경이 과항진되고 부교감신경이 마비된 자율신경 실조가 위장관과 근골격계로 동시에 나타난 복합 증후군이었다. 따라서 치료의 목표는 멈춰 버린 위장의 엔진을 다시 돌리고, 전신의 긴장을 풀어 혈류를 순환시키는 데 두었다.

치료의 가장 깊은 뿌리가 되는 것은 한약 치료였다. 최○○ 님의 맥은 가늘고 깊었으며, 혀에는 백태가 두껍게 껴 있었다. 이는 한의학적으로 비위의 기능이 차가워져 습담이라는 노폐물이 쌓인 한습 위체 상태였다. 이를 해결하기 위해 인삼, 백출, 건강과 같이 속을 따뜻하게 데우고 기운을 북돋아 주는 약재를 기본으로 하되, 꽉 막힌 기운을 뚫어 주는 향부자, 오약 등의 이기제를 첨가한 맞춤 한약을 처방했다. 이 한약은 단순히 소화를 돕는 소화제가 아니라, 꺼져 가는 보일러의 불씨를 되살려 위장관의 운동성을 회복시키고 전신의 체온을 높이는 자율신경 조절제 역할을 했다.

예민한 뇌, 이제 괜찮습니다

침치료는 주 2회 시행되었는데, 최○○ 님 역시 침을 맞는 20분 동안 특화된 치료 명상을 병행했다. 배꼽 주변의 천추혈, 중완혈과 다리의 족삼리혈에 침을 놓고 전기 자극을 주는 동안, 그녀는 이어폰을 통해 몸의 이완을 유도하는 명상 가이드를 들었다. 따뜻한 햇살이 뱃속으로 들어와 딱딱한 돌덩이를 녹이는 상상을 유도하거나, 호흡을 내뱉을 때마다 몸의 긴장이 바닥으로 스며드는 것을 느끼게 하는 내용이었다. 침 자극이 미주신경을 물리적으로 깨우는 동안, 명상은 뇌가 통증 신호 대신 편안함의 신호에 집중하게 만드는 인지적 진통제 역할을 했다. 이 시간 동안 그녀는 종종 코를 골며 깊은 잠에 빠지곤 했는데, 이는 교감신경의 스위치가 꺼지고 부교감신경이 작동하기 시작했다는 긍정적인 신호였다.

이와 함께 만성적인 근육 통증을 해결하기 위해 약침 치료와 추나 요법이 적용되었다. 최○○ 님의 등 통증은 위장의 문제로 인한 연관통이었다. 내장기관이 좋지 않으면 그와 연결된 척추 분절의 신경이 자극을 받아 등 근육을 긴장시키기 때문이다. 굳어 있는 흉추 주변의 근육과 경결점에 순수 한약재에서 추출한 중성어혈 약침을 주입하여 염증을 제거하고 근육을 부드럽게 풀어 주었다. 또한 추나 요법을 통해 굽어 있는 등을 펴고 틀어진 흉추 5번에서 9번 사이의 정렬을 바로잡았다. 척추가 펴지자 눌려 있던 자율신경절이 해방되면서 위장으로 가는 신경 신호가 원활해졌고, 꽉 막혀 있던 명치가 뚫리는 듯한 시원함을 느끼게 되었다.

마지막으로 그녀의 마음속 응어리를 풀기 위한 EFT 치료가 매주 진행되었다. 상담 결과 그녀는 시댁 갈등과 남편의 무관심으로 인한 깊은 화병을 앓고 있었다. 소화가 안 되는 것이 아니라, 상황을 소화시킬 수 없었던 것이다. 꼴 보기 싫은 사람, 억울했던 기억을 떠올리며 "비록 나는 남편이 미워 죽겠지만, 이런 내 마음을 인정하고 받아들입니다"라고 말하며 타점을 두드렸다. 타점을 두드리며 엉엉 소리 내어 울기도 하고, 가슴속에 담아 두었던 욕을 뱉어 내기도 했다. EFT는 억압되어 신체화 증상으로 변질된 감정 에너지를 밖으로 배출시키는 배수구 역할을 했다. 감정이 해소되자 위장을 쥐어짜고 있던 긴장의 끈도 함께 느슨해졌다.

포기하지만 않는다면 고칠 수 있다

치료 시작 2개월 차, 명현 현상이라 불리는 치유의 위기가 찾아왔다. 몸이 회복되려는 반작용으로 증상이 일시적으로 요동친 것이다. 한약을 복용하고 뜸을 뜨면서 위장이 움직이기 시작하자, 뱃속에 쌓여 있던 가스가 팽창하면서 오히려 복부 팽만감이 더 심해지고 방귀가 쉴 새 없이 나왔다. 또한 굳어 있던 감각이 되살아나면서 둔했던 통증이 더 예리하게 느껴지기도 했다.

이것은 얼어 있던 땅이 녹으면서 질척거리는 진흙탕이 되는 과정과 같았다. 환자에게 지금 나타나는 증상은 몸이 나빠지는 것이 아니라, 멈춰 있던 공장이 다시 돌아가면서 굴뚝에서 연기가 나고 기계 소음이 나는 것과 같은 긍정적인 신호임을 이해시키는 과정이 필요했다. 더 큰 난관은 그녀의 뿌리 깊은 불신이었다. 수많은 병원을 전전하며 실망만 반복했던 탓에, 조금만 차도가 더뎌도 치료를 중단하고 다른 곳을 찾아보려는 '닥터

예민한 뇌, 이제 괜찮습니다

쇼핑'의 습관이 도지려 했다. 의료진은 매번 그녀의 불안을 공감해 주고, 뇌파 검사와 체열 검사 데이터를 보여 주며 몸이 아주 조금씩이지만 확실하게 변하고 있음을 객관적으로 확인시켜 주어야 했다.

하루 동안 긴장했던 자율신경을 이완시키기

3개월이 지나자 진흙탕이 마르고 단단한 땅이 드러나기 시작했다. 손발이 따뜻해지고 잠을 깊게 자게 되면서 아침에 일어날 때의 몸무게가 가벼워졌다. 가장 큰 변화는 그녀의 태도였다. 예전에는 배가 조금만 아파도 큰 병이 아닐까 공포에 떨었지만, 스스로를 안심시킬 수 있게 되었다. 통증을 재난이 아닌 신호로 받아들이게 된 것이다. 그녀는 자신이 겪었던 고통이 결국 '내 마음이 몸으로 보낸 구조 신호'였음을 깨닫고, 아픈 배를 원망하는 대신 따뜻한 손길로 쓰다듬으며 "미안하다, 고생했다"라고 말해 줄 수 있는 여유를 갖게 되었다.

현재 치료를 종료한 지 1년이 지났지만 최○○ 님의 소화 기능은 양호하게 유지되고 있다. 그녀는 재발 방지를 위해 철저한 식습관 관리와 마인드 컨트롤을 실천 중이다. 찬물은 절대 마시지 않고 항상 미지근한 물을 마시며, 식사할 때는 30번 이상 꼭꼭 씹어 먹는 저작 운동을 통해 뇌를 자극하고 위장의 부담을 줄인다.

그녀는 이제 병원을 전전하는 환자가 아니라, 자신의 몸과 마음을 돌볼 줄 아는 진정한 치유자가 되어 건강한 삶을 누리고 있다.

사례 11: 손이 떨려 찻잔을 들 수 없는 본태성 진전증

덜그럭거리는 찻잔 소리에 무너지는 자존심

중소기업 임원인 50대 남성의 환자분 케이스이다. 그 환자분에게 비즈니스 미팅은 전쟁터와 다름없었다. 거래처 사람들과 마주 앉아 차를 마시는 그 평범한 순간이 그에게는 식은땀이 흐르는 공포의 시간이었다. 찻잔을 들어 입으로 가져가는 그 짧은 거리 동안, 그의 오른손은 자신의 의지와는 상관없이 요동쳤다. 덜그럭, 덜그럭. 찻잔과 받침이 부딪히며 내는 맑은 파열음은 조용한 회의실의 정적을 깨뜨렸고, 그 소리는 마치 그의 무능함을 알리는 경종처럼 느껴졌다. 그는 황급히 왼손으로 오른 손목을 받쳐 들었지만, 떨림은 멈추지 않고 오히려 어깨와 머리까지 타고 올라와 온몸을 진동시켰다.

결재 서류에 서명할 때도 마찬가지였다. 부하 직원들이 보는 앞에서 펜을 잡은 손이 제멋대로 춤을 추면, 이름 석 자는 알아볼 수 없는 지렁이 같은 선으로 변해 버렸다. 그는 자신의 손이 고장 난 기계 같다고 생각했다. 술을 한 잔 마시면 떨림이 잠시 멈추는 듯했지만, 술기운이 떨어지면 진동은 더 강력한 리바운드로 돌아왔다. 남들은 그를 보고 긴장해서 그렇다고 위로했지만, 정작 그는 편안한 집에서 혼자 밥을 먹을 때조차 숟가락을 떨며 국물을 흘려야 했다. 그의 뇌 속에 있는 운동 조절 센터는 미세한 움직임을 통제하는 능력을 상실한 채, 과도한 전기 신호를 끊임없이 손끝으로 내보내고 있었다.

떨림의 파동을 잠재우는 6개월의 정밀 튜닝

김○○ 님의 치료는 총 6개월간 진행되었다. 본태성 진전증은 뇌의 소뇌와 시상, 기저핵을 잇는 운동 회로가 과민해져 발생하는 질환이기에, 치료의 목표는 과열된 신경계의 흥분을 가라앉히고 정교한 운동 조절 능력을 회복하는 데 두었다.

치료의 가장 근본이 되는 것은 한약 치료였다. 김○○ 님의 맥은 현맥으로 팽팽했고, 혀는 붉고 건조하여 체내의 진액이 말라 있는 상태였다. 한의학적으로는 간신음허로 인해 풍이 동하는 상태, 즉 나무에 물이 부족해 바짝 마른 가지가 바람에 쉽게 흔들리는 형국이었다. 이를 해결하기 위해 대정풍주를 기본으로 하여 간과 신장의 음액을 보충하고 떨림을 멈추게 하는 천마, 조구등, 백강잠 등의 약재를 가미한 맞춤 한약을 처방했다. 이 한약은 뇌신경에 영양을 공급하여 신경세포의 과도한 전기적 방전을 막고, 근육의 긴장도를 낮추는 천연 신경 안정제 역할을 했다.

침치료는 주 2회 시행되었으며, 뇌의 운동 영역과 연결된 두피의 운동구와 평형구에 침을 놓는 두침 요법을 중심으로 진행했다. 또한 손과 팔의 떨림을 제어하기 위해 곡지, 수삼리, 합곡 등의 경혈에 전침을 연결하여 일정한 주파수의 자극을 주었다. 침을 맞는 20분 동안은 떨림 환자를 위한 이완 명상 치료가 병행되었다. 김○○ 님은 헤드폰을 통해 자신의 팔이 무겁고 따뜻하게 바닥으로 가라앉는다는 암시를 들으며, 뇌가 보내는 잘못된 운동 신호 대신 편안한 이완 신호에 집중하는 훈련을 했다. 침 자극이 신경계의 물리적 흥분을 낮추는 동안, 명상은 뇌의 소프트웨어를 차분하게 재설정하는 역할을 했다.

떨림은 뒷목과 어깨의 긴장과 밀접한 관련이 있다. 경추가 틀어지거나 주변 근육이 굳으면 뇌로 가는 신경 전달이 방해받아 증상이 악화된다. 이를 해결하기 위해 추나 요법으로 경추의 정렬을 바로잡고, 굳어 있는 승모 근과 판상근에 약침 치료를 시행했다. 근육이 이완되자 신경 압박이 해소되면서 손끝으로 전달되는 미세한 진동이 줄어드는 효과가 나타났다.

작은 성공경험을 쌓아 나가는 것이 중요하다

치료 3개월 차, 지인의 결혼식에 참석했다가 축의금 봉투에 이름을 쓰는데 손이 심하게 떨려 글씨가 엉망이 된 사건이 있었다. 이는 뇌가 학습된 무기력에 빠져 변화를 거부하는 저항의 시기였다. 특정 상황(글씨 쓰기)과 공포 반응이 너무나 강력하게 결합되어 있어, 작은 실패에도 전체가 무너지는 것처럼 느끼는 것이다. 우리는 이것이 치료의 실패가 아니라, 아직 뇌의 근육이 충분히 단단해지지 않은 상태에서 무거운 역기를 든 것과 같다고 설명했다. 그리고 글씨 쓰기라는 고난도 과제보다는 숟가락 들기, 물 마시기 같은 일상적인 동작에서의 성공 경험을 먼저 쌓아 가도록 훈련 목표를 세분화하여 그의 좌절감을 달래 주었다.

     예민한 뇌, 이제 괜찮습니다

위기를 넘기고 꾸준히 치료를 이어 가자 4개월 차부터 변화는 손끝에서부터 찾아왔다. 어느 날 저녁 식사 자리에서 김○○ 님은 국그릇을 들고 국물을 한 방울도 흘리지 않고 마시는 자신을 발견했다. 아주 사소한 일이었지만, 그에게는 기적과도 같은 순간이었다. 예전에는 덜덜 떨리는 손을 보며 한숨만 쉬었지만, 이제는 손이 떨려도 심호흡을 한 번 하고 나면 진동이 잦아드는 것을 느낄 수 있었다.

그는 진료실에서 옅은 미소를 지으며 말했다. "완벽하게 멈추지는 않았습니다. 하지만 예전처럼 손이 제멋대로 날뛰지는 않아요. 제가 달래면 말을 듣기 시작했습니다." 통제 불능의 상태에서 통제 가능한 상태로의 전환, 이것이 그가 얻은 가장 큰 수확이었다. 서류에 서명할 때도 예전처럼 도망치고 싶은 마음보다는, 조금 떨려도 괜찮다는 배짱이 생겼다.

재발 방지의 노력과 현시점의 모습

현재 그는 일상생활에 큰 지장 없이 직장 생활을 하고 있다. 중요한 미팅 전에는 미리 도착해 EFT를 하고, 카페인은 철저히 제한하는 등 자신만의 루틴을 지키고 있다. 그는 떨리는 손을 감추기보다 재활의 도구로 삼기로 했다.

최근에는 캘리그래피를 배우기 시작했다. 한 획 한 획을 긋는 행위는 고도의 집중력과 미세한 근육 조절을 요하는 최고의 뇌 훈련이다. 처음에는 선이 삐뚤빼뚤했지만, 지금은 제법 힘 있는 글씨를 쓸 수 있게 되었다. 떨리던 손이 펜 끝에 집중하며 고요해지는 그 몰입의 순간, 그는 자신의 뇌가 비로소 평온을 되찾았음을 느낀다.

사례 12: 24시간 멈추지 않는 뇌의 잡음, 이명과 뇌명

밤마다 울려 대는 이명으로 자살시도까지 있었던 환자분 케이스이다. 세상의 소음이 사라지는 순간, 그녀의 귀와 머릿속에서는 날카로운 고주파음이 삐- 하고 울려 퍼지기 시작했다. 처음에는 피곤해서 그러려니 했지만, 소리는 점점 커져 마치 머릿속에 거대한 매미 떼가 들어앉은 것 같기도 했고, 때로는 쇠를 긁는 듯한 기계음으로 변해 그녀를 괴롭혔다.

이명은 밤이 되면 괴물로 변했다. 잠을 자려고 누우면 소리는 더욱 선명해져 뇌를 뚫고 들어오는 듯했다. 소리에 집중하지 않으려고 발버둥 칠수록 소리는 더 크게 들려왔고, 결국 뜬눈으로 밤을 지새우는 날이 부지기수였다. 수면 부족은 그녀를 예민함의 극치로 몰고 갔다. 낮에는 멍해서 디자인 작업에 집중할 수 없었고, 사람들의 말소리가 웅웅거려 짜증이 치밀었다. 이비인후과, 신경과를 찾아가 청력 검사와 뇌 검사를 했지만 결과는 정상이었다. 원인을 알 수 없으니 치료법도 없다는 말에 그녀는 깊은 절망에 빠졌다. '남들에게는 들리지 않는 소리가 나를 미치게 만들고 있다. 이 소리는 영원히 멈추지 않을 것이다'라는 파국적인 생각이 뇌를 지배했고, 그녀는 점점 세상과 단절된 채 소리 지옥 속에 갇혀가고 있었다.

박○○ 님의 치료는 6개월간 진행되었다. 그녀의 이명과 뇌명은 귀의 문제가 아니라, 예민한 뇌가 의미 없는 청각 신호를 위험 신호로 오인하여 증폭시키는 중추 신경계의 과민 반응이었다. 치료의 목표는 소리를 없애는 것이 아니라, 뇌가 그 소리를 중요하지 않은 배경 소음으로 인식하게 만드는 뇌의 재배선이었다.

치료의 근본은 한약 치료였다. 박○○ 님은 신장의 기운이 선천적으로 약한 신허의 체질이었고, 과도한 스트레스로 인해 간의 화기가 귀로 치솟는 간화 이명 증상도 함께 가지고 있었다. 이를 위해 육미지황탕을 기본으로 하여 신장의 정미로운 에너지를 채워 주고, 시호와 치자 등을 더해 뇌의 열을 내리는 처방을 사용했다. 이 한약은 고갈된 뇌의 신경전달물질을 보충하고 청각 세포의 흥분도를 낮추어 소리에 대한 민감도를 떨어뜨리는 역할을 했다.

침치료는 주 2회 시행되었으며, 귀 주변의 청궁, 청회, 이문혈과 턱관절 주변의 협거혈에 자침하여 청각 신경 주변의 혈류를 개선했다. 침을 맞는 동안은 이명 환자를 위한 소리 명상 치료가 병행되었다. 빗소리나 파도 소리 같은 백색 소음을 배경으로 깔고, 이명 소리를 적이 아닌 내 몸의 일부로 받아들이는 수용 명상을 유도했다. 소리에 저항하지 않고 흘려보내는 연습을 통해 뇌의 편도체가 이명 소리에 대해 비상경보를 울리지 않도록 훈련했다.

이명 환자들은 대부분 턱관절과 목 근육의 긴장이 심하다. 박○○ 님 역시 스트레스를 받으면 이를 꽉 무는 습관이 있었고, 턱과 목이 뻣뻣하게 굳어 있었다. 약침 치료를 통해 턱관절 주변 교근과 흉쇄유돌근의 경결점을 풀어 주자, 귀 내부의 압력이 낮아지면서 소리가 부드러워지는 효과가 나타났다. 추나 요법으로 경추 1, 2번을 교정하여 뇌간으로 가는 신경 통로를 확보해 주었다. 또한 복부에는 뜸치료를 시행했다.

이명에 대한 공포와 분노를 다스리기 위해 매주 EFT 치료를 진행했다. 박○○ 님은 이 소리 때문에 내 인생은 망했다는 절망감에 빠져 있었다. "비록 삐 소리가 나를 미치게 만들지만, 나는 이런 내 귀와 뇌를 사랑합니다." 이명에 대한 부정적인 감정 에너지를 해소하자, 소리는 여전해도 그 소리가 주는 고통의 크기는 현저히 줄어들었다.

4개월 차에 나타난 변화

꾸준한 치료와 훈련 끝에 4개월 차가 되자 변화가 감지되었다. 어느 날 박○○ 님은 친구와 수다를 떨다가 문득 지난 몇 시간 동안 이명 소리를 잊고 있었다는 사실을 깨달았다. 소리가 사라진 것은 아니었다. 집중해 보니 여전히 삐 소리가 들리고 있었다. 하지만 예전처럼 그 소리가 뇌를 찌르는 고통으로 다가오지 않았다. 마치 냉장고 돌아가는 소리처럼, 들리지만 신경 쓰이지 않는 배경음이 된 것이다.

"원장님, 소리가 들리긴 하는데 그냥 그러려니 해요. 잠도 잘 자고요." 그녀의 표정은 한결 편안해 보였다. 이명을 없애야 할 적이 아니라, 내 몸이 피곤할 때 보내는 신호등 정도로 받아들이게 되자 뇌의 긴장도가 뚝 떨어졌다. 소리에 대한 집착을 내려놓으니 뇌는 자연스럽게 다른 중요한 일상에 에너지를 쓰기 시작했다.

재발 방지의 노력과 현시점의 모습

현재 그녀는 이명과 평화롭게 공존하고 있다. 피곤하거나 스트레스를 받으면 소리가 커지지만, 그녀는 당황하지 않고 '오늘은 좀 쉬어야겠네'라며 일찍 잠자리에 든다. 그녀는 재발 방지를 위해 이어폰 사용을 자제하고, 잘 때는 머리맡에 아주 작은 볼륨으로 파도 소리를 틀어 놓아 뇌가 적막감을 느끼지 않도록 한다.

또한 카페인이 이명을 악화시킨다는 것을 알기에 커피 대신 국화차나 대추차를 즐겨 마신다. 그녀는 이명을 통해 자신의 몸을 돌보는 법을 배웠다. 멈추지 않는 소음은 그녀에게 멈추어 쉬라는 메시지였음을 깨달은 그녀는, 이제 소리 속에서도 고요한 자신만의 정원을 가꾸며 살아가고 있다.

사례 13: 악수하기가 두려운 손바닥 다한증

축축하게 젖어 버린 자신감

30대 초반의 영업사원 강○○ 님에게 비즈니스의 시작인 악수는 가장 피하고 싶은 형벌이었다. 거래처 미팅이 잡히면 그는 며칠 전부터 시뮬레이션을 돌리며 불안해했다. 미팅 장소에 도착해 문을 열고 들어가는 순간, 그의 뇌 속에 있는 편도체는 비상벨을 울렸고 그 신호는 즉시 손바닥에 있는 땀샘을 폭발시켰다. 에어컨이 시원하게 가동되는 실내임에도 불구하고 그의 손바닥에서는 마치 수도꼭지를 틀어 놓은 것처럼 땀이 솟구쳐 올랐다. 그는 바지 주머니 속에 항상 손수건을 두 개씩 넣고 다니며 수시로 손을 닦아 냈지만, 닦고 돌아서면 금세 다시 축축해지는 손 때문에 주머니 안은 늘 눅눅했다.

가장 끔찍한 순간은 상대방이 반갑다며 손을 내밀 때였다. 거절할 수도 없고, 그렇다고 물기 어린 손을 내밀 수도 없는 그 짧은 몇 초의 정적 동안 그의 등줄기에는 식은땀이 흘렀다. 억지로 손을 내밀어 악수할 때 상대방의 표정이 미묘하게 굳어지는 것을 감지하면, 그의 자존감은 바닥으로 추락했다. '이 손 때문에 내 첫인상은 망쳤어, 저 사람은 나를 축축하고 불쾌한 사람으로 기억할 거야'라는 생각이 뇌를 지배했다. 업무를 볼 때도 고통은 이어졌다. 키보드와 마우스는 항상 끈적거렸고, 중요한 서류에 결재 서명을 할 때면 종이가 땀에 젖어 쭈글쭈글해지거나 잉크가 번지기 일쑤였다. 그는 남들 몰래 장갑을 끼고 일하고 싶다는 충동을 수시로 느꼈다. 강○○ 님의 손은 단순히 땀이 많은 것이 아니라, 예민한 뇌가 보내는 불안과 긴장의 신호를 여과 없이 배출하는 통제 불능의 배수구와 같았다.

폭주하는 교감신경을 진정시키는 6개월의 쿨링

강○○ 님의 치료는 총 6개월간 진행되었다. 다한증은 단순히 땀샘의 문제가 아니라, 자율신경계 중 교감신경이 사소한 자극에도 과민하게 반응하여 항진되는 신경학적 오작동이다. 따라서 치료의 핵심은 땀구멍을 막는 것이 아니라, 뇌의 과열된 경보 시스템을 끄고 자율신경계의 균형을 회복하는 데 두었다.

치료의 가장 근본적인 토대는 한약 치료였다. 강○○ 님의 맥은 빠르고 힘이 넘치는 삭맥이었고, 평소 갈증을 자주 느끼며 성격이 급한 편이었다. 이는 한의학적으로 심장의 열이 성하여 진액을 밖으로 밀어내는 심화망동의 상태였다. 이를 다스리기 위해 황련, 황금 등 심장과 폐의 열을 식히는 약재를 주군으로 하고, 모려와 용골처럼 들뜬 기운을 가라앉히고 땀을 수렴하는 약재를 배합한 시호가용골모려탕 가감방을 처방했다. 이 한약은 뇌의 과도한 흥분을 진정시켜 교감신경의 스위치를 끄고, 체내의 수분 대사를 조절하여 불필요한 땀 배출을 억제하는 역할을 했다.

침치료는 주 2회 시행되었는데, 교감신경절이 위치한 척추 주변과 손과 연결된 경락을 중점적으로 자극했다. 특히 마음을 안정시키는 손목의

예민한 뇌, 이제 괜찮습니다

신문혈과 땀을 조절하는 합곡, 부류혈에 자침했다. 침을 맞는 20분 동안은 자율신경 조절을 위한 이완 명상 치료가 병행되었다. 강○○ 님은 이어폰을 통해 시원한 얼음물에 손을 담그고 있는 상상을 하거나, 뇌에서 시작된 시원한 바람이 팔을 타고 손끝으로 빠져나가는 시각화 명상을 수행했다. 침 자극이 신경계의 물리적 긴장을 해소하는 동안, 명상은 뇌에게 지금은 덥지도 않고 위험하지도 않다는 정보를 입력하여 발한 명령을 철회하도록 유도했다.

교감신경의 항진은 목과 어깨 근육의 긴장을 동반한다. 강○○ 님도 역시 거북목이 심했고 승모근이 돌처럼 굳어 있어, 이것이 자율신경절을 압박하고 있었다. 이를 해결하기 위해 추나 요법으로 경추와 흉추의 정렬을 바로잡아 신경 전달 통로를 확보했다. 또한 경추 주변의 굳은 근육인 판상근과 흉쇄유돌근에 소염 진통 효과가 있는 약침을 주입하여 즉각적으로 이완시켰다.

마지막으로 뇌의 자기 조절 능력을 키우기 위해 뉴로피드백 훈련을 진행했다. 뇌파 검사 결과 강○○ 님은 긴장 시 전두엽에서 과도한 하이 베타파가 발생했다. 훈련은 화면 속의 촛불을 뇌파로 조절하는 게임이었다. 그가 마음을 차분히 가라앉히고 교감신경을 억제하여 뇌파를 안정시키면 촛불이 고요하게 타올랐고, 긴장하거나 불안해하면 촛불이 요동치거나 꺼졌다. 이 훈련을 통해 그는 땀이 나려는 순간 뇌를 어떻게 써야 긴장을 멈출 수 있는지 감각적으로 체득하게 되었다.

치료는 계절에 영향을 받기도 한다

치료 2개월 차, 여름이 시작되면서 위기가 찾아왔다. 기온이 올라가고 습도가 높아지자 한약과 침치료로 호전되던 땀이 다시 폭발적으로 늘어난 것이다. 중요한 프레젠테이션 도중 레이저 포인터를 쥔 손에서 땀이 떨어지는 실수를 한 후, 그는 깊은 좌절감에 빠졌다. 이것은 외부 환경의 변화에 뇌가 적응하는 과정에서 겪는 일시적인 퇴행이었다. 우리는 그에게 수술은 보상성 다한증이라는 또 다른 부작용을 낳을 수 있음을 상기시키고, 지금 뇌는 체온 조절 능력을 훈련하는 중임을 설명했다. 날씨라는 변수에 뇌가 과민하게 반응하는 것은 당연하며, 이 고비를 넘기면 뇌는 더 강한 내성을 갖게 될 것이라고 격려했다. 또한 프레젠테이션과 같은 특수 상황에서는 미리 땀을 억제하는 방법을 알려 주며 심리적 안전망을 만들어 주었다.

감당할 수 있을 정도의 증상회복

무더위를 견디며 꾸준히 치료를 이어간 4개월 차, 강○○ 님은 변화를 체감했다. 여전히 땀은 났지만, 예전처럼 주체할 수 없이 흐르는 정도는 아니었다. 무엇보다 땀이 나도 당황하지 않게 되었다. 악수해야 할 상황이 오면 자연스럽게 "죄송합니다, 제가 손에 땀이 좀 많아서요"라고 양해를 구하고 옷에 쓱 닦은 뒤 손을 내밀 수 있는 여유가 생겼다.

예민한 뇌, 이제 괜찮습니다

놀라운 것은 그가 당당하게 나오자 상대방도 전혀 개의치 않는다는 사실이었다. '그동안 땀 자체가 문제가 아니라 땀을 들킬까 봐 전전긍긍하던 나의 불안이 나를 더 땀 흘리게 만들었구나'라는 깨달음이 왔다. 뇌가 땀을 위협적인 신호로 인식하지 않게 되자, 교감신경의 폭주는 눈에 띄게 줄어들었다. 그는 진료실에서 "이제 손수건을 하나만 가지고 다녀요"라고 말하며 웃었다. 그것은 단순한 위생용품이 줄어든 것이 아니라, 마음의 짐이 덜어졌다는 의미였다.

재발 방지의 노력과 현시점의 모습

치료를 마친 지 1년이 지난 지금, 강○○ 님의 손은 뽀송뽀송하다. 물론 긴장하면 땀이 배어 나오지만 금세 마른다. 그는 재발 방지를 위해 카페인 섭취를 엄격히 제한하고 있다. 커피 한 잔이 뇌의 교감신경을 켜는 스위치가 될 수 있음을 알기 때문이다. 대신 둥굴레차나 오미자차를 마시며 몸의 진액을 보충한다.

또한 그는 하루 10분씩 손끝 치기 운동과 복식 호흡을 하며 말초 혈액 순환을 돕고 자율신경의 균형을 맞추는 루틴을 지키고 있다. 강○○ 님은 이제 악수를 두려워하지 않는다. 그의 손은 여전히 따뜻하고 때로는 축축할 수 있지만, 그 손으로 거래처 사람들과 신뢰를 쌓고 동료들과 하이파이브를 하며 자신의 능력을 마음껏 펼치고 있다. 예민한 뇌가 보내던 홍수 경보는 해제되었고, 그는 이제 안전한 땅 위에서 단단하게 서 있다.

사례 14: 밤마다 다리가 저려 잠들지 못하는 하지불안증후군

혈관 속을 기어다니는 벌레들과의 사투

40대 가정주부 박○○ 님에게 침실은 고문실이나 다름없었다. 하루 종일 집안일과 육아에 시달리고 녹초가 되어 침대에 눕는 순간, 지옥문이 열렸다. 처음에는 종아리 깊은 곳에서 간질거리는 느낌으로 시작되었다. 마치 혈관 속에서 탄산 기포가 터지는 것 같기도 하고, 작은 벌레 수십 마리가 스멀스멀 기어다니는 것 같기도 한 그 묘한 불쾌감은 말로는 도저히 설명할 수 없는 고통이었다. 다리를 가만히 두고 있으면 그 감각은 점점 증폭되어 뼈를 갉아먹는 듯한 통증으로 변했다.

그녀는 미친 듯이 다리를 털고, 주무르고, 침대 밖으로 나와 거실을 서성거려야 했다. 움직이는 동안에는 거짓말처럼 증상이 사라졌지만, 다시 누우면 1분도 채 되지 않아 그 끔찍한 감각이 되살아났다. 남편은 옆에서 코를 골며 자는데, 혼자 어둠 속에서 다리를 두드리며 서성이는 밤이 몇 년째 계속되었다. 잠을 못 자니 낮에는 시체처럼 무기력했고, 사소한 일에도 아이들에게 짜증을 내기 일쑤였다. 영화관에 가서 2시간 동안 앉아 있는 것은 꿈도 꿀 수 없었고, 장거리 운전을 해야 하는 명절 귀성길은 그녀에게 공포 그 자체였다. 다리를 잘라 버리고 싶다는 극단적인 생각이 들 정도로, 그녀의 다리는 뇌의 통제권을 벗어나 제멋대로 날뛰는 야생마 같았다.

박○○ 님의 치료는 6개월간 진행되었다. 하지불안증후군은 다리의 문제가 아니라, 뇌의 도파민 시스템이 불안정해져 운동 조절 신호를 제대로 끄지 못하는 중추신경계의 질환이다. 치료의 목표는 부족한 도파민 기능을 회복시키고, 밤마다 폭주하는 교감신경을 진정시켜 뇌가 휴식 모드로 진입할 수 있도록 돕는 것이었다.

치료의 핵심은 한약 치료였다. 박○○ 님는 출산 후 기혈이 많이 소모된 상태였고, 안색이 창백하며 어지러움을 자주 느끼는 혈허 증상이 뚜렷했다. 한의학적으로 하지불안증후군은 간주근, 즉 간이 근육을 주관하는데 간의 혈이 부족하여 근육에 영양을 공급하지 못해 발생하는 경련과 떨림으로 본다. 이를 위해 작약감초탕을 기본으로 하여 간의 혈을 보충하는 사물탕을 합방하고, 근육의 긴장을 풀어 주는 모과와 위령선 등의 약재를 가미했다. 이 한약은 뇌 내 도파민 생성을 돕는 철분 흡수를 촉진하고, 근육으로 가는 혈류량을 늘려 신경 전달을 안정화하는 역할을 했다.

침치료는 주 2회 시행되었는데, 하지의 기혈 순환을 돕는 족삼리, 태충, 양릉천, 승산혈에 장침을 놓고 전기 자극을 주었다. 침을 맞는 20분 동안은 뇌 이완 명상 치료가 병행되었다. 박○○ 님은 헤드폰을 통해 들려오는 빗소리를 들으며, 다리의 불편한 감각이 빗물에 씻겨 내려가는 상상을 했다. 뇌가 다리에서 올라오는 감각 신호에 과도하게 집중하지 않고, 청각적 자극을 통해 주의를 분산시키는 훈련이었다. 침 자극이 근육의 물리적 긴장을 푸는 동안, 명상은 뇌의 감각 처리 필터를 재설정하여 미세한 감각을 고통으로 해석하지 않도록 도왔다.

다리의 감각 이상은 척추의 문제와도 연결되어 있었다. 박○○ 님은 요추의 전만이 심하고 골반이 틀어져 있어 하지로 가는 신경 흐름이 원활하지 않았다. 추나 요법을 통해 요추와 골반의 정렬을 바로잡고, 엉덩이 근육인 이상근과 중둔근에 약침을 주입하여 신경 압박을 해소했다. 구조적인 문제가 해결되자 다리로 내려가는 신경 전달이 매끄러워지면서 저릿한 느낌이 줄어들었다.

마지막으로 도파민 회로를 정상화하기 위해 뉴로피드백 훈련을 했다. 뇌파 검사 결과 그녀는 운동 피질 영역에서 불안정한 뇌파가 관찰되었다. 훈련은 화면 속의 걷는 사람을 뇌파로 조절하는 게임이었다. 다리에 힘을 빼고 뇌를 편안하게 이완시켜 SMR파(감각운동리듬)를 활성화하면 화면 속 인물이 부드럽게 걷고, 긴장하면 멈추거나 넘어졌다. 이 훈련을 통해 그녀는 다리에 힘을 주지 않고도 뇌를 통해 움직임을 제어하는 감각을 익혀 나갔다.

기적 같은 밤

박○○ 님은 기적 같은 밤을 맞이했다. 여느 때처럼 잠들기 전 다리가 꿈틀거리나 싶더니, 스트레칭을 한 번 하고 눕자 이내 잠잠해진 것이다. 그날 밤 그녀는 한 번도 깨지 않고 6시간을 잤다. 아침에 눈을 떴을 때, 다리가 가볍다는 것이 어떤 느낌인지 몇 년 만에 처음으로 느꼈다.

예민한 뇌, 이제 괜찮습니다

"원장님, 다리에 족쇄가 풀린 기분이에요. 이제 영화도 보러 갈 수 있을 것 같아요." 그녀의 얼굴에서 만성적인 피로감이 사라지고 생기가 돌았다. 뇌가 다리의 미세한 감각 신호를 더 이상 '비상사태'로 해석하지 않게 된 것이다. 도파민 밸브가 정상적으로 작동하기 시작하면서, 뇌는 밤이 되면 다리에게 '이제 쉬어라'는 정확한 명령을 내릴 수 있게 되었다.

재발 방지의 노력과 현시점의 모습

치료를 마친 지 1년이 지난 지금, 박○○ 님은 더 이상 밤을 두려워하지 않는다. 그녀는 재발 방지를 위해 철분제를 꾸준히 복용하고, 도파민 생성을 돕는 햇볕 쬐기와 걷기 운동을 매일 실천하고 있다.

또한 카페인과 알코올이 증상을 악화시킨다는 것을 알기에 철저히 금하고 있다. 그녀는 이제 가족들과 장거리 여행도 즐겁게 다녀온다. 제멋대로 날뛰던 다리를 달래고 통제할 수 있는 힘을 얻은 그녀는, 이제 편안한 밤과 활기찬 낮을 온전히 자신의 것으로 누리고 있다.

사례 15: 사고 트라우마로 운전대를 놓은 PTSD 환자

비 오는 고속도로의 악몽, 멈춰 버린 시간

30대 중반의 영업직 강○○ 님에게 운전은 밥벌이의 수단이자 유일한 취미였다. 탁 트인 도로를 달릴 때 느끼는 해방감을 사랑했던 그였지만, 그날 밤 이후 운전석은 그에게 세상에서 가장 좁고 공포스러운 감옥이 되어 버렸다. 6개월 전, 비 내리는 고속도로에서 발생한 3중 추돌 사고는 그의 뇌에 깊은 흉터를 남겼다. 빗길에 미끄러지며 돌진해 오던 트럭의 헤드라이트 불빛, 귀를 찢는 듯한 타이어의 마찰음, 그리고 쾅 하는 굉음과 함께 차체가 구겨지던 그 찰나의 순간이 뇌의 해마와 편도체에 고화질 영상처럼 박제되어 버린 것이다.

몸의 외상은 뼈가 붙고 살이 아물며 치료되었지만, 뇌의 상처는 시간이 갈수록 덧나기만 했다. 사고 이후 그는 운전대를 잡을 수 없었다. 운전석에 앉아 시동을 거는 순간, 엔진의 진동이 마치 사고 당시의 충격처럼 느껴져 심장이 미친 듯이 뛰고 손발이 마비되는 공황 발작이 찾아왔다. 단순히 운전을 못 하는 것에서 그치지 않았다. 조수석이나 뒷좌석에 타는 것조차 불가능했다. 택시를 타면 기사가 브레이크를 밟을 때마다 몸이 움찔거리며 식은땀이 흘렀고, 옆 차선에서 차가 조금만 가까이 붙어도 비명을 지르고 싶은 충동을 느꼈다.

일상생활에서도 트라우마의 파편들은 그를 괴롭혔다. 비 오는 날 젖은 아스팔트 냄새를 맡으면 구토감이 밀려왔고, 길가에서 들리는 급정거 소리나 경적 소리에도 소스라치게 놀라 주저앉곤 했다. 밤이 되면 고통은 더욱 심해졌다. 잠이 들면 어김없이 그날의 사고 현장으로 돌아가는 악몽을 꾸었다. 트럭이 자신을 덮치는 장면에서 비명을 지르며 깨어나면 온몸은 땀으로 젖어 있었고, 다시 잠들 수 없어 뜬눈으로 밤을 지새워야 했다. 그의 뇌는 사고가 이미 끝났음에도 불구하고, 여전히 그 비 오는 고속도로 위에 멈춰 서서 끊임없이 충돌하고 있는 상태였다. 그는 점차 집 밖으로 나가는 것을 두려워하게 되었고, 영업직 업무를 수행할 수 없어 휴직계를 내고 사회적으로 고립되어 갔다.

얼어붙은 공포 기억을 녹이는 6개월

강○○ 님의 치료는 총 6개월간 진행되었다. 외상 후 스트레스 장애(PTSD)는 뇌가 생명을 위협받는 경험을 처리하지 못하고, 그 기억을 현재 진행형의 공포로 저장해 둔 상태다. 치료의 목표는 편도체에 과도하게 결합된 공포 감정을 분리해 내고, 사고 기억을 과거의 사건으로 재정리하여 뇌를 현재의 안전한 시공간으로 되돌려 놓는 것이었다.

치료의 가장 단단한 방패가 되어 준 것은 한약 치료였다. 강○○ 님의 맥은 매우 빠르고 불규칙했으며, 작은 소리에도 깜짝 놀라는 심담허겁의 상태였다. 뇌의 흥분도가 극에 달해 있어 잠시도 이완하지 못하는 그를 위해 시호가용골모려탕과 계지가용골모려탕을 합방한 처방을 사용했다.

시호와 황금은 간의 열을 내리고, 용골과 모려는 들뜬 마음을 진정시키며 놀란 기운을 수렴하는 역할을 했다. 계지는 심장의 양기를 북돋아 혈액 순환을 돕고 공포로 얼어붙은 신체를 녹여 주었다. 이 한약은 과활성화된 편도체의 경보를 끄고, 고갈된 뇌의 신경전달물질을 보충하여 트라우마 치료를 견딜 수 있는 뇌의 기초 체력을 만들어 주었다.

침치료는 주 2회 시행되었는데, 뇌의 안정을 유도하는 백회, 신문, 내관 혈과 함께 공포로 인해 경직된 흉쇄유돌근과 승모근을 풀어 주는 혈자리 들을 자극했다. 침을 맞는 20분 동안은 트라우마 환자를 위한 안정화 명상 치료가 병행되었다. 강○○ 님은 헤드폰을 통해 안전한 장소 기법을 훈련 했다. 눈을 감고 자신이 가장 편안하고 안전하다고 느끼는 상상 속의 공간, 예를 들어 따뜻한 햇살이 비치는 숲속이나 조용한 바닷가를 떠올리며 그곳 의 감각에 집중하는 훈련이었다. 침 자극이 부교감신경을 활성화하여 신 체를 이완시키는 동안, 명상은 뇌에게 지금 여기는 안전하다라는 신호를 반복적으로 보내어 공포 기억이 침투하지 못하는 안전지대를 구축했다.

사고 당시의 물리적 충격은 몸의 근막과 근육에 고스란히 기억되어 있 었다. 이를 해결하기 위해 추나 요법과 약침 치료를 병행했다. 사고의 충 격으로 틀어진 경추와 흉추를 교정하여 뇌척수액의 흐름을 원활하게 하 고, 사고 당시 긴장으로 굳어 버린 목과 어깨의 근육에 어혈을 풀어 주는 약침을 주입했다. 몸에 남은 사고의 흔적, 즉 신체 기억을 지워 내는 과정 이었다.

강○○ 님의 뇌 속에 엉겨 붙은 공포 기억을 처리하기 위해 매주 EFT 치료가 강도 높게 진행되었다. 그는 사고 장면을 떠올리는 것조차 고통

　　　　　　　　예민한 뇌, 이제 괜찮습니다

스러워했기 때문에, 영화관 기법을 사용했다. 마치 영화관 관객석에 앉아 스크린에 비친 자신의 사고 장면을 멀리서 바라보는 것처럼 상상하며 타점을 두드리는 방식이었다. "비록 나는 그날의 굉음과 충격이 너무나 무섭지만, 나는 지금 안전하며 이런 나를 받아들입니다." 그는 울면서, 때로는 몸을 떨면서 이 과정을 반복했다. EFT는 사고 기억에 달라붙어 있던 강렬한 공포, 무력감, 분노의 감정을 벗겨 내는 역할을 했다. 회차를 거듭할수록 사고 장면을 떠올려도 심장이 뛰지 않고, 마치 남의 일처럼 덤덤하게 바라볼 수 있게 되었다.

트라우마 극복시도와 실패, 그리고 재시도

치료 3개월 차, 어느 정도 안정을 찾았다고 생각한 강○○ 님이 용기를 내어 운전석에 앉아 시동을 걸었을 때 위기가 찾아왔다. 엔진 소리가 들리는 순간, 뇌의 편도체가 조건반사적으로 반응하며 다시 극심한 공황 상태에 빠진 것이다. 그는 차에서 뛰어내려 구토를 했고, 자신은 영원히 운전을 못 할 것이라며 깊은 절망에 빠졌다.

이것은 소거 폭발이라고 불리는 현상으로, 트라우마 기억이 사라지기 전에 마지막으로 강력하게 저항하는 과정이었다. 뇌는 생존을 위해 위험했던 상황(운전)을 회피하려는 강력한 본능을 가지고 있다. 우리는 그에게 이것이 실패가 아니라, 뇌가 아직 준비 운동이 덜 된 상태에서 무거운 역기를 든 것뿐임을 설명했다. 그리고 시동 걸기라는 큰 목표 대신 차 문

열고 1분 앉아 있기, 주차된 차 안에서 음악 듣기처럼 아주 작은 단계로 목표를 쪼개어 다시 시작하도록 격려했다.

회복되는 과정과 그때의 감정과 생각

어느 화창한 오후, 환자분은 아파트 단지 내에서 차를 몰고 10미터 정도를 이동하는 데 성공했다. 손에는 땀이 났지만, 예전처럼 심장이 터질 것 같지는 않았다. 브레이크를 밟았을 때 차가 멈추는 것을 느끼며, 그는 내가 차를 통제할 수 있다는 감각을 되찾았다. 과거의 공포가 현재를 집어삼키지 못하도록 뇌의 타임라인이 정상적으로 작동하기 시작한 것이다. 트럭을 봐도 더 이상 괴물로 보이지 않았고, 그저 도로 위를 달리는 수많은 차 중 하나로 인식되었다.

재발 방지의 노력과 현시점의 모습

치료를 마친 지 1년이 지난 지금, 환자분은 다시 영업 현장으로 복귀했다. 물론 비가 억수같이 쏟아지는 날이나 고속도로를 달릴 때는 여전히 긴장감을 느낀다. 하지만 그는 그것을 병적인 공포가 아니라 안전운전을 위한 적절한 경각심으로 받아들인다.

그는 재발 방지를 위해 운전 중 신호 대기 시간마다 의식적으로 어깨의 힘을 빼고 심호흡을 하는 습관을 들였다. 또한 운전석에 좋아하는 향의 방향제를 두고, 마음을 편안하게 하는 음악을 준비하여 차 안을 안전하고 즐거운 공간으로 만들었다. 사고의 기억은 사라지지 않았지만, 더 이상 그를 찌르는 가시가 아니다. 그는 이제 그 흉터를 보며 자신이 죽음의 공포를 이겨 내고 다시 일어선 강인한 사람임을 확인한다. 운전대는 다시 그의 손에 쥐어졌고, 그는 자신의 속도대로 인생이라는 길을 달리고 있다.

사례 16: 밤마다 비명을 지르거나 이불에 지도를 그리는 아이, 야뇨증

7살 지훈이의 아침은 상쾌한 햇살이 아니라 축축하고 서늘한 이불의 감촉과 함께 시작되었다. 초등학교 입학을 코앞에 둔 나이였지만, 지훈 (가명)이는 여전히 일주일에 4일 이상 밤사이에 실수를 했다. 아침에 눈을 떠 젖은 내복과 이불을 확인하는 순간, 지훈이의 얼굴에는 깊은 그늘이 드리워졌다. 방 안에 은은하게 퍼지는 지린내는 아이의 자존감을 갉아먹는 냄새와도 같았다. 엄마가 한숨을 쉬며 이불을 걷어 낼 때마다 지훈이는 죄인처럼 고개를 푹 숙였고, '나는 왜 이럴까'라는 자책감에 시달렸다.

문제는 단순히 빨래가 늘어나는 것에 그치지 않았다. 지훈이는 유치원에서 가는 캠프나 친구 집에서의 파자마 파티를 극도로 거부했다. 밤에 기저귀를 차야 한다는 사실을 들킬까 봐 두려웠고, 혹시라도 잠결에 실수를 해서 놀림감이 될까 봐 공포에 떨었다. 낮에는 누구보다 활발하고 똑똑해서 반장 노릇을 하는 아이였지만, 밤만 되면 자신의 몸 하나 통제하지 못하는 무력한 아기로 돌아갔다. 부모님은 자기 전에 물을 먹이지 않거나 밤중에 깨워서 화장실을 데려가 보기도 했지만, 소용이 없었다. 깨워서 뉘면 비몽사몽 간에 짜증을 내거나, 아예 깨지 못하고 축 늘어져 소변을 보는 일이 다반사였다. 지훈이의 뇌는 밤이 되면 방광이 보내는 긴급한 신호를 수신하지 못하고 차단해 버리는 통신 두절 상태에

 예민한 뇌, 이제 괜찮습니다

빠져 있었다.

치료 기간과 치료 방법: 끊어진 신경 회로를 연결하는 6개월의 공사

지훈이의 치료는 총 6개월간 진행되었다. 야뇨증은 단순히 방광이 약해서 생기는 하드웨어의 문제가 아니라, 수면 중 방광이 찼다는 신호를 뇌가 인지하고 각성하거나 괄약근을 조이도록 명령하는 소프트웨어, 즉 신경 전달 체계의 오류였다. 예민한 뇌가 낮 동안의 자극을 처리하느라 에너지를 소진해 밤에는 깊은 잠 속으로 도피해 버리거나, 불안정한 수면 파동 때문에 신호를 놓치는 것이었다. 치료의 목표는 뇌와 방광 사이의 끊어진 핫라인을 복구하고, 수면 중에도 뇌가 방광을 모니터링할 수 있는 감각을 깨우는 데 두었다.

치료의 가장 중요한 토대는 한약 치료였다. 지훈이는 체격이 왜소하고 식욕이 없으며 손발이 찬 허약한 체질이었다. 한의학적으로는 신장의 기운이 부족하여 방광의 개폐를 조절하지 못하는 하원허냉과, 심장의 기운이 약해 잘 놀라고 불안해하는 심담허겁이 겹친 상태였다. 이를 해결하기 위해 축천환과 계지가용골모려탕을 합방하여 처방했다. 산약과 오약이 들어간 축천환은 방광을 따뜻하게 하고 괄약근의 조절력을 강화하여 소변을 저장하는 힘을 길러 주었고, 계지와 용골은 뇌의 과도한 흥분을 가라앉혀 수면의 질을 안정화했다. 이 한약은 뇌하수체에서 분비되는 항이뇨호르몬의 작용을 돕고, 뇌가 방광 신호에 적절히 반응하도록 돕는 촉매

제 역할을 했다.

침치료는 아이가 침에 대한 공포를 느끼지 않도록 통증이 없는 스티커 침이나 레이저 침을 활용하여 주 2회 시행했다. 머리의 정수리인 백회혈과 정신을 안정시키는 신문혈, 그리고 방광 기능을 돕는 아랫배의 중극혈을 자극했다. 침을 붙이고 있는 동안은 지훈이의 눈높이에 맞춘 스토리텔링 명상 치료를 병행했다. 지훈이는 헤드폰을 통해 뱃속에 튼튼한 댐이 생겨 물을 잘 막아 주는 상상을 하거나, 오줌이 마려우면 뇌 속에 반짝이는 전구 불이 켜져서 눈을 번쩍 뜨고 화장실로 달려가는 시각화 훈련을 했다. 이 과정은 아이의 무의식 속에 나는 밤에도 내 몸을 조절할 수 있다는 긍정적인 암시를 심어 주는 작업이었다.

야뇨증 치료에 있어 복부 뜸치료는 필수적이었다. 지훈이의 아랫배는 항상 냉장고처럼 차가웠는데, 이는 방광이 예민해져 소변을 충분히 담아 두지 못하고 수축해 버리는 원인이었다. 배꼽 아래 단전 부위에 따뜻한 왕쑥뜸을 떠서 심부 체온을 높여 주었다. 뱃속이 따뜻해지자 방광 주변의 혈류가 개선되면서 긴장되어 있던 방광 근육이 이완되고 소변 저장 능력이 획기적으로 향상되었다. 또한 척추의 정렬을 바로잡는 소아 추나 요법을 시행했다. 척추, 그중에서도 요추와 천골 부위는 뇌에서 내려온 신경다발이 방광으로 연결되는 통로다. 이 부위의 척추를 교정하고 마사지하여 신경 눌림을 해소함으로써, 뇌와 방광 사이의 신호 전달 속도를 높이고 정확도를 개선했다.

마지막으로 뇌의 수면 방추파를 강화하기 위해 뉴로피드백 훈련을 진행했다. 뇌파 검사 결과 지훈이는 수면을 안정적으로 유지하고 외부

예민한 뇌, 이제 괜찮습니다

자극(방광 신호)을 처리하는 SMR파가 부족했다. 훈련은 지훈이가 좋아하는 만화 영상을 보면서 진행되었다. 뇌가 차분하게 집중하여 SMR파가 잘 나오면 만화 화면이 커지고 소리가 잘 들리지만, 뇌가 흥분하거나 멍해지면 화면이 작아졌다. 지훈이는 만화를 재미있게 보기 위해 무의식적으로 뇌파를 조절하는 법을 배웠고, 이는 밤에 너무 깊은 잠에 빠져 신호를 놓치지 않도록 적절한 각성 수준을 유지하는 뇌의 힘을 길러 주었다.

캠프와 함께 찾아온 위기

치료 3개월 차, 증상이 호전되어 일주일에 한 번 정도로 실수가 줄어들었을 때 위기가 찾아왔다. 유치원에서 1박 2일 캠프를 가게 되었는데, 지훈이가 캠프장에서 실수할까 봐 극도로 불안해하며 가지 않겠다고 떼를 쓴 것이다. 억지로 보내려는 부모님과 실랑이를 벌이다 스트레스를 받은 지훈이는 그날 밤부터 다시 매일 이불에 지도를 그리기 시작했다. 거의 다 나았다고 생각했던 부모님은 실망감을 감추지 못하고 다 큰 애가 왜 이러느냐며 핀잔을 주었고, 아이는 더욱 위축되어 증상이 치료 초기 상태로 되돌아가 버렸다.

이는 소거 폭발이라는 현상으로, 뇌의 나쁜 습관이 사라지기 전에 마지막으로 강력하게 저항하는 단계였다. 또한 심리적 압박이 방광의 기능을 마비시킨 결과였다. 우리는 부모님에게 야뇨증은 아이의 의지나 정신력으로 조절할 수 있는 것이 아님을 다시 한번 강조했다. 실수했을 때 혼내거나 실망하는 기색을 보이면 뇌의 편도체가 자극받아 방광 조절 능력이 더 떨어진다는 것을 교육했다. "괜찮아, 뇌가 아직 연습 중이라 그래. 젖으면 빨면 되지"라며 쿨하게 반응하는 것이 최고의 치료제임을 인지시키고, 캠프는 아이의 의사를 존중해 보내지 않기로 결정하며 심리적 부담을 덜어 주었다.

자다가 오줌 마려워서 깼어!

부모님이 한발 물러서고 격려 모드로 돌아서자 지훈이의 뇌도 다시 안정을 찾았다. 4개월 차에 접어들면서 지훈이는 아침에 뽀송뽀송한 이불을 확인하는 날이 늘어 갔다. 어느 날 아침, 지훈이는 눈을 뜨자마자 화장실로 달려가 소변을 보고는 환호성을 질렀다. "엄마, 나 자다가 오줌 마려워서 깼어!" 이것은 뇌가 방광의 신호를 인지하고 잠을 깨우는 각성 시스템이 정상적으로 작동하기 시작했다는 결정적인 증거였다.

그날 이후 지훈이의 얼굴에는 자신감이 차올랐다. '나는 이제 오줌 괴물을 이길 수 있어'라는 확신이 생기자 밤이 두렵지 않게 되었다. '잠자리에 들기 전 엄마와 함께 오늘 하루 감사했던 일을 이야기하고, 내일 아침에는 뽀송하게 일어날 거야'라고 자기 암시를 하는 수면 의식이 자리 잡았다. 뇌가 밤을 불안과 공포의 시간이 아닌, 충전과 성장의 시간으로 인식하게 되면서 증상은 빠르게 소실되었다.

재발 방지의 노력과 현시점의 모습

현재 초등학교 2학년이 된 지훈이는 더 이상 이불을 적시지 않는다. 친구들과 떠난 학교 수련회에서도 실수 없이 잘 자고 돌아왔다. 지훈이는 재발 방지를 위해 저녁 식사 후에는 수박이나 음료수 같은 수분이 많은 음식을 자제하고, 자기 전에는 반드시 소변을 보는 습관을 철저히 지키고 있다. 또한 변비가 있으면 장이 방광을 압박하여 야뇨증을 유발할 수 있기에, 유산균과 채소를 잘 챙겨 먹으며 장 건강에도 신경을 쓴다.

가끔 피곤한 날에는 자다가 화장실을 가기 위해 스스로 일어나기도 한다. 예전에는 누가 업어 가도 모를 정도로 깊게 잤지만, 이제는 요의가 느껴지면 뇌가 즉시 반응하여 몸을 깨우는 것이다. 지훈이는 야뇨증을 극복한 경험을 통해, 자신의 몸에 귀를 기울이고 조절하는 법을 배웠다. 부끄러운 비밀이었던 야뇨증은 이제 지훈이가 스스로의 힘으로 이겨 낸 자랑스러운 승리의 기억으로 남아, 앞으로 닥칠 어려움도 극복할 수 있다는 단단한 마음의 근육이 되어 주고 있다.

사례 17: 진통제도 듣지 않는 지긋지긋한 만성 두통

30대 후반의 웹디자이너 윤○○ 님에게 두통은 불청객이 아니라 10년째 동거 중인 지독한 룸메이트였다. 그녀의 아침은 눈을 뜨자마자 머리의 통증 수치를 가늠해 보는 것으로 시작되었다. 운이 좋은 날은 머리 전체를 묵직한 솜이불로 덮어 놓은 듯한 답답함 정도로 시작했지만, 운이 나쁜 날은 마치 뜨겁게 달궈진 쇠테가 관자놀이를 조여 오는 듯한 예리한 통증이 그녀를 덮쳤다. 업무를 시작하고 모니터를 들여다보면 증상은 급속도로 악화되었다. 뒷목에서 시작된 뻣뻣한 통증이 뒤통수를 타고 올라와 눈알이 빠질 듯한 압박감으로 번졌고, 형광등 불빛이나 타자 소리 같은 사소한 감각 자극들이 뇌를 후벼 파는 듯한 고통으로 변환되었다.

가장 절망적인 것은 더 이상 진통제가 듣지 않는다는 사실이었다. 처음에는 한 알이면 가라앉던 두통이 점차 내성이 생겨 한 번에 서너 알을 먹어도 꿈적하지 않았다. 오히려 약 기운이 떨어지면 더 심한 통증이 몰려오는 약물 과용 두통의 늪에 빠져 있었다. 그녀는 대학병원 뇌신경센터를 찾아가 뇌 MRI, MRA 등 정밀 검사를 모두 받아 보았지만, 뇌혈관이나 구조에는 아무런 이상이 없다는 허무한 결과만 들었다. 의사들은 신경성, 스트레스성이라는 꼬리표를 붙여 주었지만, 그녀에게는 꾀병이 아니라는 증명서가 필요했다. 그녀의 뇌는 통증이 없어야 할 상황에서도 통증 신호를 만들어 내고, 작은 통증을 재앙 수준으로 증폭시키는 중추 감작(Central Sensitization) 상태, 즉 통증 처리 시스템 자체가 고장 난 상태였

     예민한 뇌, 이제 괜찮습니다

다(중추 감작이란 통증을 느끼는 역치가 낮아져 통증이 아닌 자극도 통증으로 느끼거나, 약한 통증도 강한 통증으로 느끼게 되는 것을 말한다).

치료 기간과 치료 방법: 통증 스위치를 끄는 3개월의 재건

윤○○ 님의 치료는 총 3개월간 진행되었다. 목표는 단순히 통증을 없애는 것이 아니라, 통증에 과민하게 반응하는 뇌의 경보 시스템을 둔감화시키고, 약물에 의존하지 않고도 통증을 조절할 수 있는 자율신경계의 힘을 기르는 것이었다.

치료의 근본인 한약 치료는 뇌의 열을 내리고 통증 회로를 진정시키는 데 초점을 맞췄다. 윤○○ 님는 맥이 팽팽하고 눈 충혈이 잦은 간양상항의 증상을 보였다. 이를 위해 천마구등음과 청상견통탕을 합방하여 처방했다. 천마와 조구등은 뇌혈관의 과도한 수축과 확장을 조절하고, 강활과 독활은 목과 어깨의 근막을 풀어 주며, 황금은 뇌의 흥분도를 낮추는 역할을 했다. 이 한약은 진통제처럼 통증을 차단하는 것이 아니라, 통증을 유발하는 뇌의 과열된 환경을 식혀 주는 근본적인 냉각수 역할을 했다.

침치료는 주 2회 시행되었으며, 통증 제어 시스템을 재가동하는 데 주력했다. 두통의 스위치라 불리는 후두하근 부위의 풍지혈과 측두근 부위의 태양혈, 그리고 전신 통증을 조절하는 합곡과 태충혈에 침을 놓고 전기 자극을 주었다. 침을 맞는 20분 동안은 통증 환자를 위한 이완 명상 치료가 병행되었다. 윤○○ 님은 헤드폰을 통해 통증을 감각 그 자체로 바라보고 저항하지 않는 마음챙김 명상 가이드를 들었다. '통증은 나를 공격하는 적이 아니라, 내 몸이 보내는 신호일 뿐이다'라는 메시지를 뇌에 입력하며, 통증에 대한 공포심을 줄이고 뇌가 스스로 엔도르핀을 생성하도록 유도했다.

윤○○ 님의 두통은 거북목으로 인한 경추성 두통의 성격도 강했다. 이를 해결하기 위해 추나 요법으로 틀어진 경추 1번과 2번을 교정하고, 흉추를 펴 주어 뇌로 가는 혈류와 신경 통로를 확보했다. 또한 돌처럼 딱딱하게 굳은 승모근과 흉쇄유돌근에 근이완 약침을 주입하여 물리적인 압박을 해소했다. 목 근육이 풀리자 뇌압이 떨어지는 듯한 즉각적인 시원함이 찾아왔다. 복부에는 뜸치료를 시행했다. 만성 두통 환자는 위장의 기능이 떨어져 있는 경우가 많은데, 중완혈에 뜸을 떠서 위장을 따뜻하게 하고 기운을 아래로 끌어내려 머리로 쏠린 혈액을 전신으로 분산시키는 수승화강의 효과를 도모했다.

통증에 대한 심리적 공포를 없애기 위해 매주 EFT 치료를 진행했다. 윤○○ 님은 두통이 시작되면 '오늘 하루도 망쳤다, 나는 평생 이렇게 살아야 한다'라는 절망적인 생각에 빠지곤 했다. "비록 머리가 깨질 듯이 아프고 약도 듣지 않아 화가 나지만, 이런 나 자신을 깊이 위로하고 받아들입니다." 그녀는 타점을 두드리며 통증과 결합된 부정적인 감정을 분리해 내는 연습을 했다. 감정이 해소되자 통증의 강도도 한결 부드러워졌다.

마지막으로 뇌의 통증 조절 능력을 강화하기 위해 뉴로피드백 훈련을 했다. 뇌파 검사 결과 그녀는 통증을 느끼는 두정엽 부위에서 과도한 하

　예민한 뇌, 이제 괜찮습니다

이 베타파가 관찰되었다. 훈련은 뇌파를 이용해 화면 속의 꽃을 피우는 게임이었다. 통증에 집중하지 않고 뇌를 편안하게 이완시켜 알파파를 활성화하면 꽃봉오리가 열리고, 통증에 예민하게 반응하면 꽃이 시들었다. 이 과정을 통해 그녀는 의식적으로 통증 회로의 스위치를 끄고 이완 회로를 켜는 뇌의 감각을 익혔다.

진통제 없이도 가능한 삶

3개월 차에 접어들자, 뇌는 서서히 자생력을 회복하기 시작했다. 어느 날 윤○○ 님은 아침에 일어났는데 머리가 맑다는 낯선 느낌을 받았다. 통증이 아예 없는 것은 아니었지만, 예전처럼 쇠테를 두른 듯한 압박감이 아니라 묵직한 정도로 강도가 줄어 있었다. 무엇보다 진통제 없이도 하루를 버틸 수 있다는 사실이 그녀에게 큰 자신감을 주었다.

두통이 오려고 할 때, 약을 찾는 대신 호흡을 하고 어깨를 풀면 통증이 스르르 사라지는 경험을 하게 되자 그녀의 태도가 바뀌었다. '아, 두통은 내가 조절할 수 있는 것이구나.' 그녀는 더 이상 두통을 두려워하지 않게 되었다. 통증을 없애려고 싸우는 대신, 뇌가 피곤하다고 보내는 신호로 받아들이고 잠시 휴식을 취하는 여유가 생겼다. 뇌가 통증이라는 감옥에서 풀려나자, 짜증스럽던 일상이 다시 평온하게 보이기 시작했다.

치료를 마친 지 1년, 윤○○ 님은 더 이상 습관적으로 진통제를 사지 않는다. 가방 속에 비상약이 없어도 불안하지 않다. 그녀는 재발 방지를 위해 철저한 자세 교정과 스트레칭을 생활화하고 있다. 50분 일하면 반드시 일어나서 목과 어깨를 풀어 주는 스트레칭을 하고, 모니터 높이를 눈높이에 맞추어 경추의 부담을 줄였다.

또한 뇌를 자극하는 카페인과 초콜릿, 치즈 등 티아민이 함유된 음식을 피하고, 뇌신경을 안정시키는 마그네슘과 비타민 B군을 꾸준히 섭취한다. 주말에는 등산을 하며 맑은 공기를 마시고 하체 근육을 단련한다. 그녀에게 두통은 이제 저주가 아니라, 삶의 균형을 맞추라고 알려 주는 고마운 알람이 되었다. 그녀는 통증 없는 삶이 주는 자유를 만끽하며, 디자이너로서의 커리어를 활기차게 이어 가고 있다.

사례 18: 자극 없이는 견디지 못하는 도파민 중독 청년

20대 후반의 취업 준비생 한○○ 님에게 스마트폰은 신체 장기의 일부나 다름없었다. 아침에 눈을 뜨자마자 그가 가장 먼저 하는 일은 침대 머리맡을 더듬어 스마트폰을 찾는 것이었다. 밤새 올라온 소셜 미디어 피드와 유튜브 영상을 확인하지 않으면 뇌가 부팅되지 않는 느낌이었다. 그의 엄지손가락은 무의식적으로 화면을 쓸어 올렸고, 15초 남짓한 자극적인 숏폼 영상들이 망막을 통해 뇌로 쏟아져 들어왔다. 화려한 시각 효과, 빠른 템포의 음악, 자극적인 유머가 뇌의 보상 회로를 강타하며 도파민을 쥐어짰다.

문제는 스마트폰 화면이 꺼지는 순간 찾아오는 견딜 수 없는 공허함과 지루함이었다. 취업 공부를 위해 책을 펼치면 글자들이 눈앞에서 춤을 추듯 흩어졌고, 단 5분도 집중하지 못해 다시 핸드폰으로 손이 갔다. 현실 세계의 속도는 그에게 너무나 느리고 답답하게 느껴졌다. 친구들과 밥을 먹으면서도 대화에 집중하지 못하고 테이블 밑으로 핸드폰을 확인했고, 화장실 갈 때, 엘리베이터를 기다릴 때조차 디지털 자극이 없으면 초조해서 손톱을 물어뜯었다. 그의 뇌는 팝콘처럼 즉각적으로 터지는 자극에만 반응하는 팝콘 브레인이 되어 있었고, 일상의 잔잔한 자극에는 반응하지 않는 불감증 상태에 빠져 있었다. 밤에는 스마트폰 불빛 때문에 새벽까지 잠들지 못했고, 낮에는 좀비처럼 무기력하게 늘어져 있는 생활이 반복되었다. 그는 자신이 의지박약이라고 자책했지만, 사실 그의 뇌는 도파민 수용체가 망가져 더 강한 자극 없이는 기능할 수 없는 중독 상태에 놓여 있었다.

고장 난 보상 회로를 수리하는 6개월의 디톡스

한○○ 님의 치료는 총 6개월간 진행되었다. 그의 증상은 알코올이나 마약 중독과 기전이 동일한 행위 중독이었다. 과도한 도파민 분비로 인해 뇌의 보상 회로가 마비되고, 전두엽의 충동 조절 능력이 상실된 상태였다. 치료의 목표는 뇌를 자극적인 콘텐츠로부터 격리하여 도파민 수용체의 민감도를 회복시키고, 느리고 지루한 것에서도 즐거움을 찾을 수 있도록 뇌의 체질을 바꾸는 것이었다.

치료의 중심은 한약 치료였다. 한○○ 님의 맥은 빠르고 삭막했으며, 혀는 붉고 갈라져 있었다. 이는 한의학적으로 심장의 화기가 치성하여 정신을 안정시키지 못하고, 신장의 진액이 말라 인내심이 바닥난 심신불교의 상태였다. 이를 해결하기 위해 황련해독탕과 육미지황탕을 합방하여 처방했다. 황련과 황금은 뇌의 과도한 흥분과 열기를 식혀 충동성을 억제하고, 숙지황과 산수유는 뇌신경에 영양을 공급하여 진득하게 견디는 힘을 길러 주었다. 이 한약은 뇌가 도파민 고갈로 인해 느끼는 금단 현상인 불안과 짜증을 완화하는 천연 진정제 역할을 했다.

침치료는 주 2회 시행되었으며, 뇌의 충동을 조절하는 백회, 신문, 내관혈과 함께 눈의 피로를 풀어 주는 찬죽, 태양혈을 자극했다. 침을 맞는

예민한 뇌, 이제 괜찮습니다

30분 동안은 도파민 단식 명상 치료가 병행되었다. 어떠한 시각적, 청각적 자극도 없는 고요한 상태에서 오직 자신의 호흡 소리에만 집중하게 했다. 처음에는 지루함을 견디지 못해 몸을 비틀었지만, 점차 침 자극을 통해 강제적인 이완이 유도되면서 뇌가 아무것도 하지 않는 상태의 편안함을 받아들이게 되었다.

스마트폰 사용으로 인해 거북목이 심하고 척추가 굽어 있어 뇌로 가는 혈류가 좋지 않았다. 추나 요법으로 경추와 흉추를 교정하여 뇌 척수액의 순환을 돕고, 굳은 어깨 근육에 약침을 놓아 물리적인 피로를 풀어 주었다. 또한 복부에는 뜸치료를 시행했다. 도파민 중독 환자들은 기운이 머리로만 쏠려 상기된 경우가 많다.

디지털 기기가 없을 때 찾아오는 불안과 공허함을 다루기 위해 매주 EFT 치료를 진행했다. 한○○ 님는 핸드폰이 없으면 세상에서 도태될 것 같은 포모 증후군(FOMO)에 시달리고 있었다. "비록 나는 핸드폰을 보지 않으면 불안하고 심심해 미칠 것 같지만, 이런 나 자신을 받아들이고 잠시 멈추는 것을 선택합니다." 그는 타점을 두드리며 지루함이라는 감정을 적으로 여기지 않고 수용하는 연습을 했다. EFT는 중독적인 갈망이 올라올 때 충동의 파도를 넘기는 서핑 보드 역할을 했다.

중독치료와 함께 곧바로 찾아온 금단증상

치료 시작 2주 차, 본격적인 디지털 디톡스를 시작하면서 강력한 금단

현상이 찾아왔다. 스마트폰 사용 시간을 하루 1시간으로 제한하자 한○
○ 님은 극도의 예민함과 분노를 표출했다. 병원에 와서도 다리를 계속
떨거나 의료진에게 짜증을 냈고, 몰래 화장실에서 핸드폰을 하다가 들키
기도 했다. 사는 낙이 없다, 우울해서 미치겠다며 괴로워했다.

이것은 뇌가 도파민 공급이 끊기자 비명을 지르는 전형적인 중독자의
저항이었다. 우리는 이것이 뇌가 회복되는 과정에서 겪는 필연적인 진통
임을 설명하고, 스마트폰 대신 뇌를 채울 수 있는 건강한 대체재를 찾는
데 집중했다.

쾌락이 아닌 진정한 감각의 회복

고통스러운 한 달이 지나고 3개월 차에 접어들자, 뇌의 안개가 걷히기
시작했다. 어느 날 한○○ 님은 카페에 앉아 창밖의 사람들을 구경하다가
문득 핸드폰을 보고 있지 않은 자신이 지루하지 않다는 사실을 깨달았다.
지나가는 사람들의 표정, 나뭇잎이 흔들리는 모습, 커피의 향기 같은 아
날로그 정보들이 생생하게 느껴지기 시작했다.

"원장님, 예전에는 10분짜리 영상도 길어서 2배속으로 봤는데, 어제는 영
화 한 편을 끊지 않고 끝까지 다 봤어요." 몰입의 즐거움을 되찾은 것이다.
뇌의 보상 회로가 정상화되면서 자극적인 쾌락이 아닌, 잔잔한 만족감에서
행복을 느낄 수 있게 되었다. 책을 읽어도 글자가 눈에 들어왔고, 공부에 집
중할 수 있는 시간이 늘어나면서 취업 준비에도 속도가 붙기 시작했다.

　　　　　　　　　　　　　예민한 뇌, 이제 괜찮습니다

재발 방지의 노력과 현시점의 모습

치료를 마친 지 1년, 한○○ 님은 원하던 공기업에 취업하여 직장 생활을 하고 있다. 그는 재발 방지를 위해 스스로 엄격한 디지털 규칙을 지키고 있다. 또한 주말에는 등산이나 러닝 동호회 활동을 하며 땀 흘리는 즐거움으로 도파민을 충전한다. 화면 속의 가짜 세상보다 땀 흘리며 부대끼는 현실 세상이 훨씬 더 고화질이고 흥미진진하다는 것을 깨달았기 때문이다. 그는 이제 스마트폰의 노예가 아니라, 도구를 주체적으로 사용하는 주인으로서 자신의 삶을 경영하고 있다.

50대 중반의 주부 김○○ 님에게 갱년기는 단순한 호르몬의 변화가 아니라, 평생 억눌러 왔던 감정의 댐이 무너지는 재난과도 같았다. 그녀의 하루는 가슴 한가운데 박힌 뜨거운 돌덩이를 느끼는 것으로 시작되었다. 명치끝에서부터 목구멍까지 무언가가 꽉 막혀 내려가지 않는 답답함, 한의학에서 말하는 매핵기 증상은 물을 마셔도, 가슴을 쳐도 사라지지 않았다. 가장 견디기 힘든 것은 예고 없이 찾아오는 열감이었다. 설거지를 하다가도, TV를 보다가도 갑자기 뱃속 깊은 곳에서부터 뜨거운 불길이 확 치솟아 올라 얼굴과 머리를 벌겋게 달구었다. 등줄기에서는 식은땀이 흘렀지만, 속은 타들어 가는 듯했다.

이 신체적 고통은 정신적 분노와 맞물려 있었다. 평생 가족을 위해 희생하며 살아왔는데, 정작 다 큰 자식들은 독립해 나가고 남편은 무심하기만 하다는 생각에 미치자 억울함이 폭발했다. 사소한 남편의 말 한마디에도 예전 같으면 참고 넘겼을 일들이 이제는 견딜 수 없는 모욕으로 느껴져 소리를 지르거나 물건을 던지고 싶은 충동에 시달렸다. 화를 내고 나면 심장이 미친 듯이 두근거려 진정이 되지 않았고, 밤에는 억울한 생각들이 꼬리에 꼬리를 물어 뜬눈으로 밤을 지새웠다. 거울 속에 비친 자신의 늙고 초라한 모습이 싫어 외출도 꺼리게 되었고, 이유 없이 눈물이 주르륵 흐르는 날들이 반복되었다. 그녀의 뇌는 에스트로겐이라는 보호막이 사라진 상태에서, 수십 년간 억압해 온 화라는 감정 에너지를 더 이상 통제하지 못하고 신체화 증상으로 뿜어내고 있는 활화산 상태였다.

화기를 끄고 자존감을 채우는 6개월

김○○ 님의 치료는 6개월간 진행되었다. 화병은 단순한 갱년기 증후군이 아니라, 뇌의 전두엽 기능이 저하되어 감정 뇌인 변연계의 폭주를 막지 못하는 신경학적 조절 실패 상태였다. 치료의 목표는 위로 치솟는 뜨거운 화기를 물리적으로 내리고, 억압된 감정을 안전하게 배출하여 뇌의 평온을 되찾는 데 두었다.

치료의 중심은 한약 치료였다. 김○○ 님의 맥은 팽팽하고 빨랐으며, 혀는 붉고 갈라져 있었다. 이는 심장의 화기가 맹렬하게 타오르고 간의 기운이 꽉 막힌 심신불교이자 간울화화의 전형이었다. 이를 다스리기 위해 가미소요산과 분심기음을 합방한 처방을 사용했다. 시호와 치자는 간의 뭉친 기운을 풀고 열을 내리며, 당귀와 작약은 메마른 혈액을 보충하여 갱년기 여성의 부족한 진액을 채워 주었다. 이 한약은 뇌의 신경전달물질 균형을 맞추어 감정 기복을 완화하고, 신체적으로는 안면 홍조와 가슴 두근거림을 진정시키는 천연 호르몬 조절제이자 화병 치료제 역할을 했다.

침치료는 주 2회 시행되었는데, 가슴에 맺힌 화를 풀어 주는 데 집중했다. 양쪽 유두 사이의 정중앙인 전중혈은 화병 환자들이 눌렀을 때 자지

러지게 아파하는 혈자리다. 이곳과 함께 손목의 내관혈, 발등의 태충혈에 자침하여 꽉 막힌 기의 통로를 뚫어 주었다. 침을 맞는 20분 동안은 화병 치유 명상이 병행되었다. 그녀는 헤드폰을 통해 시원한 폭포수가 머리끝부터 발끝까지 쏟아져 내려와 몸속의 뜨거운 불덩이를 씻어 내리는 시각화 명상을 했다. 침 자극이 물리적으로 교감신경의 긴장을 푸는 동안, 명상은 뇌에게 이제는 참지 말고 흘려보내도 된다는 허용의 신호를 보내 주었다.

화병 환자들은 가슴 근육과 횡격막이 극도로 긴장되어 호흡이 얕다. 이를 해결하기 위해 가슴 근육(대흉근)과 등 근육(능형근)에 약침 치료를 시행했다. 황련해독탕 약침을 주입하여 가슴의 열을 내리고 근육을 이완시키자, 숨 쉬기가 한결 편해지는 효과를 보았다. 추나 요법으로는 굽어 있는 등을 펴고 흉곽을 확장시켜 심장과 폐가 눌리지 않도록 공간을 확보해 주었다. 복부에는 뜸치료를 시행했다.

김○○ 님의 마음속 깊은 한을 풀기 위해 매주 EFT 치료가 강도 높게 진행되었다. 그녀는 남편에 대한 원망과 자신의 인생이 허무하게 느껴지는 비참함을 가지고 있었다. "비록 나는 내 청춘을 다 바쳤는데 아무도 알아주지 않아 억울해 미치겠지만, 이런 내 마음을 깊이 위로하고 받아들입니다." 그녀는 타점을 두드리며 펑펑 울었다. 소리 내어 울고 감정을 토해 내는 과정 자체가 강력한 카타르시스였다. EFT는 뇌 속에 엉겨 붙어 있던 분노라는 독소를 배출하는 해독제 역할을 했다.

　　　　　　　　　　　　　　　예민한 뇌, 이제 괜찮습니다

화병의 근본 원인인 환경이 변하지 않았을 때

화병치료의 어려움은 화병의 근본 원인인 환경이 변하지 않았을 때 겪는 환자의 무력감이다. 우리는 김○○ 님에게 화병 치료의 목적은 남편을 바꾸는 것이 아니라, 남편의 행동에 휘둘리지 않는 단단한 나를 만드는 것임을 재확인시켰다. 남편을 적으로 규정하고 싸우는 대신, 심리적 거리 두기를 통해 그를 그저 한 명의 타인으로 바라보는 연습을 제안했다. 내 행복의 주도권을 남편에게 주지 않겠다는 결심이 필요한 시점이었다.

뇌의 과열 경보가 꺼지자 나타난 놀라운 변화

위기를 넘기고 5개월 차에 접어들자, 김○○ 님의 표정이 눈에 띄게 밝아졌다. 가슴을 짓누르던 돌덩이가 모래알처럼 부서져 사라진 것 같다고 했다. 열이 오르는 횟수가 하루 10번에서 1~2번으로 줄었고, 그마저도 금방 가라앉았다. 무엇보다 큰 변화는 마음가짐이었다. 남편이 잔소리를 해도 예전처럼 화가 치밀어 오르는 게 아니라, 저 사람은 원래 저런 사람이지 하고 흘려듣게 되었다.

"내가 변하니까 세상이 다르게 보여요. 예전에는 억울해서 못살겠더니, 이제는 남은 인생 나를 위해 재미있게 살아야겠다는 생각이 들어요."
그녀는 뇌의 에너지를 타인을 미워하는 데 쓰는 대신, 자신을 돌보는 데 쓰기로 결정했다. 뇌의 과열 경보가 꺼지자 비로소 자신의 욕구와 꿈이 보이기 시작한 것이다.

재발 방지의 노력과 현시점의 모습

치료를 마친 지 1년, 김○○ 님은 제2의 인생을 살고 있다. 그녀는 재발 방지를 위해 매일 아침 108배 절 운동을 한다. 절을 하면서 하체 근력을 키우고, 머리를 바닥에 대며 뇌의 열기를 식히는 자신만의 의식이다. 또한 화병에 나쁜 매운 음식과 카페인을 끊고, 갱년기에 좋은 석류와 콩 요리를 즐겨 먹는다. 그녀는 이제 누군가의 아내나 엄마가 아닌, 김○○이라는 자신의 이름으로 살아가고 있다. 가슴속의 불덩이를 예술적 열정으로 승화시킨 그녀는, 갱년기가 인생의 끝이 아니라 새로운 황금기의 시작임을 몸소 증명하고 있다.

사례 20: 손가락 하나 까딱하기 싫은 무기력증과 우울증

20대 후반의 휴학생 민석(가명) 씨에게 세상은 납덩이처럼 무거웠다. 그의 하루는 침대 위에서 시작해서 침대 위에서 끝났다. 아침에 눈을 뜨지만 몸을 일으킬 수 없었다. 마치 중력이 자신에게만 10배로 작용하는 것처럼 팔다리가 천근만근이었고, 손가락 하나를 움직이려면 엄청난 의지력을 발휘해야만 했다. 배가 고프다는 신호가 뇌에 전달되어도 냉장고까지 걸어가는 것이 귀찮아 굶기를 선택했고, 화장실 가는 것이 힘들어 최대한 참다가 한계에 다다라서야 겨우 몸을 일으켰다. 씻지 않아 머리는 떡이 졌고 방 안에는 쓰레기가 쌓여 갔지만, 그것을 치워야겠다는 생각조차 들지 않았다.

그를 지배하는 것은 단순한 게으름이 아니었다. 그것은 철저한 무감각과 무쾌감증이었다. 예전에는 좋아했던 게임을 해도, 맛있는 치킨을 시켜 먹어도 아무런 즐거움이 느껴지지 않았다. 뇌의 보상 회로가 완전히 차단된 것 같았다. 스마트폰을 손에 쥐고 의미 없이 화면을 스크롤 했지만, 어떤 정보도 머릿속에 들어오지 않고 그저 눈앞을 스쳐 지나갈 뿐이었다. 감정도 메말라 버려 슬프지도, 기쁘지도, 화가 나지도 않는 진공 상태가 지속되었다. 가끔 부모님이 방문을 열고 "밥은 먹었니"라고 물으면, 그 평범한 목소리가 뇌를 긁는 소음처럼 느껴져 이불을 머리끝까지 뒤집어썼다.

그는 자신이 왜 이러는지 알 수 없었다. 남들은 취업 준비다 스펙 쌓기다 바쁘게 사는데, 자신만 멈춰 버린 시계처럼 고장 났다는 생각에 깊은 자괴감이 들었지만, 그 자괴감마저도 그를 움직이게 할 동력이 되지는 못했다. 민석 씨의 뇌는 오랜 기간 이어진 입시 실패와 경쟁, 그리고 타인의 시선에 대한 과도한 예민함으로 인해 에너지를 모두 소진해 버린 번아웃 상태였다. 생존을 위해 필요한 최소한의 기능을 제외하고는 모든 전원을 차단해 버린 강제 절전 모드, 그것이 민석 씨가 겪는 무기력증의 실체였다.

방전된 배터리를 충전하고 시동을 거는 6개월

민석 씨의 치료는 총 6개월간 진행되었다. 그의 상태는 우울증의 한 양상이지만, 슬픔보다는 에너지의 고갈과 동기 부여의 상실이 주된 문제였다. 치료의 목표는 텅 비어 버린 뇌의 에너지 탱크를 채우고, 녹슬어 버린 도파민 회로를 다시 돌려 의욕의 불씨를 살리는 것이었다.

치료의 가장 핵심적인 엔진은 한약 치료였다. 민석 씨의 맥은 침맥으로 아주 깊게 눌러야만 간신히 잡힐 정도로 약했고, 안색은 핏기 없이 창백했다. 이는 한의학적으로 기와 혈이 모두 말라 버린 기혈양허이자, 뇌의 양기가 부족해 정신이 맑지 못한 청양불승의 상태였다. 이를 해결하기 위해 십전대보탕을 기본으로 하여 기력을 보강하고, 뇌의 각성을 돕는 녹용, 공진단과 같은 고효능 약재를 사용했다. 또한 울체된 기분을 풀어 주는 향부자와 울금을 가미하여 뇌의 순환을 도왔다. 이 한약은 뇌세포 내의 미토콘드리아 기능을 활성화하여 세포 단위의 에너지 생성을 돕

　　　　　　　　　　　　예민한 뇌, 이제 괜찮습니다

고, 고갈된 신경전달물질의 원료를 공급하는 강력한 에너지 드링크 역할을 했다.

침치료는 주 2회 시행되었는데, 축 늘어진 신경계를 깨우는 데 집중했다. 머리의 정수리인 백회혈과 이마의 신정혈, 그리고 손발의 끝부분에 위치한 정혈들을 자극하여 뇌로 가는 전기적 신호를 강하게 입력했다. 침을 맞는 30분 동안은 에너지 충전 명상 치료가 병행되었다. 민석 씨는 헤드폰을 통해 따뜻한 태양 에너지가 정수리를 통해 들어와 온몸의 세포 하나하나를 충전시키는 시각화 명상을 했다. '아무것도 하지 않아도 괜찮다, 지금은 충전 중이다'라는 메시지를 통해 무기력에 대한 죄책감을 덜어내고, 뇌가 편안하게 에너지를 받아들이도록 유도했다.

무기력한 환자들은 자세부터 무너져 있다. 민석 씨 역시 등은 굽고 어깨는 말려 있었으며 고개는 푹 숙이고 있었다. 이러한 자세는 뇌에게 '나는 패배자다'라는 신호를 보내 무기력을 강화한다. 이를 교정하기 위해 추나 요법으로 흉추를 펴고 경추를 세워 당당한 자세를 만들어 주었다. 척추가 펴지자 뇌척수액의 흐름이 원활해지면서 멍했던 머리가 맑아지는 효과가 있었다. 또한 척추 기립근과 엉덩이 근육에 산삼 약침을 주입하여 근육의 탄력성을 높이고 기력을 북돋아 주었다. 복부에는 뜸치료를 시행했다.

자신에 대한 혐오감과 미래에 대한 두려움을 다루기 위해 매주 EFT 치료가 진행되었다. 민석 씨는 자신이 사회의 낙오자라는 생각에 깊이 사로잡혀 있었다. "비록 나는 손가락 하나 까딱하기 싫을 만큼 지쳐 있고 쓸모없는 인간 같지만, 이런 나 자신을 깊이 연민하고 받아들입니다." 그는 힘

없는 손으로 타점을 두드리며 이 말을 반복했다. 자신의 상태를 비난하지 않고 있는 그대로 인정하자, 역설적으로 바닥을 치고 올라올 힘이 생기기 시작했다. EFT는 무기력을 유지시키는 부정적 신념의 고리를 끊어 내는 가위 역할을 했다.

마지막으로 뇌의 동기 부여 시스템을 재가동하기 위해 뉴로피드백 훈련을 진행했다. 검사 결과 민석 씨는 전두엽에서 멍한 상태를 나타내는 세타파가 과도했고, 실행 기능을 담당하는 베타파는 거의 나오지 않았다. 훈련은 화면 속의 캐릭터가 달리기를 하는 게임으로 진행되었다. 민석 씨가 의욕을 가지고 집중하여 저타파(Low Beta)를 활성화해야만 캐릭터가 달리고, 멍해지면 캐릭터는 멈췄다. 처음에는 1분도 집중하기 힘들어했지만, 점차 캐릭터를 달리게 만드는 뇌의 감각을 익혀 나갔다. 이는 뇌에게 목표를 설정하고 실행하여 보상을 얻는 도파민 회로의 작동 원리를 다시 가르치는 재활 훈련이었다.

방 청소를 하고 머리를 자르고 나타난 민석 씨

인내심을 가지고 기다리자 4개월 차부터 변화는 확실해졌다. 민석 씨가 머리를 자르고 단정한 모습으로 진료실에 나타난 것이다. "원장님, 어제는 방 청소를 했어요. 쓰레기를 버리고 나니까 기분이 좀 상쾌하더라고요." 그 사소한 행동 하나가 뇌의 도파민 회로에 불을 지폈다. 성취감이 느껴지자 다른 것도 해 보고 싶은 의욕이 생겼다.

　　　　　　　　　　　　　예민한 뇌, 이제 괜찮습니다

그는 다시 책을 펴기 시작했고, 예전처럼 글자가 튕겨 나가는 것이 아니라 머릿속에 들어오는 것을 느꼈다. 물론 예전만큼의 집중력은 아니었지만, 적어도 30분은 앉아 있을 수 있었다. 그는 자신이 게으른 패배자가 아니라, 뇌가 지독한 몸살을 앓고 났을 뿐이라는 것을 깨달았다. 텅 비어 있던 눈동자에 다시 생기가 돌기 시작했고, 무표정하던 얼굴에 희미한 미소가 번졌다. 살아 있다는 감각이 돌아온 것이다.

재발 방지의 노력과 현시점의 모습

치료를 마친 지 1년, 민석 씨는 현재 작은 회사에 인턴으로 취업하여 사회생활을 시작했다. 그는 재발 방지를 위해 자신만의 에너지 관리 법칙을 철저히 지킨다. 야근을 하거나 무리한 약속을 잡지 않고, 퇴근 후에는 반드시 뇌를 쉬게 하는 시간을 갖는다. 주말에는 늦잠을 자는 대신 가벼운 등산을 하며 햇볕을 쬐고 세로토닌을 충전한다.

그는 자신이 에너지가 한정된 사람임을 인정하고, 선택과 집중을 통해 에너지를 효율적으로 쓰는 법을 배웠다. 남들과 비교하며 조급해질 때마다 EFT를 하며 마음의 속도를 늦춘다. 무기력이라는 긴 터널을 지나온 민석 씨는, 이제 아무것도 하지 않아도 불안해하지 않는 단단한 마음을 갖게 되었다. 멈춤은 끝이 아니라 새로운 도약을 위한 쉼표임을 알기에, 그는 자신의 속도대로 천천히, 그러나 멈추지 않고 인생을 걸어가고 있다.

에필로그: 예민한 당신, 이제 괜찮습니다

이 긴 여정의 마지막 페이지를 넘기며, 나는 당신이 그동안 혼자서 감당해야 했던 보이지 않는 전쟁에 대해 깊은 위로를 건네고 싶다. 당신은 아마도 아주 오랜 시간 동안 스스로를 탓하며 살아왔을 것이다. 남들은 아무렇지 않게 넘기는 일에 왜 나만 유난스럽게 반응할까, 왜 나는 이렇게 의지가 약할까, 왜 내 몸은 내 마음대로 되지 않을까. 수많은 밤을 불면으로 지새우고, 이유 모를 통증에 시달리며 병원을 전전했을 당신의 지난날들이 눈에 선하다. 신경성이라는 모호한 진단명 뒤에 숨겨진 당신의 고통은 꾀병도 아니었고, 성격의 결함도 아니었다. 그것은 단지 당신의 뇌가 세상의 자극을 너무나 섬세하고 정교하게 받아들이도록 설계되었기 때문에 발생한 필연적인 과부하이자, 생존을 위한 치열한 몸부림이었다.

우리는 이 책을 통해 예민한 뇌가 겪는 고통의 실체를 과학적인 시각에서 낱낱이 파헤쳤다. 틱, 불안, 공황, 우울, 브레인 포그, 만성 통증, 자율신경실조증에 이르는 이 모든 복잡한 증상들이 사실은 예민한 뇌라는 하나의 거대한 뿌리에서 뻗어 나온 가지들임을 확인했다. 감정의 파수꾼인 편도체가 너무나 충실하게 위험을 감지하려다 경보 장치를 고장 냈고, 이성의 지휘자인 전두엽이 쏟아지는 정보를 처리하려다 에너지를 소진해 버렸으며, 그 결과 우리 몸의 자동 조절 장치인 자율신경계가 균형을 잃고 폭주하게 된 것이다. 이제 당신은 알게 되었다. 당신의 뇌는 고장 난 불량품이 아니라, 남들보다 훨씬 높은 해상도로 세상을 감지하는 고성능 센서이자 강력한 엔진을 가진 명차라는 사실을 말이다. 단지 그 고성능을 감당하기에는 우리가 사는 현대 사회의 도로가 너무 험하고 복잡했을 뿐이다.

당신의 뇌는 회복할 수 있습니다

그러나 진단이 끝이 아니다. 이 책이 당신에게 전하고 싶은 가장 중요한 메시지는 바로 희망이다. 예민한 뇌는 결코 불변의 운명이 아니다. 현대 뇌과학이 밝혀낸 가장 위대한 발견 중 하나인 신경 가소성은 우리의 뇌가 죽는 날까지 변화하고 성장할 수 있다는 사실을 증명한다. 뇌는 우리가 어떻게 사용하느냐에 따라 스스로 회로를 끊고 다시 연결하며 구조를 바꾼다. 당신이 지난 수년간 불안과 긴장의 회로를 강화하며 살아왔다면, 이제부터는 평온과 이완의 회로를 새로 닦을 수 있다. 우리가 함께 살펴본 호흡과 명상, 뉴로피드백, 운동, 식이요법, 그리고 침과 뜸 치료는 뇌의 구조를 리모델링하기 위한 구체적이고 실질적인 도구들이다. 이것은 막연한 긍정적 사고방식이 아니라, 신경생리학적 메커니즘에 기반한 과학적인 훈련이다.

물론 회복의 과정이 직선으로 뻗은 탄탄대로는 아닐 것이다. 뇌는 익숙한 것을 선호하는 항상성을 가지고 있어, 변화를 시도할 때마다 예전의 불안한 상태로 되돌아가려는 관성을 보일 것이다. 증상이 좋아지다가도 스트레스를 받으면 다시 심장이 뛰고 소화가 안 되는 날이 찾아올 수도 있다. 하지만 기억해야 한다. 그것은 실패가 아니라 뇌가 새로운 균형점을 찾아가는 과정에서 겪는 일시적인 흔들림일 뿐이다. 넘어지는 것보다 중요한 것은 다시 일어나는 탄력성이다. 예전에는 증상이 나타나면 공포에 질려 허우적거렸다면, 이제 당신에게는 나침반과 지도가 있다. 복식호흡으로 교감신경의 브레이크를 밟고, 명상으로 뇌의 열기를 식히며, 운동으로 스트레스 호르몬을 태워 버리는 법을 당신은 이미 알고 있다. 당신은 더 이상 증상에 끌려다니는 무력한 피해자가 아니라, 자신의 뇌를 능동적으로 관리하고 조율하는 유능한 엔지니어이다.

회복을 위해 당신이 해야 할 가장 중요한 일은 완벽해지려는 욕심을 내려놓는 것이다. 예민한 뇌를 가진 사람들은 대부분 완벽주의적 성향을 가지고 있다. 증상을 완전히 없애고, 티끌 하나 없는 무균 상태의 건강함을 목표로 삼는다. 그러나 예민함 자체를 완전히 제거하는 것은 불가능할뿐더러 바람직하지도 않다. 예민함은 동전의 양면과 같아서, 고통의 원인이 되기도 하지만 동시에 당신을 특별하게 만드는 재능의 원천이기도 하다. 남들이 보지 못하는 디테일을 발견하는 섬세함, 타인의 감정에 깊이 공감하는 따뜻함, 위험을 미리 감지하고 대비하는 신중함, 예술적 영감과 창의성은 모두 당신의 예민한 뇌가 준 선물이다. 목표는 예민함을 둔감함으로 바꾸는 것이 아니라, 예민함이 고통으로 변질되지 않도록 관리하고 조절하는 능력을 키우는 것이다. 파도를 없애려 하지 말고, 파도를 타는 법

　　　　　　　　　　　예민한 뇌, 이제 괜찮습니다

을 배워야 한다. 거친 파도가 당신을 덮칠 때는 잠시 웅크려 지나가기를 기다리고, 잔잔한 파도가 올 때는 그 흐름을 즐기면 된다.

또한 당신의 뇌에게 충분한 휴식과 보상을 허락해야 한다. 당신의 뇌는 남들보다 더 많은 에너지를 소모하는 하마와 같다. 남들이 1시간 일하고 10분 쉴 때, 당신은 20분을 쉬어야 할 수도 있다. 그것을 게으름이나 나태함으로 치부하지 말라. 고성능 스포츠카가 일반 승용차보다 더 자주 주유하고 정비해야 하는 것은 당연한 이치다. 죄책감 없이 멍을 때리고, 혼자만의 시간을 가지며, 좋아하는 일에 몰두하는 시간을 확보하라. 그것은 낭비가 아니라 당신의 뇌를 최상의 상태로 유지하기 위한 필수적인 투자이다. 세상의 속도에 맞추려다 당신의 엔진을 태워 먹지 말고, 당신만의 속도와 리듬을 존중하라. 거절하는 법을 배우고, 불필요한 관계와 정보를 차단하며, 당신의 에너지를 당신 자신을 위해 비축하라.

독자에게 전하는 마지막 제언

마지막으로, 당신은 결코 혼자가 아니라는 사실을 잊지 말았으면 한다. 당신처럼 예민한 뇌를 가지고 치열하게 살아가는 수많은 사람들이 있다. 우리가 사례를 통해 만난 김 부장, 민재, 최 씨, 그리고 수많은 환자들은 바로 당신의 또 다른 모습이다. 그들이 긴 어둠의 터널을 뚫고 빛을 찾았듯, 당신 또한 반드시 회복될 수 있다. 때로는 지치고 포기하고 싶은 순간이 오겠지만, 그때마다 당신의 뇌 속에 잠재된 치유의 힘을 믿어라. 뇌는 우리가 상상하는 것보다 훨씬 더 유연하고 강인하다. 당신이 포기하지 않고 꾸준히 말을 걸고 보살펴 준다면, 뇌는 반드시 그 정성에 응답하여 건강한 균형을 되찾아 줄 것이다.

이제 책을 덮고 세상으로 나아갈 당신에게 따뜻한 응원을 보낸다. 당신의 예민함이 더 이상 날카로운 가시가 아니라, 세상을 아름답게 느끼고 타인과 깊게 연결되는 촉수가 되기를 바란다. 두려움 대신 호기심으로, 긴장 대신 설렘으로 하루를 시작할 수 있기를 바란다. 당신의 뇌는 이제 준비가 되었다. 폭주하던 엔진은 안정을 찾았고, 고장 났던 브레이크는 수리되었다. 핸들을 잡은 당신의 손은 더 이상 떨리지 않을 것이다. 예민한 당신, 이제 괜찮습니다. 당신의 뇌는 회복할 수 있고, 이미 회복되고 있습니다. 당신의 앞날에 평온하고 눈부신 날들이 가득하기를 진심으로 기원한다.

예민한 뇌, 이제 괜찮습니다

ⓒ 김한나, 2026

초판 1쇄 발행 2026년 1월 5일

지은이	김한나
펴낸이	이기봉
편집	좋은땅 편집팀
펴낸곳	도서출판 좋은땅
주소	서울특별시 마포구 양화로12길 26 지월드빌딩 (서교동 395-7)
전화	02)374-8616~7
팩스	02)374-8614
이메일	gworldbook@naver.com
홈페이지	www.g-world.co.kr

ISBN   979-11-388-5220-3 (03510)

- 가격은 뒤표지에 있습니다.
- 이 책은 저작권법에 의하여 보호를 받는 저작물이므로 무단 전재와 복제를 금합니다.
- 파본은 구입하신 서점에서 교환해 드립니다.